JN050512

看護のための
ポジティブ心理学

編集

秋山美紀
東京医療保健大学医療保健学部看護学科 准教授

島井哲志
関西福祉科学大学心理科学部 教授

前野隆司
慶應義塾大学大学院システムデザイン・マネジメント研究科 教授

Positive
Psychology
for Nursing

医学書院

看護のためのポジティブ心理学

発　行　2021年2月1日　第1版第1刷©

　　　　2022年3月15日　第1版第2刷

編　集　秋山美紀・島井哲志・前野隆司

発行者　株式会社　医学書院

　　　　代表取締役　金原　俊

　　　　〒113-8719　東京都文京区本郷1-28-23

　　　　電話　03-3817-5600(社内案内)

印刷・製本　双文社印刷

ISBN978-4-260-04145-4

執筆者一覧

秋山　美紀	埼玉県立大学保健医療福祉学部看護学科・教授	
島井　哲志	関西福祉科学大学心理科学部・教授	
前野　隆司	慶應義塾大学大学院システムデザイン・マネジメント研究科・教授	
深堀　浩樹	慶應義塾大学看護医療学部・教授	
羽鳥　健司	埼玉学園大学人間学部心理学科・准教授	
廣島　麻揚	東京医療保健大学医療保健学部看護学科・教授	
菅原　大地	筑波大学人間系心理学域・助教	
北　　素子	東京慈恵会医科大学医学部看護学科・教授	
岸本　早苗	京都大学大学院医学研究科健康増進・行動学分野	
有光　興記	関西学院大学文学部総合心理科学科・教授	
小玉　正博	埼玉学園大学人間学部心理学科・教授	
島津　明人	慶應義塾大学総合政策学部・教授	
金子　眞理子	和洋女子大学看護学部看護学科精神看護学・教授	
武藤　世良	お茶の水女子大学基幹研究院人間科学系・講師	
吉野　優香	立正大学心理学部臨床心理学科・特任講師	
沼田　真美	目白大学高等教育研究所・助教	
岡田　佳詠	国際医療福祉大学成田看護学部看護学科・教授	
竹橋　洋毅	奈良女子大学文学部・准教授	
筒井　千春	兵庫県立大学大学院看護学研究科・博士後期課程	
石村　郁夫	東京成徳大学応用心理学部臨床心理学科・准教授	

喜多島　知穂　慶應義塾大学大学院システムデザイン・マネジメント研究科・助教

浦田　悠　大阪大学全学教育推進機構・特任講師

千葉　理恵　神戸大学大学院保健学研究科・教授

宅　香菜子　オークランド大学心理学部・教授

廣岡　佳代　慶應義塾大学大学院健康マネジメント研究科・特任講師

加藤　星花　東京医療保健大学千葉看護学部・准教授

宮本　有紀　東京大学大学院医学系研究科精神看護学・准教授

氏原　将奈　淑徳大学看護栄養学部看護学科・助教

近藤　浩子　群馬大学大学院保健学研究科・教授

吉田　千文　常磐大学・特任教授

（掲載順）

iv

はじめに

秋山美紀

個人や地域や組織を，もっと豊かに，もっと繁栄させるにはどうしたらよいかということを科学として探求したのがポジティブ心理学である。筆者が看護職を対象にポジティブ心理学関連の講演や研修を行うと，「もっと知りたい」「どのように学べばよいか」という声がよく聞かれた。その声に応えるべく本書『看護のためのポジティブ心理学』を企画した。

しかし，その後の 2020 年初頭からの新型コロナウイルス感染症（COVID-19）の拡大の下では，このような状況で「もっと繁栄するには」というポジティブ心理学の本を出版してよいのであろうかと，悩むこともあった。

そんな時に，この状況下で頑張っている看護職の心の持ち方に関する文章を依頼される機会があった。その文章で筆者が伝えたのは，「目の前のことに集中する」「希望を持ち続ける」「自分に思いやりを持つ」の 3 つであり，これらはすべてポジティブ心理学で学んだことであった。そして筆者は，このような状況だからこそ，ポジティブ心理学は大切なのだと思いなおしたのである。

ナイチンゲールは，病気は回復過程である，と述べている。それは，他の考え方をすれば，病気であるその人の持っている力を信じている，ということだと思う。その持っている力をどう活かしていけばよいのか，ということを考えるのは，ポジティブ心理学の考え方に似ている。とすると，ストレングス（強み）に焦点を当てるポジティブ心理学は新しいものではなく，むしろ看護がもともともっていたものなのではないか。

もちろん従来から行われてきた，問題点に着目するアプローチも，特に急性期においては大切である。したがってこの本の立場は，問題点に着目するアプローチを否定するものではない。ただ，従来のアプローチだけで

は，あまりにも「不足するものを満たす」ということに目が向けられていて，その人の「健康な部分や徳性を活かす」ためのアプローチがどこか脇に追いやられていた印象があった。不足を補うことも大切であるし，より豊かになることも大切である。その両方が伴ってはじめて「看護に必要なアプローチ」となるのだと思う。よってポジティブ心理学の視点をもつということは，あなたの看護をより豊かにするものだと思っている。

　この本を発行することにおいて，2つのこだわりがある。

　1つは，ポジティブ心理学が題材とする概念において精通している心理学の研究者と，その概念と関連して活躍する看護学の研究者とのコラボレーションによって作成するということである。ポジティブ「心理学」なので，やはり概念部分はそれを専門とする心理学の研究者に執筆していただき，正しい知識を普及するということにはこだわった。そこで日本にポジティブ心理学を紹介した島井哲志先生に編集をお願いした。

　もう1つのこだわりは，この本を読んで看護職に自身の幸せをもっと追求してほしいと思ったことである。かつての教育では，患者への献身が美徳とされた時代もあったが，看護職も人間である。生活もあり家庭もある。他者への献身だけでは疲弊してしまうであろう。患者に質の高いケアを提供するには，看護職自身も幸せで健康であることが必要だと思う。よって，各概念に「ケアを提供する人自身への活用」という項目を入れた。そして，人々の幸せのために研究・活動されている前野隆司先生にも編集をお願いした。

　お二人の英知と，各概念を執筆された多くの心理学研究者と看護学研究者の力をお借りして，この本が生まれた。この本のタイトルは「看護のための」となっているが，看護職だけではなく，すべての「人にケアをする人」にとってのポジティブ心理学の本になったと思う。

　この本の構成は，大きく3つに分かれている。

　第1章「ポジティブ心理学とは」では，編者らがそれぞれの立場からポジティブ心理学について述べた。「1. ポジティブ心理学とは」では，島井先生から，ポジティブ心理学そのものの説明，そして発祥から発展までの過程を概説していただいた。「ポジティブ心理学って何？」と思う読者にはぜひ読んでいただきたい。「2. 日本におけるポジティブ心理学応用の現

状」では，前野先生から現在の日本でのポジティブ心理学の現状を述べていただいた。わが国ではどのように活用できるのか，と模索している読者にはぜひ読んでいただきたい。そして「3. ポジティブ心理学の看護学への応用」では，文字通り，看護へどのような応用ができるか，その可能性を述べている。

第2章「看護実践に活かす概念」では，ポジティブ心理学の研究対象となってきた主要な15概念，すなわち「ポジティブ感情」「ウェルビーイング」「ストレングス（強み）」「親切心」「マインドフルネス」「セルフ・コンパッション」「レジリエンス」「エンゲイジメント」「尊敬」「感謝」「ゆるし」「希望」「フロー」「意味」「心的外傷後成長」について，心理学の研究者からの「概説」と，看護の研究者からの「看護への応用の可能性」について述べられている。看護学の部分では，「そこで説明している概念と看護との関わり」「ケアの対象となる人への活用」「ケアを提供する人自身への活用」「組織への活用」の視点から述べられている。第2章はどこから読んでいただいてもよく，知りたい概念があれば，辞書のように使っていただければと思う。ただ，じっくり学んでいこうと思っている方には，順番に読んでいくことが理解をより助けてくれると思う。

第3章「ポジティブ心理学の看護への活用」では，「看護師のセルフケア」「患者ケア」「公衆衛生」「看護教育」「看護組織」において，早くからポジティブ心理学を活かして研究・実践されている研究者に依頼して執筆していただいた。第2章で紹介した概念が，看護の場面でどのように活かされているか，または活かされる可能性があるのかが第3章では述べられている。

ぜひ，これからのページをめくっていって，患者の幸せ，組織の幸せ，そして自分自身の幸せについて一緒に考えていければ，編者にとっても幸せなことである。

島井哲志

本書を手に取っていただいている読者の多くは，看護の専門職の方々だと思う。まずは，ポジティブ心理学を専門としている人間として，この本に興味をもっていただいたことに心から感謝を申し上げたいと思う。ポジティブ心理学は，看護実践を支える重要な理論的な枠組みの1つとなる可能性があり，効果的に用いることで，私たちが援助する多くの人たちの幸福とウェルビーイングを実現するものである。

私は，あわせると20年以上にわたって，医師と看護師という医療職を養成する仕事をしてきた。そこでは，主として行動的要因に関わる疫学や公衆衛生の教育研究にあたってきた。したがって，心理学を得意なツールとしているものの，私の関心は健康を守ることにあり，広い意味で医療を支えるメンバーの一員というアイデンティティのもとにある。

この立場からの興味の中心としては，ライフスタイルのリスク要因となる喫煙行動や，不規則で偏った食行動とその結果としての体型，そして，日常身体活動の不足などの不健康行動にある。これは健康心理学という心理学領域の一部ともされており，この心理学の大部分はほとんど医療領域ということができる。

そして，健康を守ることに携わる人間の共通の目標は，ウェルビーイングの達成であり，幸福な状態が維持されることにある。ポジティブ心理学は，この幸福を支える諸要因についての科学的研究を通じて，幸福の実現のためには，その人に何が必要なのかを示すことができる。社会政策を計画するにあたって，目標とするべきQOLを反映する健康寿命をより精密に評価することもできるだろう。

自分の身の回りのことができたり自分で買い物に行ったり食事を準備したりできることが，親しい人たちとお酒を飲んだりすることと，どのくらいなら釣り合って，その人の幸福を支えるのかも明確にできるはずである。

看護の実践でめざされているのは，目の前の人に寄り添っているというだけではなく，最終的な目標につながる見通しのもとで，いま必要な支援を提供することである。この時に，幸福やウェルビーイングを実証的科学

的に理解していることは，次に進む道筋を照らすものとなる。これが，ポジティブ心理学が看護に役立つと私が考える第一の点である。

　第二の点は，心理学全体が看護にもっと貢献することができるはずだと私が考えていることであり，そして，心理学の中でも，特にポジティブ心理学が果たすことのできる貢献の大きな可能性である。

　私の以前の職場であった看護大学の同僚にも大学院で心理学を専攻した経歴のある人たちがいたし，私も大学院で看護職の人たちを指導することが少なくない。これは，私の周辺の話というわけではない。パトリシア・ベナーは，ストレス対処で著名な心理学者のリチャード・ラザルスのもとで学位を取得したことからも示されているように，近年の看護実践の枠組みでは，心理社会的な要因が重視されており，心理学は看護を支える役割を果たしてきたといえる。

　その1つの側面は，看護職自身についての，そして，看護師−患者関係についての理解が深まるという点である。看護という行為は，共感性を基礎としたポジティブな感情の発露である。この点は，これまで，感情労働としてネガティブな側面があることも指摘されてきたが，ポジティブ心理学の観点に立てば，エビデンスに基づいて，共感性の効果と限界を明確にし，相互のポジティブな関係を形成することが可能になると考えられるのである。

　しかし，私がそれよりも重要かもしれないと考えている，もう1つの側面は，ポジティブ心理学の基礎には，人間のもつポジティブな側面への畏敬と尊重があることである。その信頼から，さまざまな理論や技法が生み出されるのであり，それは，ナイチンゲールから始まる看護において大切にされてきた，人間のもつ大きな力を信頼し，それを活かすということにつながると私には思われるのである。

　現在，ポジティブ心理学は，隣接したさまざまな領域に影響を与えており，ポジティブ教育やポジティブな組織づくり，ポジティブ精神医学も展開されている。しかし，看護こそが，ポジティブ心理学のコアにある部分を共有し，幸福を実現する実践につながると私には思われるのである。少し言い過ぎてしまったかもしれないが，看護実践がより充実したものとなるために，ポジティブ心理学が少しでも役割を果たすことへの期待が大き

いということを伝えようとしていると理解していただければと思う。

2020年は，新型コロナウイルス感染症の流行に世界中が直面する年となった。歴史としてスペインかぜの流行と比較すると，情報の共有など，医療における前進の力強さを感じる側面もある。一方で，医療職自身のメンタルヘルスを含めて，さまざまな心理社会的側面への社会的な対応が不足していることを痛感する。この問題にも，ポジティブ心理学的観点からの看護職の取り組みが社会から求められていると強く感じる。

前野隆司

看護のためのポジティブ心理学の書籍が日本で初めて刊行される運びになったことをうれしく思う。私は，ポジティブ心理学をはじめとする，人々の幸せに資するさまざまな研究成果を，人々の幸せのために適用することに邁進してきた工学者である。工学とは，さまざまな知見を利用して，製品やサービスを設計し人々に提供するための学問である。私は，心理学と工学をブリッジする学問を「幸福学」と呼び，その発展と裾野の拡大を担ってきた。つまり，人々を幸せにするモノづくり（工学），コトづくり（サービス工学），街づくり（地域活性学），組織づくり（経営学・組織学），人づくり（教育学）などの研究とその実践を行ってきた。看護のためのポジティブ心理学とは，幸せな組織づくりや人づくりに深く関わる1つの応用分野であるので，この発展を大いに期待する1人である。

私はさまざまな well-being（幸せ，健康）研究を行ってきたが，そのなかの1つの試みとして，最近，幸せと何が相関するのかを，改めてアンケート調査してみた。幸せに影響する事象としては多くの事柄が知られているが，そのうちの一部を対象に，一般の550名にアンケート調査をした結果である。その結果，SWLS（人生満足尺度）と相関の高かったベスト10は，高い順に，1. 自己肯定感（0.68），2. 社会的地位（0.63），3. 実績（0.61），4. 強み（0.60），5. 感謝（0.56），6. 外向性（0.53），7. 信頼関係構築力（0.51），8. 財産（0.51），9. 収入（0.48），10. 知的好奇心（0.46）であった。2，3，8，

9は地位財（他人と比較できる財）であり，6と10は，性格（ビッグファイブ
のうちの2つ）である。そのほかの1，4，5，7が心理的な側面であるとい
えよう。興味深いのは，地位財，性格，心理的側面のいずれもほどほどに
幸せに寄与するという結果となった点である。この結果から言えることは，
人が幸せになるためには，まず，エネルギッシュ（6）かつ好奇心いっぱ
い（10）に活動すべきなのである。そして，強みを見つけ（4），自己肯定
感を高め（1），他の人々との信頼関係を構築し（7），さまざまな事柄に感
謝する（5）ことが重要である。その結果として，地位（2）と実績（3）と
収入（9）と財産（8）が得られるのである。皆さんは，今，何を持っていて，
何を持っていないだろうか。幸福度を高めるためには，上の文章の流れの
中の原因系（6，10，4，1，7，5）にまずは注力すべきであろう。ちなみに，
別の私の調査では，当然ながらレジリエンス（困難から回復する力）と幸福
度は比例した。つまり，レジリエンスが強い人は，結果として幸せになる
と考えられる。

　幸福度を高め，幸せになるためのこれらのヒントに満ちているのがポジ
ティブ心理学である。本書をお読みになると，いかにして幸福度を高め，
レジリエンスを高めるかについての，さまざまなヒントが書かれている。
ぜひ座右の書としてお楽しみいただければと願う。

　なお，本書のタイトルは「看護のためのポジティブ心理学」であるが，
応用的学問である工学が専門の私から見ると，「○○のためのポジティブ
心理学」と読み替えても有益であると思う。○○には何が入っても良い。
アナロジーである。看護の部分を，他の専門分野や領域に置き換えて読む
ことによって，実は，本書は，あらゆる分野の問題解決に適用できるので
ある。また，すべての人は，何かの専門家であるとともに，何の専門性も
ない生活者である。そこには広い意味での「看護」がある。「看て，護る」
こと。あらゆる人は，ともに，看つつ看られ，護りつつ護られて生きてい
る。そういう意味からも，本書はすべての人のためのポジティブ心理学で
あるとも言えよう。

　あらゆる観点から本書をお楽しみいただければ幸いに思う。

目次

第1章
ポジティブ心理学とは

　第1章は,「ポジティブ心理学とは」「日本におけるポジティブ心理学の実践」「ポジティブ心理学の看護学への応用」の3つの節から構成されている。

　まず,ポジティブ心理学とはどういうものかを知り,わが国でポジティブ心理学はどのように実践されているかという現状を知ってから,これをどう看護へ応用していくかということを考えながら読み進めていってほしい。

ポジティブ心理学とは

島井哲志

ポジティブ心理学の歴史

1 ポジティブ心理学のはじまり

　ポジティブ心理学は，1998 年に，当時アメリカ心理学会の会長であったペンシルヴァニア大学のマーティン・セリグマンが，21 世紀の心理学の方向性として，会長講演で提案したことから始まった（Seligman, 1999/2006）。したがって，およそ 20 年の歴史しかないが，この間に，数多くの研究論文が発表され，それらを集約したハンドブックや教科書が制作され，また，ポジティブ心理学の成果を紹介した一般向けの書籍も多数出版されてきた。大きな書店に行けば，書棚の一角にはポジティブ心理学の本がまとめられ，ポジティブ心理学という見出しが立っていることもある。

　セリグマンの主張の主旨は，アメリカ心理学会の会員に向けて，20 世紀の心理学が，心のネガティブな側面にあまりにも偏り過ぎてきたことを指摘して，もう少しポジティブな側面に焦点を当てた研究を増やし，全体として，バランスの取れた心理学を目指そうではないかというものであった。このようになったのは，20 世紀が戦争の時代であり，人間の弱点を克服することに力が注がれてきたことによる。セリグマンは，それは重要であり成果も挙げてきたが，あまりにも偏り過ぎていると主張したのである（島井，2006）。

② ポジティブ心理学の背景

　このようにセリグマンが主張した背景には，彼自身の研究テーマの発展がある。セリグマンの有名な研究は，学習性無力感の発見である。これは，自分では解決できないという状況を経験し，それを学習してしまうことによって，実際には対処可能な場面でも挑戦することができなくなってしまうというものである。

　セリグマンは，その認知的メカニズムである説明スタイルを明らかにし，それを克服する楽観性の学習を提案し，楽観性を教えるプログラムを学校に導入することで，長期的な改善がもたらされるという結果を示している。

　もちろん，セリグマンの提案はそういう経験だけを根拠にしたのではなく，これからの時代の要請に心理学が応えていくために，ポジティブな側面が必要だという見通しがあったのである。

　かつて，心理学の重要な対象としては，さまざまな才能や優れた行動，それらを支える気立てのよさなども入っていたのだが，それらが不平等を助長する可能性が懸念され，研究として取り上げることが避けられてきた。これに対して，ネガティブな側面の研究は，弱い人たちを支援することに直接につながり，誰もが必要性を認めやすかった。また，ポジティブな側面は伝統的に価値あるものと考えられているため，主観的な判断を排除する科学には不向きであると考えられたということもあるだろう。

　もっとも，ポジティブな側面が取り上げられることが少ないというだけで，一部の領域では人間のポジティブな側面が積極的に取り上げられてきた。人間性心理学では，中核的なテーマとしてずっと大切にされてきた。さらに，メジャーな領域でいえば，発達心理学や教育心理学では，人間の成長を研究し，その支援を目指しており，社会心理学でも向社会性やリーダーシップが注目されてきた（島井，宇津木，2008）。

　しかし，ポジティブな側面の研究の割合は，全体の中では大きくなかった。ポジティブ心理学の提案は，その現状に対する呼びかけである。つまり，ポジティブ心理学という新しい領域をつくることを呼びかけたものではなく，すべての心理学でポジティブな側面に注目した研究が増えること

を目指す運動であり，さまざまな領域での多様な取り組みへのきっかけを
生み出すためのものである。これは，ポジティブ心理学の授業のためのワー
クブックである『ポジティブ心理学を味わう』の目次（表1-1）を見て

表1-1　『ポジティブ心理学を味わう』の目次

1 章	勇気——行動を勇気あるものにするのは何か
2 章	謙虚——謙虚，最も控えめな強み
3 章	強み——強みのアプローチを用いた他者の視点からみる力の形成
4 章	ユーダイモニア——幸福論における2つの概念：ヘドニアとユーダイモニア
5 章	仕事——仕事の価値
6 章	文化とアイデンティティ——ポジティブな特性の話し合いに文化背景の理解を統合する
7 章	目的——インタビューを通した目的の理解
8 章	スピリチュアリティ——精神性・宗教性
9 章	ポジティブ感情——ポジティブな感情はどのように拡張と形成をもたらすのか
10 章	ポジティブヘルス——ポジティブ心理学活動による心拍変化
11 章	人間関係づくり——インタビュアー法によりポジティブな出来事を活用する
12 章	共感性——視点取得と向社会的行動：自分にも他者にも関心を示す
13 章	文化と主観的ウェルビーイング——よい人生の構成要素と幸福の概念化に文化が影響する
14 章	豊かさと主観的ウェルビーイング——自分のためより他者のためにお金を使うことは幸福感を高める
15 章	マインドフルネス——傾聴を通してマインドフルネスを養う
16 章	寛容性・許し——ポジティブ心理学の寛容性を教える
17 章	フロー——フローと最適学習環境
18 章	感謝——感謝をもって事柄に対応する
19 章	好奇心——社会的潤滑油としての好奇心：会話を面白くて魅力的で有意義なものに変える
20 章	幸福感の促進——マインドフル・フォトを用いたポジティブ感情と感謝の増強
21 章	希望——将来の希望に関するプロジェクト（希望プロジェクト）
22 章	物質主義——物質主義から離脱するための教育ツール：商業メディア断ち
23 章	味わう——味わうことを促進するための活動
24 章	動機づけ——教室の中で動機づけを内在化する
25 章	エンゲイジメント——市民のエンゲイジメント

もわかるだろう（Froh & Parks, 2013/2017）。

ポジティブ心理学の発展

① ポジティブ心理学運動の浸透と
ポジティブ心理学という研究領域

　上記のことと必ずしも矛盾するわけではないが，これまで，ポジティブ心理学の研究が増えるようにさまざまな活動が企画されてきた。その1つとしては，アメリカ心理学会の機関誌である「American Psychologist」誌に特集が企画されたことである。さらに，いかにもアメリカ的だが，ポジティブ心理学サミットという研究会が 1999 年から開催され，ノーベル経済学賞のダニエル・カーネマンなど関連領域の著名な研究者の講演が集中的に行われ，若い優秀な研究者が招待された。また，かなり高額の副賞のついたポジティブ心理学賞の授与が行われてきている。

　ポジティブ心理学賞を受けた一人が，現在ではポジティブ心理学界のリーダーとなっているバーバラ・フレドリクソンである。フレドリクソンが提案した，「ポジティブ感情の拡張−形成理論」は，ポジティブ感情による思考行動レパートリーの拡大という作用が，個人資源を形成し，社会関係を形成して，さらにポジティブ感情をもたらすことで，螺旋的な成長につながると考えるものである（Fredrickson, 2009/2010）。フレドリクソンに代表されるような，ポジティブ心理学の専門家が出現し，ポジティブ心理学の諸理論が提案されることによって，結果的に，ポジティブ心理学と呼ばれる新しい領域ができてきたといえる（Seligman, 2002/2004）。

　ポジティブ心理学の学術組織としては，2007 年に国際ポジティブ心理学会（IPPA：International Positive Psychology Association）が創設され，2009 年から世界大会が隔年で開催されている（表1-2）。

　前項「ポジティブ心理学の歴史」で記したように，本来のポジティブ心理学は，より広範囲にわたり，心理学の諸分野を超えており，心理学をは

表 1-2　国際ポジティブ心理学会の開催年と会長

回	開催年	開催場所	会長
第 1 回	2009	フィラデルフィア	レイ・ファウラー
第 2 回	2011	フィラデルフィア	アントニア・ファーブ
第 3 回	2013	ロサンジェルス	ロバート・バラランド
第 4 回	2015	フロリダ	カメロ・ベスケス
第 5 回	2017	モントリオール	バーバラ・フレドリクソン
第 6 回	2019	シドニー	リー・ウォーターズ

み出しているともいえるのに対して，現在，ポジティブ心理学と呼ばれているものは，これまでの領域ではあまり取り扱われてこなかったポジティブな心の側面についての小さな領域を対象にした学問であるということができる。そこでは，操作主義的な科学的研究法が根強く，研究方法にもそれによる制約がある（島井，2009）。

② ポジティブ心理学の理論とモデル

　もっとも，もともと 1998 年のセリグマンの提案がボーダーレスな提案であったので，現在，ポジティブ心理学と呼ばれているものの境界もそれほど明確とはいえない。例えば，先述の「ポジティブ感情の拡張−形成理論」は，ポジティブ心理学の理論といえるだろうが，後述する自己決定理論は，動機づけやパーソナリティの理論といわれるかもしれない（Ryan & Deci, 2000）。しかし，その中で取り扱われる「内発的動機づけ」はポジティブな働きに向かっており，ポジティブ心理学の研究の文脈の中で応用されることも多くなっている。

　また，ピーターソンが整理した，「品性の強み（character strengths）」の枠組みも，広範囲に活用できるものである（島井，2006, 2009）。これは，徳性（virtues）として，伝統的に重要なものと考えられてきた，その人となりの特徴を整理し直したものである（大竹，島井，池見，宇津木，2005）。この領域は，社会的価値につながり特定の規範を押し付けることにつながったり，逆に，それが欠ける人たちを差別することにつながるとして，科学的心理

学では避けられてきたものの再評価といえる。

　狭い意味のポジティブ心理学で取り上げられていることが多いものには，この他に，ウェルビーイングの5つの要素としてセリグマンが提唱した「PERMA モデル」（Seligman, 2012/2014）がある。すなわち，「ポジティブ感情（P）」「エンゲイジメント（E）」「ポジティブな関係（R）」「人生の意味・目的（M）」「達成（A）」を主要な要素とするモデルである。「ポジティブ感情」はフレドリクソンの研究で紹介したように，基礎にあたるものであり，「エンゲイジメント」は，使命を感じて仕事などに熱心に取り組む姿勢のことである（島津，2009）。「ポジティブな関係」は幸福を支える要因であるとともに，ポジティブ心理学の最終的な目標ともなる概念である。「人生の意味・目的」は，実存心理学から受け継いだ概念である（Steger, Kawabata, Shimai, Otake, 2008）。「達成」については，学業や業績を予測するダックワースの「GRIT モデル」（Duckworth, Peterson, Mattheus, Kelly, 2007; 竹橋，樋口，尾崎，渡辺，豊沢，2018）が重要である。

　ポジティブ心理学の領域で，研究概念として多く取り上げられているのは，ディーナーの人生満足感の研究からスタートした「幸福感」「ウェルビーイング」がトップであろうが（島井ら，2018），チクセントミハイによる課題への集中状態に関する「フロー」の研究，最終の目標と同時にそこに至る道筋が見えていることが重要であると指摘するスナイダーの「希望理論」（加藤，Snyder, 2005），エモンズらによる感謝の研究，バーンアウトを予防するものとしてのシャウフェリによる「ワーク・エンゲイジメント」の研究がある。

　より臨床的な領域では，心的トラウマを経験しても，その後に成長することを示した，カルフーンとテデスキによる PTG（posttraumatic growth; 心的外傷後成長）の研究がある，また，シャピロらによるマインドフルネスをうつの改善に適用した研究や，ネフらによるセルフ・コンパッションの研究にみられるように，ポジティブな状態だけではなく，ポジティブな状態とネガティブな状態の併存に焦点が当てられる方向性もある。

ポジティブ心理学の実践

① 応用領域への展開

　これまで紹介してきたように，現在，ポジティブ心理学と呼ばれている研究は，必ずしも応用領域の学問（応用研究）ではない。例えば，ポジティブ感情の拡張機能は実験室的に研究されることが多いし，その研究成果も，そのまま応用に役立てられるものではない。特に，神経科学・生物学的心理学，認知心理学，感情心理学におけるポジティブ心理学の研究では，実験的な研究法が用いられることが多く，その成果は基礎心理学の中に位置づけられるだろう（山崎，2006）。

　一方で，20 世紀に比べれば，心理学という領域そのものが，全体としては間違いなく応用・実践に向かう方向にある。この場合，それが実験的に研究されていようと，調査法で研究されていようと，変わりはない。すぐに応用に活かすために，実験的に研究することもある。理論モデルを検証するためだけに調査法で研究することも少なくないが，その理論モデルが応用を目指していることもある。つまり，応用研究かどうかは，応用への見通しのなかで研究が行われているかという点にあるだろう。

　ポジティブ心理学の実践は，ポジティブ心理学介入（positive psychological intervention；PPI）と総称されることが多く，2010 年以降には，研究が非常に盛んになり，報告数が急増しメタ分析も継続的に行われており，一定の効果をもつことが示されている（島井，津田，2017）。

　その実践領域としては，なんといっても臨床心理あるいは精神医療領域が大きく，ポジティブ心理療法という名称で呼ばれることもある。また，教育・学校領域では，ポジティブ教育と呼ばれており，各地で実践が展開されている（島井，2015a）。そして，職場・産業領域の実践では，ポジティブヘルス（大竹，2016）あるいはポジティブメンタルヘルスと呼ばれることもある（島井，2018）。

② ポジティブ心理学介入の実際

　ポジティブ心理療法は，心理療法の技法として，ポジティブ心理学を用いるものである。広い意味では，ポジティブ感情の喚起を重視する「笑いヨガ」などもその範疇に入れることができるが，このポジティブ心理療法という言葉を広めたセリグマンらは，ポジティブ感情に加えて，「エンゲイジメント」「人生の意味」を特に活用して，うつ状態の回復と維持に効果があることを示している。

　そこで用いられている具体的なプログラムを見ると，自分の強みを理解し活用する課題，感謝心を高める課題，自分の人生の充実に向けた目的・意味を把握する課題，自分にとって特別な個人的絆を高める課題，マインドフルに生活を味わう課題などが，配置されている多要因への介入として実施されている（Seligman ら, 2006）。これは，ポジティブ心理学介入の効果を実証するにはよい選択だと考えられる。一方で，よりよいポジティブ心理学介入の技法を標準化していくということを考えて，個別の課題を効果的に実施するための検証が進められている。

　医療・健康領域では，近年，多くの実践が報告されてきており，また，認知行動療法や家族療法，集団療法など従来から行われてきた技法をさらに効果的にするためにポジティブ心理学が導入されることも少なくない。対象者も，うつ症状をもつ人のほか，リハビリテーション中の患者，がん患者，依存症患者など，さまざまな心身の問題をもつ人たちとなっており，筆者も，福島県の母親に対する介入（島井，大久保，氏家，筒井, 2016）や，喫煙者に対するアプローチを紹介してきた（島井, 2016）。

　ポジティブ心理学教育では，「PERMA モデル」によるオーストラリアのジーロン・グラマースクールの実践が有名であるが，医療・健康領域への応用と大きく異なる点は，学校の制度を含めてポジティブ心理学が取り入れられている点である（島井, 2015a）。この点は，職場・産業領域へのアプローチでも同様であり，どちらの領域においても重要な要因とされる「エンゲイジメント」は，個人の心構えあるいは認知として重要なだけではなく，それを実質的に支えるポジティブな組織づくり・組織風土づくりとし

ても重要である。これは，ポジティブ心理学の目標の1つであるポジティブな組織づくりでもある。ポジティブな組織では，個人の幸福が周囲の幸福につながり，周囲の幸福が個人の幸福を支えるという，よい循環と成長をもたらす（島井，2015b）。

ポジティブ心理学の将来とまとめ

❶ ポジティブ心理学の使命

　人間の心の働きのポジティブな側面を重視して，それを高めるというアプローチはそれほど珍しいものではない。言い換えれば，20世紀の心理学が，それをわざわざ言わなければならなかったほど偏っていたということである。このことを裏返していえば，ある程度ポジティブな側面にも力が注がれるようになれば，わざわざポジティブ心理学と声に出す必要がないことを意味する。実際に，心理学系の学術誌では，ポジティブな側面に光を当てた研究の割合が着実に増えており，運動としての使命をかなり果たしつつあると考えられる。

　一方で，初期からポジティブな組織づくりと意図されてきたような，経営学における人間のポジティブな側面へのアプローチは，それほど順調に進んでいない。企業は，人々に幸福をもたらす活動をしているというよりも，収益を上げることや成長することを目指しているようにみえる。しかし，その活動が人々の生活に何の充実ももたらさず，経営者が個人資産を蓄積することに寄与するような企業は社会的正義に反するものであり，長い目で見れば淘汰されるだろう。

❷ 関連領域と今後

　心理学と部分的に興味を共にする精神医学では『Positive Psychiatry』（ポジティブ精神医学）と題する書籍が出版されるなど，ポジティブ心理学が取

り入れられつつある（Jeste, 2015/2018）。また，隣接する福祉領域でも，従来から障害のある個人のもつ強みを重視する取り組みがあったが，よりそれを強調した試みも見受けられる（Niemiec, Shogren, Wehmeyer, 2017）。したがって，これらの領域でポジティブな側面を重視するという方向性は，引き続き浸透していくと思われるし，それが求められている。のちに詳しく取り上げられるが，本書で取り扱う看護におけるポジティブ心理学の応用もその1つである。

　狭義のポジティブ心理学の領域の発展としては，ポジティブ心理学介入のメニューを整理し，そこでの問題別に標準化していくことが課題となる。このためには，個別の技法のマニュアル化が必要である。また，かなり広範囲な内容を含むマクロな理論として，ピーターソンの没後やや停滞している，品性の強みモデルの確立が必要とされており，そのためのツールの整備が課題であると考えている（津田，島井，2017）。

● 文献

・Duckworth, A. L., Peterson, C., Matthews, M. D., & Kelly, D. R.（2007）. Grit: perseverance and passion for long-term goals. Journal of personality and social psychology, 92（6）: 1087-1101.
・Fredrickson, B.（2009）. Positivity. Harmony. 植木理恵（監修），高橋由紀子（訳）.（2010）. ポジティブな人だけがうまくいく 3 : 1 の法則. 東京：日本実業出版社.
・Froh, J. J., & Parks, A. C.（2013）. Activities for teaching positive psychology: A guide for instructors. Washington DC：American Psychological Association. 島井哲志，福田早苗，亀島信也（監訳）.（2017）. ポジティブ心理学を味わう——エンゲイジメントを高める 25 のアクティビティ. 京都：北大路書房.
・Jeste, D. V., Palmer, B. W.（Eds）.（2015）. Positive psychiatry: A clinical handbook. 大野裕・三村將（監訳），日本ポジティブサイコロジー医学会（監修）.（2018）. ポジティブ精神医学. 東京：金剛出版.
・加藤司，Snyder, C. R.（2005）. ホープと精神的健康との関連性. 心理学研究, 76（3）: 227-234.
・Niemiec, R. M., Shogren, K. A., & Wehmeyer, M. L.（2017）. Character strengths and intellectual and developmental disability: A strengths-based approach from positive psychology. Education and Training in Autism and Developmental Disabilities, 52（1）: 13-25.
・大竹恵子，島井哲志，池見陽，宇津木成介.（2005）. 日本版生き方の原則調査票（VIA-IS: Values in Action Inventory of Strengths）作成の試み. 心理学研究, 76（5）: 461-467.
・大竹恵子（編），島井哲志（監修）.（2016）. 保健と健康の心理学——ポジティブヘルスの実現. 京都：ナカニシヤ出版.

- Ryan, R. M., & Deci, E. L.（2000）. Self-determination theory and the facilitation of intrinsic motivation, social development, and well-being. American psychologist, 55（1）: 68-78.
- Seligman, M. E.（1999）. The president's address. American psychologist, 54（8）, 559-562. 島井哲志（訳）.（2006）. 21 世紀の心理学の 2 つの課題. 島井哲志（編）. ポジティブ心理学（23-29）, 京都：ナカニシヤ出版.
- Seligman, M. E.（2002）. Authentic happiness: Using the new positive psychology to realize your potential for lasting fulfillment, New York: Free Press. 小林裕子（訳）.（2004）. 世界にひとつだけの幸せ──ポジティブ心理学が教えてくれる満ち足りた人生. 東京：アスペクト.
- Seligman, M. E., Rashid, T., & Parks, A. C.（2006）. Positive psychotherapy. American psychologist, 61（8）: 774-788.
- Seligman, M. E.（2012）. Flourish: A visionary new understanding of happiness and well-being. New York: Simon and Schuster. 宇野カオリ（訳）.（2014）. ポジティブ心理学の挑戦──"幸福"から"持続的幸福"へ. 東京：ディスカヴァー・トゥエンティワン.
- 島井哲志.（2006）. ポジティブ心理学── 21 世紀の心理学の可能性. 京都：ナカニシヤ出版.
- 島井哲志.（2009）. ポジティブ心理学入門──幸せを呼ぶ生き方. 東京：星和書店.
- 島井哲志.（2015a）. ポジティブ心理学とポジティブ学校教育. 東海学校保健研究, 39（1）: 3-14.
- 島井哲志.（2015b）. 幸福の構造──持続する幸福感と幸せな社会づくり. 東京：有斐閣.
- 島井哲志.（2016）. ポジティブ心理学による禁煙支援. 健康心理学研究, 28（Special_issue）: 103-111.
- 島井哲志.（2018）. ポジティブ心理学からみたストレスマネジメント. ストレス科学：日本ストレス学会誌, 32（4）: 292-302.
- 島井哲志, 大久保亮, 氏家達夫, 筒井雄二.（2016）. 公衆衛生活動としてのポジティブ心理学介入の可能性──福島の子どもたちのレジリエンスをめざして. 保健師ジャーナル, 72（9）: 746-750.
- 島井哲志, 津田恭充.（2017）. ポジティブ心理学からみたレジリエンス──幸福と健康を増進するために. 臨床心理学, 17（5）: 677-681.
- 島井哲志, 宇津木成介.（2008）. ポジティブ心理学におけるリーダーシップ. 経営行動科学, 21（1）: 1-10.
- 島井哲志, 山宮裕子, 福田早苗.（2018）. 日本人の主観的幸福感の現状──加齢による上昇傾向. 日本公衆衛生雑誌, 65（9）: 553-562.
- 島津明人.（2009）. 職場のポジティブ心理学──ワーク・エンゲイジメントの視点から. 産業ストレス研究, 16（3）: 131-138.
- Steger, M. F., Kawabata, Y., Shimai, S., & Otake, K.（2008）. The meaningful life in Japan and the United States: Levels and correlates of meaning in life. Journal of Research in Personality, 42（3）: 660-678.
- 竹橋洋毅, 樋口収, 尾崎由佳, 渡辺匠, 豊沢純子.（2018）. 日本語版グリット尺度の作成および信頼性・妥当性の検討. 心理学研究, 89（6）: 580-590.
- 津田恭充, 島井哲志.（2017）. 潜在的強みの測定とその活用──ポジティブ心理学の更なる発展に向けて. 関西福祉科学大学紀要, （21）: 27-35.
- 山崎勝之.（2006）. ポジティブ感情の役割. パーソナリティ研究, 14（3）: 305-321.

2 日本におけるポジティブ心理学応用の現状

前野隆司

日本における学問分野の中での位置づけ

　日本におけるポジティブ心理学の状況として，まず，学問分野の中での位置づけを述べたいと思う。当然のことながら，ポジティブ心理学は「心理学」である。心理学とは何であろうか。

　心理学を専門としない私から見ると，心理学には基礎的な分野と応用的な分野があると思う。基礎的な分野とは，アンケートをとってその結果を統計解析したり，観察や実験によって心のことわりを明らかにするような，定量的な解析的学問である。一方で，基礎心理学の知見を活かして現実生活上の問題の解決や改善に寄与することを目指すのが応用的な分野であろう。大雑把にいって，ポジティブ心理学や臨床心理学は後者に比重があると考えられるのではないだろうか。また，心理学を実験心理学と臨床心理学に分ける立場もある。

1 ポジティブ心理学は臨床心理学のポジティブ版

　ポジティブ心理学は，その創始者であるセリグマンが臨床心理学としてのうつ病の研究を行っていたことからもわかるように，臨床心理学のポジティブ版であるというべきであろう。したがって，看護師の方にとっては，その分野を隣に拡大する感覚で，違和感なく，有意義な分野と感じていた

だけるのではないッかと思う。一方で，大学の心理学科では基礎心理学・実験心理学の研究者が多数派であることが多いので，彼らから見ると異分野と感じられがちであるというべきかもしれない。

② 基礎心理学・実験心理学とポジティブ心理学との違い

　ポジティブ心理学には何人かの著名な研究者がおり，心理学が哲学的な意味も帯びていた頃，すなわち，フロイト派，ユング派，スキナー派といった創始者のいた頃の心理学を思い起こさせる面もある。その原因の1つは，ポジティブ心理学では，「人々は幸せになるべきである」という方向性が明確であるからではないだろうか。基礎心理学・実験心理学は「人々の心は○○であるべき」というような根本仮説のようなものをもたない。そもそも「人々の心はどのように振る舞うか」を中立に追求する学問だからである。一方で，ポジティブ心理学の隣にある臨床心理学は方向性をもつ。「心はいわゆる病気の状態から脱するべきである」という方向性である。

　このことが理由の1つだと思われるが，基礎心理学・実験心理学の研究を行う心理学研究者からは，ポジティブ心理学はなんとなく距離を置かれている面がある。「距離を置く」は言い過ぎかもしれないが，自分たちとは方向性の違う学問，ととらえられている面があるとはいえそうである。

　さらにいうと，日本では既存分野を発展させる研究者のほうが，新分野に挑戦する研究者よりも多い傾向があるように思う。日本人の国民性なのかもしれないし，大学や学会の組織形態が影響しているのかもしれない。

③ 日本におけるポジティブ心理学進展の担い手

　これらが影響してか，日本においてはポジティブ心理学が欧米に比べ広がっていない傾向がある。アメリカに本部を置く国際ポジティブ心理学会（IPPA）やヨーロッパの ENPP（European Network for Positive Psychology）が隆盛を極めるのに対し，日本にはポジティブ心理学そのものの学術団体は存在しない。民間団体としては日本ポジティブ心理学協会（JPPA：Japanese Positive Psychology Association）やポジティブサイコロジースクールなどの団体がある

ものの，大学や研究所の研究者が主体となった学会は存在しないのが実情である。ポジティブ心理学に関連する学会としては，日本ポジティブサイコロジー医学会が存在する。ここは，ポジティブ心理学の医学への適用を主に目指す学術団体である。なお，医療関係者以外の参加者も多く，学問分野横断型の学会の様相を呈している。したがって，日本において，最もポジティブ心理学に近い分野の学術研究を行っている学会は，日本ポジティブサイコロジー医学会であるといえよう。

　つまり，これまで，日本におけるポジティブ心理学の進展を担ってきた者は，心理学者のみならず，医学者，工学者，民間の実践者などに広がっている点が日本の特徴の１つであるといえよう。臨床心理学や看護学に関係する人々がポジティブ心理学を取り入れることは，欧米に対して出遅れ感のある，日本におけるポジティブ心理学の進展を担うことにつながると，大いに期待できるところであろう。

ウェルビーイングに関する研究の動向

　さて，ポジティブ心理学の創始者であるセリグマンは，ポジティブ心理学が目指すものは flourish や well-being（ウェルビーイング）であるという。flourish は繁栄するという意味であるが，flower（花）と語源が同じであるので，花畑にたくさんの花が咲き誇るように，それぞれの人がいきいきと生きる様，ととらえられるであろう。また，次章の解説（p.50）でも述べるが，ウェルビーイングとは，幸せ，健康，福祉，といったような意味である。

　このため，日本におけるポジティブ心理学の現状について考える際には，その隣の分野である，ウェルビーイングに関する基礎心理学や医学の動向も押さえておく必要があると考えられる。

⓵ 幸せの要因に関する研究

　これまで，ポジティブ心理学やウェルビーイング研究の分野において，幸せの要因は何か，についての研究は盛んに行われてきた。セリグマンは「PERMA」すなわち「ポジティブ感情 (P)」「エンゲイジメント (E)」「ポジティブな関係 (R)」「人生の意味・目的 (M)」「達成 (A)」が幸せのための重要な要素だといっている（Seligman, 2014）。

　また，リフらは，因子分析の結果，表 1-3 に挙げた 6 つが重要であると述べている（Ryff, Keyes, 1995）。

　一方，筆者のグループが日本人を対象に因子分析した結果は，表 1-4 の 4 因子構造であった（前野, 2014）。なお，この研究では，幸せに影響すると考えられる心的要因のみを対象にしており，健康，環境，地位財（金銭，物，地位による満足）は含まれていない。

表 1-3　リフらによる幸せの因子分析の結果

❶ 自律性（Autonomy，自己決定力があり自立していること）

❷ 状況をコントロールする力（Environmental Mastery，複雑な環境を的確に制御する力）

❸ 自己成長（Personal Growth，発達，成長，進歩の実感）

❹ ポジティブな他者関係（Positive Relations with Others，他者との愛情，信頼，共感）

❺ 人生の目的の明確さ（Purpose in Life，人生の目的と方向性の感覚）

❻ 自己受容（Self-Acceptance　自分のいいところ・悪いところを受け入れる）

表 1-4　日本人を対象にした幸せの因子分析の結果

因子	幸せに影響すると考えられる心的要因
❶ 自己実現と成長（やってみよう）	目標，人生の目的，強み，自己肯定感，自己成長
❷ つながりと感謝（ありがとう）	利他性，感謝，自己有用感，他者関係
❸ 前向きと楽観（なんとかなる）	ポジティブさ，楽観性
❹ 独立と自分らしさ（ありのままに）	他人と比較しない傾向，本来感（Authenticity）

対象者や調査年代が異なるためか，因子数は異なっているが，幸せの要因は類似した傾向を呈しているといえるであろう。因子構造の違いが日本の特徴なのか，時代やその他の要因の違いによるものなのかについての検討は，今後の課題である。

② 幸せの4因子に関連する研究の動向

さて，表1-4として紹介した筆者らの研究結果をまとめると，「やってみよう」と思う夢や目標をもち，「なんとかなる」とチャレンジし，「ありのままに」自分らしく行動し，ともに活動する仲間に「ありがとう」と感謝する人は幸せなのである。

図1-1に，幸せの4つの因子についての16項目のアンケート調査を掲載する。図中には，オンラインカウンセリング「cotree」の協力で得た1万5028名の平均値を掲載する。この図を用いれば，健康診断のように幸福診断を行うことができるので，ぜひご利用いただきたい。

なお，「やってみよう」因子は，近年企業で盛んになりつつあるエンゲイジメントやモチベーションの研究と関係する (p.147)。ストレングスファインダーや VIA-IS (p.67) のような強み診断にも関連する。従業員満足度のような人事施策とも関連する。

「ありがとう」因子は，感謝や利他性の研究のほか，社会関係資本など，人のつながりに関するさまざまな研究に関連する (p.77, 160, 177)。マインドフルネスやコンパッションの研究にも関連する (p.91)。

「なんとかなる」因子に関連する楽観性研究は，基礎心理学において盛んに研究されている分野であり，日本においても多くの研究が行われている。

「ありのままに」因子は本来感 (authenticity) として知られており，こちらも日本でも多くの研究が行われている。

もちろん，これらは，看護学や精神医学，公衆衛生などの医療関連分野とも深く関わっている。

このように，ウェルビーイングを要素分解してみると，日本においても，国際的に見ても，学術的な基礎心理学から，民間の研修や自己啓発活動ま

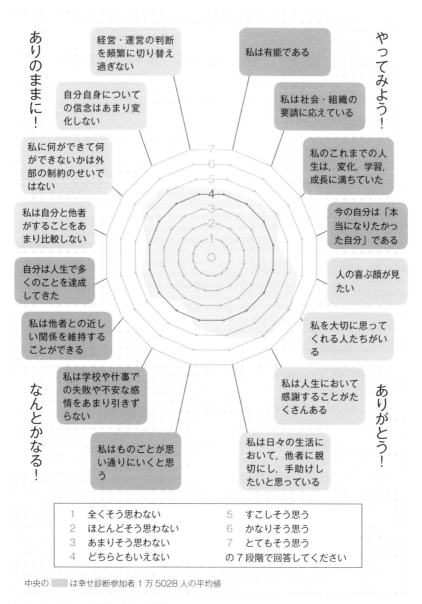

ありのままに！

経営・運営の判断を頻繁に切り替え過ぎない

自分自身についての信念はあまり変化しない

私に何ができて何ができないかは外部の制約のせいではない

私は自分と他者がすることをあまり比較しない

自分は人生で多くのことを達成してきた

私は他者との近しい関係を維持することができる

なんとかなる！

私は学校や什事での失敗や不安な感情をあまり引きずらない

私はものごとが思い通りにいくと思う

私は有能である

私は社会・組織の要請に応えている

私のこれまでの人生は，変化，学習，成長に満ちていた

今の自分は「本当になりたかった自分」である

人の喜ぶ顔が見たい

私を大切に思ってくれる人たちがいる

私は人生において感謝することがたくさんある

私は日々の生活において，他者に親切にし，手助けしたいと思っている

やってみよう！

ありがとう！

1	全くそう思わない	5	すこしそう思う
2	ほとんどそう思わない	6	かなりそう思う
3	あまりそう思わない	7	とてもそう思う
4	どちらともいえない		の 7 段階で回答してください

中央の ▣ は幸せ診断参加者 1 万 5028 人の平均値

図 1-1　幸福度を測る 16 の質問

で，極めて裾野の広い領域を形成しているということができよう。

　以上，ポジティブ心理学の位置づけ，日本での現状，およびウェルビーイングの因子分析研究などの研究動向について述べた。裾野まで含めると極めて多くの研究が行われているため，その詳細には触れなかったが，ポジティブ心理学関連分野の日本での広がりを感じていただけたなら幸いである。

● 文献

- 石臥薫子.（2018）. 自分の「幸せ度」が丸わかり！　チームの弱みも見える幸福度診断. AERA dot. https://dot.asahi.com/aera/2018091100052.html
- 前野隆司.（2014）. 幸せのメカニズム――実践・幸福学入門. 東京：講談社.
- Ryff, C. D., Keyes, C. M.（1995）. The structure of psychological well-being revisited. Journal of Personality and Social Psychology, 69（4）: 719-727.
- Seligman, M., 宇野カオリ（監訳）.（2014）. ポジティブ心理学の挑戦――"幸福"から"持続的幸福"へ. 東京：ディスカヴァー・トゥエンティワン.

3 ポジティブ心理学の看護学への応用

秋山美紀

ケアの原点とポジティブ心理学

① 「傾聴」はケアの原点

「今日はケアをすることができませんでした」

病棟での実習時間の終わりに，学生から聞いた言葉に耳を疑って「えっ？どういうことなの？」と聞き返した。

「何もケアできませんでした。患者さんは一人でシャワーを浴びているから，清拭や洗髪介助はする必要ないし，今日は患者さんの話をただ聴いていただけで一日が終わりました」と学生は申し訳なさそうに答えた。

そこで，学生にとっては「ケア＝清潔ケア」なのだと理解した。清拭や洗髪をしなければ「ケアを行った」「実習をした」という実感がわかないようだ。

「清拭や洗髪だけが『ケア』なの？　それらは清潔ケアであって，ケアの一部分ではないのかな？」というと「あっ……そうですね」とうなずく。「そもそもケアって何？」と聞くと，学生は「うーん……」と言って下を向いた。

「患者さんの話をただ聴いていただけ，と言っていたけれど，誰かに自分の話をちゃんと聴いてもらったときにあなたはどう思うの？」と聞くと，「話を聴いてもらったらうれしいし，悩みを聴いてもらったら，聴いても

らっただけで安心します。話をちゃんと聴いてもらったら，大事にされている気がします」と答えた。これを聞いて，「あなたはじっと患者さんの話を聴いていた。あなたが感じるように，それで患者さんはうれしかったり，安心したり，大事にされているという気持ちになったりしたかもしれない。それこそが大事なことではないの？　そのような気持ちを引き出す関わりは，ケアとは言わないの？」と言うと，「ああ……そうかもしれないです」とようやく今日自分が行ったことの意味がわかったようであった。

　このように目に見える技術として形に現れない「傾聴」などの看護技術は，あたりまえのことのように感じて，学生にはそれが看護行為であることに，ピンと来ないところがある。しかし，患者と看護師の対人関係は重要である。ペプロウ，オーランド，トラベルビーなど，対人関係について論じる看護理論は多い。その基本となる「傾聴」とは，ケアの原点となるものではないであろうか。

❷「ケア」とは人の成長や自己実現を助けること

　ケアリング論を唱えた哲学者のメイヤロフ（Mayeroff）によると，「ケア」とは，その人が成長すること，自己実現することを助けることである（Mayeroff, 1971/1987）。しかし，普段の看護においては，その人ができないことを援助する，という意味合いで「ケア」という言葉を用いることが多い。それは，看護師の多くに「問題点を解決する」という思考が身についているからかもしれない。もちろん，急性期で人の生命を左右する緊急の場面では，生命の危機をもたらしている問題点を解決することが，何よりも重要である。また，問題点を抽出することは，今何を行うべきかを明白にできるという利点がある。

　しかし，問題点の抽出と解決に注力しすぎると，優先順位が低いと思われる支援は削ぎ落とされていく。そのような優先順位が低いと思われる支援の中には，その人の成長や自己実現を考えた長い目で見ると重要なことが多い。よって本来のケアが，その人の成長や自己実現を助けることであるのならば，問題点を解決するだけでは十分なケアとはいえないであろう。

③ オレムのセルフケア理論とポジティブ心理学との共通性

　かつて，筆者の勤務していた大学では，オレムのセルフケア理論と POS（problem-oriented system）を併合して，精神看護学の実習を行っていた。なかなか患者さんへの援助が目に見えにくいといわれる精神科において，オレムのセルフケア理論は，援助を看護技術として「形にすること」に成功しており，精神看護学において看護過程を展開するには，非常に有益である。

　しかし，例えば軽症のうつ病患者のように日常生活行動が自立している場合は，教員の援助なしで学生が一人でアセスメントすることは困難であることが多かった。そのような場合，教員の援助や指導を受ける前は，多くの学生が「私ができることは何もない。だって患者さんは一人で何でもできるのだから」という考えになってしまっていた。このような考えをもった学生に対して，「本当に看護することは何もないの？」「では，今すぐ患者さんは退院できるの？」と問いかけると，学生は「いいえ」と首を振るが，「でも，ここから先はきっと心理療法の範疇で，カウンセリングの技術をもっていない私には何もできない」といった答えを返してくる。そこで「本当にそうなの？　看護の視点で患者さんの今の生活や今後の生活のことをとらえて，その中でどうやったら，患者さんが自分の夢をかなえたり，自分のしたい生活ができるようになるかを考えなくていいの？」と聞いてみると，学生は「うーん」と考え込む。

　これらの学生は，看護を疾病からの回復や日常生活行動への支援ととらえているために，患者の日常生活行動が自立している場合には，このように悩んでしまう。しかし，そもそもオレムは，セルフケアとは「人が生命や健康，そして幸福を維持していくうえで自分のために活動を起こし，やりとげること」と言っている（Orem, 2001/2005）。このセルフケアの定義からいっても，その人がやりがいをもって人生をいきいきと歩んでいき，もっと幸せになるにはどうしたらよいかを考えて支援したり，今できることの力を伸ばしたり，いろいろな可能性を一緒に描いたりすることも看護である。また，トラベルビーは希望という視点を重視し，人が病気や苦難の中

に何らかの意味を見出せるように援助することを，看護の目的にしている（池添，野嶋，2012）。

このような看護の目的は，まさしくポジティブ心理学が探究していることと同じ方向を向いている。つまり，もともと看護は，対象となる人のもっている力やポジティブな側面をも重要視していたのである。

看護でポジティブな側面をとらえる意義

① ストレングス（強み）をアセスメントする

その後，筆者の勤務していた大学の精神看護学実習では，「問題点がみつからないなら，患者さんが今『できていること』をまとめていこう」と，アセスメントにおいて抽出していた「問題点」リストを「できていること」リストに変えていった。そして，ストレングスをアセスメントする実習とした。

この実習における「ストレングスをアセスメントする」とは，その人の「健康なところ」「卓越したところ」を認め伸ばすという広い意味合いをもたせた。これによって，従来の「ストレングスモデル」には縛られずに，ポジティブ心理学の研究で示されたピーターソンとセリグマンの24項目のストレングス（p.67）も含めるし，それ以外でもよい，と筆者が勤務していた大学の精神看護学実習では拡大解釈していた。

学生は「問題点を解決する」ということに慣れているので，最初は「健康なところ」「卓越したところ」を見つけることに，とても戸惑う。そこで臨地実習に行く前に，学内演習で学生同士が「よいところ」を見出してほめることを練習している。まずは，対象の持ち物からほめることを始め，服装，髪型，表情，行動，性格へと広げていき，物事の「よいところ」を見出すための練習を行う。

この練習の成果もあって，例えば，患者さんと会ったときに「椅子を勧めてくれた」ということも「当然」と思わずに「よいところ」としてとら

えて，「患者さんが，私が訪室したときに椅子を勧めてくれました。患者さんは私が疲れないように，と思いやりをもってくれました。親切な人だと思いました。ありがたいなと思いました」と感動している。この学生のコメントの中には，第 2 章で「ポジティブ心理学の概念」として紹介している「親切心」(p.77)，「感謝」(p.177)，そして行間に「尊敬」(p.160)，「ポジティブ感情」(p.36) が含まれている。

② 本来の看護学の目的を確認する

　このように看護の中でポジティブな側面をとらえることは，特別なことや新しいことではなく，従来も「あたりまえのように」行ってきたことである。ただ，これまでの看護では，ポジティブな側面を「あたりまえのこと」と思い込み，見落としがちであった。それを，1 つひとつ丁寧に拾っていけるようにすることが本書の狙いである。そのためには「あたりまえ」と思われていたポジティブな側面に 1 つひとつ丁寧に着目して「マインドフル」(p.91) に見つめていくことや，その意味やつながり，効果等を理解することが必要である。

　精神看護学実習において，ストレングスをアセスメントすることを導入したとき，一部の看護スタッフからは「問題点を見ないのか」「それでは患者さんの本当に必要なことがわからないのではないか」という戸惑いを寄せられたこともあった。また，筆者らが，これまで看護系学会で「ポジティブ心理学を看護に活かす」ということを提案してきた中，参加者からは「画期的な視点はわかるが，それだけで患者に必要なことをとらえることはできるのか」という不安の声をいただいてきた。

　これまで，看護実践の中では注目されることが少なかった物事のポジティブな側面を見ていくということに対して，そのような戸惑いがあって当然である。ただ，これは必ずしも物事のポジティブな側面だけを見ると主張するものではなく，「問題点」を見出すといったネガティブな側面を見ることも当然必要であると考えている。つまり，従来から行ってきた「問題点」を見つけるアセスメントの視点や「問題点」を解決することも必要である一方で，本来看護に必要でありながら，実践していくうえで見落と

しがちであった物事のポジティブな側面も見ていくということである。これは「特別な新しいこと」を行うのではなく，むしろ従来あたりまえのように行ってきたことの価値を見直し，より看護を充実させることである。

　ポジティブ心理学の提唱にあたりセリグマンは，20世紀の心理学の方向性がネガティブな側面に偏りがちであったことへの反省から，そのようなネガティブな心理学ではない，本来の心理学の目的をもう一度確認しようと主張した（島井，2006）。同様に，ポジティブ心理学を看護に活かすということも，ネガティブな側面に偏りがちであった看護について，本来の看護学の目的をもう一度確認しようというものである。これまでわが国の看護実践において，あたりまえのように思い，少し置き去りにしていた部分を補完することや，その人の夢や希望を大切にするということから，メイヤロフの言う「その人が成長すること，自己実現することを助けること」（Mayeroff, 1971/1987）というケアの原点に基づく看護が実現可能になるのではないかと思っている。

ポジティブ心理学の視点を看護に取り入れるために

　国際看護師協会（ICN）の看護の定義では，「看護とは，あらゆる場であらゆる年代の個人および家族，集団，コミュニティを対象に，対象がどのような健康状態であっても，独自にまたは他と協働して行われるケアの総体である。看護には，健康増進および疾病予防，病気や障害を有する人々あるいは死に臨む人々のケアが含まれる。また，アドボカシーや環境安全の促進，研究，教育，健康政策策定への参画，患者・保健医療システムのマネージメントへの参与も，看護が果たすべき重要な役割である」（International Council of Nurses, 1987/2002）とある。

　ポジティブ心理学の視点を看護に取り入れることは，対象の健康増進および疾病予防に主に役立つと思われるのはもちろん，より対象の希望を支え，その実現に向けて寄り添い導くことにつながると考える。また，人間

のもっている体力・精神力のさらなる発展の可能性を信じ，最大限生かせるように援助することも，より考慮できるようになるであろう。

　そのために本書では，看護に取り入れたいポジティブ心理学の視点として 15 項目からなる概念を次の第 2 章で取り上げて解説している。それぞれの概念について，心理学の研究者が定義と研究動向を説明したうえで，看護学の研究者が看護における「解釈」や取り入れるうえでの「提案」を述べるという内容構成となっている。なぜこれらの 15 項目を選んだのかについて，編者の考えを次に述べていく。

① ポジティブ感情 Positive Emotion

　今まで看護においてポジティブな感情というのは，あたりまえのこととして軽視されてきたように思われる。しかし，これまでの研究からポジティブな感情を多く経験しているほど，中枢神経系，自律神経系，内分泌系，免疫系によい影響を及ぼし，これらのシステムの相互作用により，結果として健康状態や寿命によい影響を及ぼすと考えられている（松永, 2016）。そのため，今後は，ポジティブ感情を喚起すること自体が，ケアの目的となり得る。

　「ポジティブ感情」の項を第 2 章「看護実践に活かす概念」の冒頭にもってきたのは，ここで述べられる 15 項目のすべてが，ポジティブ感情に関連しているからである。よって，まずポジティブ感情がどういうものかを知ったうえで読み進めたほうが，理解が深まると考えた。

② ウェルビーイング Well-Being

　看護実践の究極の目的は，対象となる人のウェルビーイングが高まることだと言え，ウェルビーイングは，これまでも看護において大切にされてきた概念である。そのため本来ならば，ウェルビーイングを第 2 章のはじめにもってきてもよかったほどである。

　ウェルビーイングもポジティブ感情と同様に，本書の 15 項目のすべてに関連している。さらに，ポジティビティを優先させることは，ウェルビー

イングを予測するという先行研究がある（Catalino, Algoe, Fredrickson, 2014）。よって，本書では，ポジティブ感情を理解してからウェルビーイングについて読み込んだほうがよいと思い，「ポジティブ感情」の次に配置した。

③ ストレングス Strength

　すでに，老年，在宅，精神看護学の分野において，ストレングスモデルが用いられており，それらの分野では，なじみのある言葉になっている。しかし，ポジティブ心理学の中で提唱されたVIA-IS（p.67）については，看護学ではまだあまり紹介されていないので，ポジティブ心理学の立場からのストレングス（強み）について，ここで述べている。

　前述したように筆者の大学の精神看護学実習においては，ストレングスをアセスメントに取り入れたところ，以前より学生はカルテを見つめている時間が減り，よりベッドサイドに行く時間が増えた。そして，以前より患者「その人そのもの」に興味をもつようになった。これは「問題点」を見る視点から解き放たれたことで，前述のように「自分にできることはない」という限界を感じずに，ケアにあたることができていたということである。このように，対象者へのケアの実現性（または可能性）をあきらめないためにも，ストレングスは重要である。

④ 親切心 Kindness

　看護に関する世論調査（内閣府，1993）では，看護師[*1]のイメージについて，多い順から，「優しい，温かい」「性格が明るい」「親切である」と回答があった。このように看護職は親切であることを期待されている。期待されているがゆえに，親切心は看護師としてあたりまえのことと思われ，あえて取り上げることが少なかったのではないであろうか。その親切心の概念を理解し，今一度看護の視点から親切心について考察・提案することは非常に意義のあることだと考えた。

＊1：当時は，看護婦（士）という記載。

　また，他人のために親切な行いをすることは，私たちを幸せにするといわれている。看護師による利他の行為はもちろん患者の利益になるし，看護師自身のウェルビーイングの向上にもつながる。ここで，看護師自身ももっと幸せになれるように，親切心を再考する。

⑤ マインドフルネス Mindfulness

　今でこそ，マインドフルネスは，看護系学会で取り上げられ，その効果についてのエビデンスも知られ，看護学の教科書にも出始めている。しかし，「ストレス低減」だけが注目され，どこか特別な技法で敷居が高いと思われがちであることも否めない。

　マインドフルネスは集中力・注意力を鍛え，「気づき」の力を養うものである。そのため，「エラー防止」に有効であり，看護実践のうえでも有用である。それを知った看護管理者からの関心は高い。本書の解説をはじめ，切り口はどこからであれ，少しでも多くの看護職にマインドフルネスを実際に体験していただき，実感していただきたいと願っている。

⑥ セルフ・コンパッション Self-Compassion

　コンパッションは「思いやり」として，しばしば前述の「親切心」と同じように用いられることがあるが，語源から考えるとコンパッションには，より苦しみに寄り添う意味合いがある。

　また，コンパッションは，本来は自他含めての意味合いがあるが，現在では他人に向けるものとされることが多い。そのため，自分に向けるものはあえて「セルフ」をつけて，セルフ・コンパッションという。

　看護師対象の研修でセルフ・コンパッションの話をしたときの看護職の反応には，いつも本当に心が動かされる。「自分に優しくしていいんですね」と彼・彼女たちのほっとしたような顔を見ると，いかに普段から自分に厳しくしていたのかと胸が締め付けられる。セルフ・コンパッションという言葉を知っているのと知らないのでは，今後の仕事への取り組み方も変わってくるだろうと考える。筆者はとにかく一人でも多くの看護職にセ

ルフ・コンパッションについて知らせていきたいと思っている。

⑦ レジリエンス Resilience

　看護の現場には，人の生死に直面し，生命と向き合うこと，医療技術の高度化に対応していくこと，上司・同僚・患者との人間関係など，逆境となることが特に多い。それに対応していくには，逆境を乗り越える力であるレジリエンスが必要となってくる。

　また，近年は自然災害が多くみられ，それに対応し乗り越えること，乗り越えられるよう援助することも必要となってきている。さらに 2020 年には新型コロナウイルス感染症（COVID-19）拡大による医療崩壊が懸念される事態も生じた。そのような際に，ケアを受ける被災者や患者はもちろん，ケアをする看護職にも同様にレジリエンスが必要である。よって，ここでその概念などを正しく理解する必要があると思い，取り上げた。

⑧ エンゲイジメント Engagement

　エンゲイジメントは，セリグマンがウェルビーイング理論で示した「PERMA」(p.7) を構成する 1 つでもあり，健康な職場を形成すること，そして看護職がいきいきとケアをしていくには欠かせない概念である。

　看護職においては，古くは自己犠牲的な働き方を奨励された時代もあったが，看護職自身が自分の生活を大切にしながら，幸せに仕事に励むにはどのようにしたらよいかというヒントがこの概念には，含まれている。

⑨ 尊敬 Respect

　人としての尊厳を大切にすることは，倫理上，看護の基本であり，そのために尊敬の概念は看護において重要である。しかし，大切なことほどあたりまえのように思われ，あえて学問的に尊敬の概念が取り上げられることは少なかった。ここで学問的に尊敬の概念とその意義を理解し，看護において意識して活かしていくことが大切であると考えて取り上げた。

⑩ 感謝 Gratitude

　人をケアする人は，ケアの対象となる人から「ありがとう」の言葉を受け取ったときに，ケアをすることの喜びやモチベーションが高まる。キングの理論のように，看護においては人と人との相互作用が重要視される中で，その潤滑油となるのが感謝である。

　また，感謝の視点で人と関わり物事を見ると，世の中はいかによいことで満ち溢れているか，ということが，実感できるであろう。一見当たり前のように思われることでも意識してみることによって，確かにポジティブに認知は変容する。この「感謝」は身近な概念だからこそ，心理学としての最新の知見は何なのか，そして看護にどう実践していけるのかを，伝えていきたい。

⑪ ゆるし Forgiveness

　「ゆるし」は，あまり聞きなれない項目であるし，「なぜこれが項目に入っているのか」と不思議に思う読者もいると思う。筆者はここに述べた15項目の中でもっとも難しい項目ではないかと思っている。

　筆者がレジリエンスを高めるための研修を看護職対象に行ったときに，プログラムの中に「人をゆるす」という項目を入れていた。しかし，この「人をゆるす」というのが不評で，「ゆるせない人はゆるせない」「ゆるせない人を思い出して幸せな気分になれない」という意見が聞かれた。たしかに，仕事の場面をはじめ，日々，たくさんの「ゆるせない」ことがあるであろう。

　しかし，人をゆるすことができれば，より幸せになれる（Howe, 2008）といわれている。それならば，人をゆるすことの意味や効果を理解し，自他ともにゆるすことができるようになれば，より幸せになれると考えた。「この人がこのように私を傷つけたのは，このような事情・理由があったのだ」と認知し理解できれば，その苦しみも軽減するのではないかと思う。本節では，ゆるしについて認知行動療法的な視点を織り込みながら解説さ

れている。

⑫ 希望 Hope

　希望をもつという状況は，必ずしも楽しい状況ではなく，むしろつらい状況のほうが多いかもしれない。絶望とも思われるつらい状況の中に見える一筋の光，それが希望である。患者が闘病生活を送るということは，心身ともに大変な苦痛を伴う。先が見えず，この苦痛が続くのではないか，病気が治らないのではないかと患者は不安になりがちである。しかし，希望は，「もう少しがんばってみよう」「きっと大丈夫だ」と患者をポジティブな方向に導く。

　看護職として，患者を支えたい，力づけたいという思いがあれば，希望とは何か，どんなふうにケアに希望を取り入れるのか，ということは非常に大切である。特に，新型コロナウイルス感染症（COVID-19）の感染拡大後においては最も大切な概念の1つであると言えよう。

⑬ フロー Flow

　フローは，看護との接点について検討したところ，取り上げるのが難しいと思われた項目である。

　しかし，患者の緊急時の対応の際に，時間があっという間に経ったように感じたこと，または短い時間なのにすごく長く感じたこと，「振り返れば，あのときは普段できないことが不思議とできた」などの体験をしたことのある看護職もいるだろうと思い，取り上げることにした。このような体感などを得る極度に集中力やモチベーションなどが高まる状態が，フローである。

　フローを理解すると，患者ケアにおいては，リハビリテーションの場で，適切な目標の設定やモチベーションの維持に役立つであろうし，患者が苦痛な治療を受けるときに，その苦痛を最小限にするためのヒントになるのではないかと思われる。

　また，フローはこれからのキャリア形成として，自己をどのように成長

させていくかを考えるときの目標設定においても，きっと役に立つと思っている。そのため，管理職の方には，ぜひご一読いただきたい。

⑭ 意味 Meaning

　筆者らは，人工呼吸器を装着した筋萎縮性側索硬化症（ALS）の家族介護者の介護体験に関する質的研究を行ったときに，家族介護者が介護のつらさを感じる中核にあるのは，呼吸器を装着したという決断に「意味づけできない」ときであることを明らかにした（Akiyama, Kayama, Takamura, Kawano, Ohbu, Fukuhara, 2006）。このようにケアをする人が自分の行ったことを「意味づけ」できないことは，非常につらい状況を作りだす。

　看護職は人が生まれること，死んでいくこと，苦難に立ち向かうことなど，人のさまざまな状況を見て，「人が生きていくこと」の難しさ，無常さを見ていく。そのときに，自分の行った看護にどのような意味があるのかを見出すことができないと，看護することがつらいものとなる。反対に，自分の行っていることの意味，人生の意味を見出したときには，勇気づけられるであろう。

　これは，患者にとっても同じである。人生や闘病の意味を見出すことは，病気と向き合う姿勢を育んでいくことにつながる。このように「意味」を見出すことについて，科学的な最新の知見を知ることは，看護を行っていくうえでも，生きていくうえでも大いに役立つのではないかと考える。

⑮ 心的外傷後成長 Posttraumatic Growth（PTG）

　自然災害や犯罪などにより心に傷（トラウマ）を負い，事後もその影響に苦しんでいる方々が多い昨今，心的外傷後成長（PTG）は，非常に重要な概念である。トラウマティックな出来事に遭遇しないでいられればどんなによいかと思うが，トラウマティックな出来事に遭遇してしまったときだからこそ得られる人生の意味づけや，その体験を基にした成長が実在する。これをどう活かすか考えてケアをすることは，被災した方や被害にあった方がこれからの人生において，つらいながらもなんとか少しでも前向き

に生活し，できれば人生の意味を見出していくように援助することにつながる。

　とくに今後の災害看護では，この心的外傷後成長の理解を踏まえた支援が必要であると思われる。自然災害の多いわが国にあって，被災した状況において人ができること，看護職ができることを見出し，そして，その意味づけをし，あきらめないこと，希望をもつことは，重要であると考える。

　どうかこれらの項目を，必要な部分からでもよいし，できれば通して読み込んでいただきたいと思う。そして，ポジティブ心理学の知見に対する看護における「解釈」「提案」から学びを得たあとの「実践」の部分を，ぜひ読者の皆様に行ってみていただきたい。

　もし，研修会，講義，学会等で筆者に会う機会があれば，ぜひあなたの感想や意見を聞かせてほしい。本書での学びを契機に，ポジティブ心理学を活かした看護を皆で作り上げていきたいと願っている。

● 文献

- Akiyama, M., Kayama, M., Takamura, S., Kawano, Y., Ohbu, S., Fukuhara, S.（2006）. A study of the burden of caring for patients with amyotrophic lateral sclerosis（MND）in Japan, British Journal of Neuroscience Nursing. 2（1）: 38-43.
- Catalino, L.I., Algoe, S. B., & Fredrickson, B. L.（2014）. Prioritizing positivity: An effective approach to pursuing happiness?. Emotion. 14 : 1155-1161.
- Howe, D.（2008）. Forgive me? Greater Good. http://greatergood.berkeley.edu/article/item/forgive_me
- 池添志乃，野嶋佐由美（編）.（2012）. 看護学基礎テキスト第 1 巻，看護学の概念と理論的基盤. 東京：日本看護協会出版会.
- International Council of Nurses.（1987）. 日本看護協会（訳）.（2002）. ICN 看護の定義. https://www.nurse.or.jp/nursing/international/icn/document/definition/index.html
- 松永昌宏.（2016）. 第 2 章　感情と健康のメカニズム. 大竹恵子（編著）：保健と健康の心理学　ポジティブヘルスの実現. p31. 京都：ナカニシヤ出版.
- Mayeroff, M.（1971）. 田村真・向野宣之（訳）.（1987）. ケアの本質――生きることの意味. 東京：ゆみる出版.
- 内閣府.（1993）. 看護に関する世論調査. 世論調査. https://survey.gov-online.go.jp/h04/H05-01-04-16.html
- Orem, D. E.（2001）, 小野寺杜紀（訳）.（2005）. オレム看護論――看護実践における基本概念，第 4 版. 東京：医学書院.
- 島井哲志.（2006）. ポジティブ心理学―― 21 世紀の心理学の可能性. 京都：ナカニシヤ出版.

第 **2** 章

看護実践に活かす概念

　第 2 章は，ポジティブ心理学の代表的な 15 の概念について説明していく。各概念を 1 つの節とし，心理学の研究者がその概念を説明した後に，看護学の研究者がそれを看護にどう応用していくか提案するという形をとっている。

　各節をどの順番で読んでいくかは自由であるし，辞書代わりに調べたい概念の節だけ読むのも自由である。ただ，1 つの節について心理学の部分と看護学の部分を合わせて読むことをお勧めしたい。

1 Positive Emotion
ポジティブ感情

ポジティブ感情とは ──────────────── 島井哲志

　私たちは，日常生活の中で，さまざまな感情を経験している。通勤途中で目にする庭のきれいな花を見るとうれしくなるし，満員の電車に乗って押しあいをしていると，気持ちがどんよりしてくるかもしれない。

　このうち，ネガティブな感情をもたらす経験については「ストレス」として多くの研究で取り上げられてきた。これに対してポジティブな感情の研究は近年まで盛んではなかった。ポジティブ感情（positive emotion）とは，喜び，誇り，満足，興味と愛情などを総称したものであり，恐怖，怒り，嫌悪，落ち込みなどのネガティブ感情と対比して用いられる。

① ポジティブ感情とネガティブ感情

■ネガティブ感情が生じる場面と特徴

　運転をしていて，進路先の脇道からコロコロとボールが転がってくると，思わず緊張し不安な感情がわく。このように，ネガティブな感情は対応しなくてはならない事態に付随して生じ，ブレーキを踏むなど何か行動することを準備する。ネガティブ感情には，緊急に対する対応という側面があり，それだけインパクトも強い。そのため，例えば昨日のことを思い起こすと，ネガティブな感情を起こした経験が多く挙げられるかもしれない。

■ ポジティブ感情が生じる場面と特徴

　一方，ポジティブ感情のほうは，おいしいパンケーキを口に入れたときのように，典型的には，そのままの状態が続いてほしいときに生じる。新しく行動を起こすわけではなく，今が続いてほしいという状態である。急いで行動を起こすわけではないのでインパクトもそれほど強くなくてもよい。

　その一方，日常生活の中でどんな感情を感じているのかを継続してモニターする方法でデータを集めてみると，私たちは，実際の経験としては，ネガティブな感情よりもポジティブな感情をより多く経験しているようである。フレドリクソンによれば，安定した状態では，ポジティブ対ネガティブの割合は，おおむね 3 対 1 程度になることが多いようである。

　もっとも，これには状況や個人差も少なくないだろう。平素から機嫌のよい人のほうがポジティブな感情を経験しやすいだろうが，だれでも，今よりもポジティブな感情を経験するように努めることはできるだろう（Fredrickson, 2009/2010）。

　しかし，いまは，ポジティブな感情の働きを考えていきたい。私たちが普段思っている以上に，ポジティブ感情を感じる経験をしていることを心にとめておく価値があるのは，ポジティブ感情には重要な働きがあるからである。

② ポジティブ感情と心身の健康

■ ポジティブ感情の「青信号」機能

　ポジティブ感情に関して研究が多く蓄積されてきたのは，思考や認知への影響である。典型的には，ポジティブ感情を誘発した条件で，一定の認知や思考課題を課して，その成績を対照条件と比較するという研究である。

　まとめると，単にポジティブな感情がもたらされるだけでは，思い込みやステレオタイプ思考が強くなり，思考課題に対して単純な経験的戦略が活用されるが，適切な条件下では，広い範囲から柔軟に選択でき，思考の

幅が広がることがわかってきた。

これは，ポジティブ感情の「青信号」機能とされる（Shiota, Yee, O'Neil, Danvers, 2017）。ポジティブ感情は，状況が順調であることを示し，その状態が維持される行動につながることが多い一方，ネガティブ感情のように何かに対応する必要がないので，そこでもたらされる思考や認知の自由度は大きい。

■ ポジティブ感情は対人的な適応を高める

ポジティブ感情は笑顔として表出され，他者からも認識される。このことで，ポジティブ感情にある人では，良好な対人関係を築きやすい。ネガティブ感情も個人内のコーピングなどを介して適応を高めるが，ポジティブ感情が適応を高める効果をもつのは，対人的なプロセスによると考えられている。

対人的な関係が築かれていれば，何か問題がある状況では，困っている人を援助したり，また，自分が援助されることを引き起こしたりする。また，問題がない状況でも，一緒に協力して何かをするとか，他者がうまくいっていることをともに喜ぶことになる。

卒業アルバムにある個人写真の笑顔評価と，30 年後の生活満足感や結婚の満足感との関係をみると，有意な正の相関があるという知見が報告されている。また，ポジティブさが寿命にも大きな影響をもっているという研究も報告されている（Hertenstein, 2014）。

これらの結果の一部は，ポジティブな感情によって個人の抵抗力が高くなることや，ネガティブな状態から回復しやすいという，個人内プロセスを介した影響による可能性もある。一方，対人的プロセスを介した影響も大きいだろう。ポジティブな感情をもち，友人も多い人は，よい仕事に就き，よい家庭を築き，収入も多くなる。このような良好な条件は，健康な生活習慣や家庭生活につながり，長期的には寿命にも大きな影響を与えていくと考えられるのである。

③ ポジティブ感情の拡張–形成理論

先に紹介したことを整理してモデルにまとめたのが，フレドリクソンによる「ポジティブ感情の拡張–形成理論」である (Fredrickson, 2001)。これは，ポジティブ感情が，思考や行動レパートリーの拡張というプロセスを引き起こし，それが，個人資源の持続的な形成を経て，さらに 1 段階上位にある，よりポジティブな感情をもたらしやすい状況を作り出していくという，らせん的な展開を模式化したものである（図 2-1）。

■第 1 段階：ポジティブ感情の経験

過程を追って説明すると，第 1 段階はポジティブ感情の経験である。フレドリクソンの実験を見ると，ポジティブ感情の種類として，満足感やユーモアなどさまざまな種類を用いており，これらを一括してポジティブ感情としている[*1]。

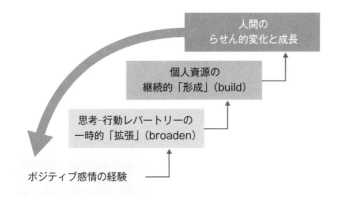

図 2-1　ポジティブ感情の拡張–形成理論

島井哲志（編）．（2006）．ポジティブ心理学―― 21 世紀の心理学の可能性（88）．京都：ナカニシヤ出版.

＊1：私たちが，これらのポジティブ感情を異なったものとして区別できることは，おそらくは，個々のポジティブ感情ごとに少しずつ異なった特徴があることを意味していると思われる。これを一括して「ポジティブ感情」とまとめることは，違いがないと言っているのではなく，ポジティブ感情に共通の特徴を取り上げていると考えるとよいだろう。

■第 2 段階：拡張の過程

　次の段階である「拡張」の過程としては，アイセンによる，キャンドル-マッチ箱課題を用いた研究が有名である。そこでは，事前にキャンディの小袋を渡されるというささやかな手続きによってもたらされたポジティブ感情によって問題解決が促進されたことが示されている（Isen, Daubmon, Nowicki, 1987）。

　フレドリクソンは，このような創造的な問題解決の背景に注意の拡張があると考えており，図形の類似性を評価する課題による研究を行っている。この研究結果によると，ポジティブ感情下では個別の要素の詳細な特徴（木）ではなく，その全体的な配置（森）に着目しやすく，環境への注意がより広くなることが示されている。

■第 3 段階：形成の過程

　さらに次の段階である「形成」の過程では，さまざまな個人資源が形成される。この中には，経済的・物質的な資源も，経験の積み重ねによる情報的な資源も含まれるが，最も重要なものは社会的な人間関係による資源である。この意味では，個別にみると個人資源にみえるものであるが，俯瞰してみれば，多くの豊かな個人資源のつながりとしての社会資源となっている。

　言い換えれば，個人が変わることによって，環境をも変えていくからこそ，前と同じ地平ではなく，らせん的な変化が生じることになる。つまり，形成を個人の適応の枠組みの中でとらえ，社会的サポートはその要因としていないことが重要である。

④ ポジティブ感情と向社会行動

■向社会行動とは

　毎日，誰かに親切にすることを心がけてもらい，親切にできた数を数えて記録するという課題を 1 週間続けると，課題に取り組む以前と比べて，

幸福感が高くなる（Otake, Shimai, Tanaka-Matsumi, Otsui, Fredrickson, 2006）。このことは，自分ではなく，自分以外の誰かに喜んでもらえるような行動をとることによって，幸福感が高まることを示唆している。

　この親切行動には，お店などで次の人のためにドアを開けておいてあげるというような簡単なものも含まれ，その場合，相手との関係は継続的なものではなく，その後に親密な関係が形成されるわけでもない。見た人が嫌な気持ちにならないようにゴミを拾うなど，誰にも気づかれない親切行動もある。

　このような親切行動は，向社会行動と呼ばれ，霊長類の多くで観察され，人間では特に強い向社会傾向があることが知られている。その説明として，向社会行動が他者からの向社会行動を惹き起こし，その利益によって支えられているという考えと，たとえ自分に利益が生じなくても集団全体に利益があれば，その集団としては大きな利益をもつので淘汰されずに生き残るという考えがある。これらは，必ずしも対立するものと考える必要はないかもしれず，利益を感じる経験にはポジティブな感情が伴うことが多く，ポジティブ感情の表出が社会的つながりを促進するという点でも重要な役割をもっている。

■幸福感が高いほど向社会行動を取りやすい

　さて，先の研究では，親切課題による幸福感の上昇が大きい集団とそれほど大きくない集団とに分けて，上昇が大きな集団にどのような特徴があるかを分析している。その結果，大きく上昇した集団のほうが，2倍以上も親切行動を行っており，また，感謝心も高かったのである。

　そして，この大きな上昇を示し，2倍以上も親切行動を行っていた集団は，もともと幸福感が高い集団であった。つまり，幸福感が高い人であればあるほど，他者に親切にするという行動をとりやすく，その結果として，さらに幸福になる，ということである。第1章で紹介した，「ポジティブ感情の拡張-形成理論」のモデル（p.5）でいえば，すでに個人資産を持っている状態から始まり，さらなるポジティブ感情と行動の拡張から，次の資産形成に向かうということと理解できる。

　そもそも，「ポジティブ感情の拡張-形成理論」は，らせん状に進展して

いくものなので，どこをスタート点にするのかは決まっているわけではない。個人資源が初めにあり，それをベースに，ポジティブ感情が惹き起こされやすくなり，思考や行動の拡張が生じて，更なる個人資産を蓄積するという切り取り方もできるし，誤りではないだろう。

⑤ まとめ：情動知能（EQ）と非認知能力

　ここに紹介したポジティブ感情によるさまざまな働きは，ネガティブな感情の働きも含めて，そもそも感情が，人間をより適応的にしていく働きの一部分であるという文脈の中にある。この意味で，ポジティブ感情だけが活かされるべきものではなく，適切にネガティブ感情も活かされるべきであるといえる。

　そして，ポジティブ感情が知的な創造性を高めるという例からもわかるように，感情の働きは知的な働きと連携している。自分や相手の感情の状態を知的に把握すれば，状況にふさわしい行動を選択できるし，やる気ややりがいにも直結する。

　このような働きは，サロベイたちによって，情動知能（EQ : Emotional Intelligence Quotient）と呼ばれてきたが，最近は，コンピュータや人工知能にとって代わられることのない，人間のもつ非認知的能力と呼ばれている。ここで心に留めておきたいのは，情動知能も非認知能力も，年齢を重ねることで伸ばせるという点である（Mayer, Salovey, Caruso, Sitarenios, 2003）。

● 文献
・Fredrickson, B. L.（2001). The role of positive emotions in positive psychology: The broaden-and-build theory of positive emotions. American psychologist, 56（3）: 218-226.
・Fredrickson, B.（2009). Positivity. Harmony. 植木理恵（監修），高橋由紀子（訳）.（2010). ポジティブな人だけがうまくいく 3 : 1 の法則．東京：日本実業出版社.
・Hertenstein, M., 森嶋マリ（翻訳).（2014). 卒アル写真で将来はわかる――予知の心理学．東京：文藝春秋.
・Isen, A. M., Daubman, K. A., & Nowicki, G. P.（1987). Positive affect facilitates creative problem solving. Journal of personality and social psychology, 52（6）: 1122-1131.
・Mayer, J. D., Salovey, P., Caruso, D. R., & Sitarenios, G.（2003). Measuring emotional intelligence with the MSCEIT V2. 0. Emotion, 3（1）: 97-105.

- Otake, K., Shimai, S., Tanaka-Matsumi, J., Otsui, K., Fredrickson, B. L.（2006）. Happy people become happier through kindness: A counting kindnesses intervention. Journal of Happiness Studies, 7（3）: 361-375.
- 李楊・山岸俊男.（2014）. 強い互酬性仮説の検証. 心理学研究, 85（1）: 100-105.
- 島井哲志（編）.（2006）. ポジティブ心理学. 京都：ナカニシヤ.
- 島井哲志.（2009）. ポジティブ心理学入門. 東京：星和書店.
- Shiota, M. N., et al.（2017）. Positive Emotions. Warren, M. A. & Donaldson, S.I.（Eds.）, Scientific Advances in Positive Psychology（37-71）. Santa Barbara : Praeger.

ポジティブ感情はどのように看護に活かせるか————秋山美紀

① ポジティブ感情と看護との関わり

　従来，人は不安・怖れなどのネガティブ感情に優先的に対処してきた。なぜなら，ネガティブ感情は，大昔の人にとっては生命の脅威から生きのびるために必要なものであったからである。看護の優先順位としては，人の生命に関わることが何より高くなる。そのため，生命維持や治療に対する不安・恐れといった患者のネガティブ感情へのケアは，看護職の重要な役割である。

　一方，ポジティブ感情は，一見生存のためには何の役にも立たないかのように見える。そのため，それを高めるためのケアは，これまでは「楽しいだけでどんな意味があるのか」と，ケアの対象として重要視されてこなかった。しかし，ポジティブ感情は，幸せや主観的ウェルビーイングと強く関連しており（Diener, Sandvik, & Pavot, 1991），修道女を生涯追跡した研究では，ポジティブ感情は長生きと有意に相関していることが明らかになった（Danner, Snowdon, Friesen, 2001）。

　また，不安などのネガティブ感情に襲われたとき，血圧が上昇するが，ポジティブ感情は，ネガティブ感情が生じさせた交感神経系の活性化を鎮静させる効果があることが明らかになった。これは，ポジティブ感情による「元通り（undo）効果」という（Fredrickson, 2009/2010）。ポジティブ感情

の「元通り効果」は，長期のストレスで心臓・血管に負担をかけることによって心疾患を発症しないように，心疾患予防に大きな役割を果たすことが期待されるであろう。

　また，好きな異性の芸能人の映像を見せてポジティブ感情を体験させたところ，鑑賞前に比べて，鑑賞後では，血中を循環するリンパ球中におけるNK細胞の比率が増加していた（Matsunaga, Yamauchi, Nogimori, Konagaya, Ohira, 2008）。このことからも免疫系へのよい影響が示唆される。

　つまり，患者のポジティブ感情を高めるケアは，患者の健康状態や寿命に影響を与える重要なものとして取り組む意味があるということになる。

　超高齢社会となったわが国では，健康寿命の延伸が求められている。そこで問われる「特に現在病気を抱えているわけではない人がより健康になり，より充実した人生を送るためには，どんなケアを行えばよいのか」という問いにも，ポジティブ感情の活用は1つの答えを提示できるのではないかと考えられる。

② ケアの対象となる人への活用

■患者のポジティブ感情を引き出す働きかけ

　看護計画において，「患者と楽しい時間を過ごす」という具体策が書かれているのを見てどう思うであろうか。「ただ楽しい時間を過ごして何になるのか」「それは看護なのか」と思う人が多いのではなかろうか。しかし，「楽しい時間を過ごす」ことは立派なケアであると説明できる。なぜなら，楽しい時間を過ごしたことによって喚起されるポジティブ感情は，心身によい影響を与えることがわかっているからである。

　そのため，「看護においては，情報収集を目的とした意図的なコミュニケーションでなければ意味がない」と思っているとしたら，もう少し広い目で見ていただきたいと思う。例えば，「空がきれいですね」と言って患者と共に空を眺めて，患者が楽しくなったらそれも立派なケアである。なぜなら，「きれい」「楽しい」という患者のポジティブ感情を喚起させたからである。つまり，これまでは雑談ととらえられるようなコミュニケーショ

ンであっても，患者のポジティブ感情に働きかけることを意図した関わり
であれば，それはもう十分にケアである。

　筆者にも，患者のポジティブ感情を喚起できたことで，患者の生きがい
を引き出せた経験がある。

　「私なんて何もできない」と，うつ病により自尊感情が低くなった患者に，
ぬり絵をしてみませんかと提案してみたところ，「私なんか」と言って最
初は断られた。しかし，「私がやりたいので一緒にしてくださいませんか」
とさらにお願いをし，仕方なくぬり絵に付き合っていただいた。ぬり絵を
進めるなかで，ポジティブ感情に働きかけるように「お上手ですね」「素
敵な色ですね」と声をかけていくと，「そう？」「そうかしら……」とだん
だんその患者もまんざらでもない表情になった。その後，「看護師さんが
上手だと言ってくれたから……」とぬり絵をすることはその患者の楽しみ
になった。この働きかけの結果，「明日も看護師さんとぬり絵ができる」
が「明日もよいことがある」というポジティブ感情を喚起させ，希望をも
つことにつながった。そして，それが闘病意欲となり，その患者にとって
生きがいの1つとなった。

　このような働きかけやコミュニケーションをこれまで患者と行ってきた
という看護職は多いと思われる。それをケアとして認識して，患者のポジ
ティブ感情を喚起するために意識して行うことが重要なのである。

■集団への働きかけによる効果

　また，集団への働きかけも有効であるという研究結果が出ている。介護
施設や地域において，高齢者を対象とした「健康フラ・介護フラ」による
介入を行ったところ，介入後にウェルビーイングとポジティブ感情が有意
に上昇し，ネガティブ感情が有意に低下した（栗原，秋山，前野，指田，2017）。

　「健康フラ・介護フラ」とは，伝統的なハワイのフラダンスの振付に込
められた意味づけを大切にしながらも，日本の高齢者が親しみをもって楽
しめるように日本の歌謡曲に合わせて創作したフラダンスのことである。
主な動作は，①腕を高く上に挙げる動作，②手を横や前に動かす動作で，
基本的に肩のインナーマッスルを含めた頸椎周辺から肩まわり・上腕・前
腕の筋力の維持，動作の習得，肩・肩甲骨のストレッチ効果が得られる（横

田，2017）。その振付は，車いすのお年寄りでも無理なくかつ楽しく行える
よう工夫されていて，みんなで体を動かすことが，ウェルビーイングとポ
ジティブ感情の上昇につながっていると考えられる。現在，介護施設だけ
ではなく，集合住宅の集会室でも地域住民を対象に行っているが，どこも
笑い声に満ち溢れている。

　今後，コミュニティのイベントなどを通して，このようなポジティブ感
情へ働きかけ，楽しいと感じ，かつ健康に有効であると思われる活動を行っ
ていくことで，地域住民のポジティブ感情が上昇すれば，それによってそ
の地域の健康寿命の増進も期待できる。

③ ケアを提供する人自身への活用

■ 自身のポジティブ感情を高めることがよいケアにつながる

　ポジティブ感情は前述（p.38, 40）のように利他性と関連がある。よって，
患者のために何かをすることで，看護師のポジティブ感情は高まる。また，
自身のポジティブ感情が高まれば，より他人にも目を向けて思いやりをも
つことができるため（p.112），患者のための行動に限らず自身のポジティ
ブ感情を高めることで，よいケアを提供することができるようになる。

■ ポジティブ感情を高める方法とセルフケア

　ポジティブ感情を高める方法として，フレドリクソン（2010）は表 2−1
に挙げた方法などを提案している。

　筆者がこれらの方法を参考に，新人看護師の研修をしたところ，新人看
護師のポジティブ感情が有意に上昇した（秋山，菅原，大森，岸野，筒井他，
2018）。このことから，これらの方法は看護職などケアを提供する人のセ
ルフケアにも有効であることがわかる。

　毎日忙しい中で，表に挙げた方法の実践は難しいと思われるかもしれな
いが，自分の「好きなこと」「楽しいこと」さらには，「よかったこと」「あ
りがたかったこと」を立ち止まって振り返る時間を，5 分でもよいからつ
くって紙に書いておくとよい。「こんなこと無理なんじゃないか」「笑われ

表2-1　ポジティブ感情を高める方法　フレドリクソン（2010）

❶ 今いる状況にポジティブな意味を見出す
❷ よいことは十分に味わう
❸ よいことを十分に味わうには「状況の手直し」*が必要
❹ 恵まれている点を数える
❺ 自分のした親切を認識する
❻ 好きなことに夢中になる
❼ 将来を夢見る
❽ 自分の強みを活かす
❾ 他者との絆を作る
❿ 自然とのつながりをもつ
⓫ 心を広げるマインドフルネスのメディテーション
⓬ 自分だけのポジティブポートフォリオを作る

＊：よいことを十分に味わうための環境づくりを工夫すること（筆者注）。

Fredrickson, B.（2009）. Positivity. Harmony. 植木理恵, 高橋由紀子（訳）.（2010）. ポジティブな人だけがうまくいく 3：1の法則. 東京：日本実業出版社を参考に作成.

るんじゃないか」などと限定せずに，思ったことを自由に書いていくと，ポジティブ感情がわき起ってくる。

❹ 組織への活用

■ ポジティブ感情は組織を活性化させる

　ポジティブ感情は，組織を活性化するための重要な要素である。組織においてスタッフのポジティブ感情が喚起されると，前述の「ポジティブ感情の拡張−形成理論」（p.39）で紹介したように各自の思考や行動のレパートリーの拡張が起こり，創造性が広がる。さらに，そのようなスタッフ同士でいろいろな意見を交換することで，個人資源が形成されて1人ひとりの成長が促される。

　このようにポジティブ感情の喚起は，個人の成長とスタッフ同士のコミュニケーションを生み，よいチームをつくることにつながる。そして，よいチームができると，患者に対して質の高いケアを行うことが可能とな

り，それがさらなるモチベーションになり，より上位のポジティブ感情をもたらす。

■ ポジティブなリーダーシップがポジティブ感情を引き出す

　ただ，看護職には，患者・家族の抱える問題点を抽出して支援するという問題志向の考え方が身についているので，どうしても「足りないところはどこか」に目を向けがちであり，組織に対しても「問題点はどこか」に目を向けがちである。しかし，考えてみてほしい。スタッフや病棟の問題点などの「あら探し」ばかりをする上司や同僚のそばにいたいと思うであろうか。自分が職場でよく思われていない，自分の足りないところばかり探されていると思うと，自信をなくすとともに身構えて萎縮し，不安や怒りなどのネガティブ感情が起こってしまう。

　スタッフのポジティブ感情を引き出し，組織を活性化するためには，ポジティブなリーダーシップが重要であると考えられている。ポジティブさは向日性を持っているからである（ひまわり効果ともいわれる）。すべての生物はポジティブなエネルギーに惹かれ，ネガティブなエネルギーを避ける傾向があると言われている（Cameron, 2013）。よって，ポジティブなリーダーには皆がついていく。自分に期待してくれる上司，自分をよく思ってくれる上司のもとは居心地がよいし，がんばろう・もっとよいケアをしようというポジティブ感情がわき上がる。

■ ポジティブ感情を持ってもらうための方法

　スタッフにこのようなポジティブ感情をもってもらうための看護管理の方法としては，皆のやりたい看護や夢を語り合い，「相手のよさを認め」て「相手のよさを探し」（渡辺, 2016），それを実現していく方向性で組織を運営していくことなどがあるだろう。

　このような手法は Appreciative Inquiry（AI）という（p.218）。AI は組織の文化改革のために，組織のポジティブな機能に焦点を当てるマネジメント手法であり，問題の同定，原因分析，対処という従来のアプローチとは対照的なものである（Cooperrider & Whitney, 2005）。企業のマネジメントに用いられることが多いが，アメリカでは医学部教育にも用いられており，看

護のマネジメントへの応用が期待される。

　こうした方法は，よりよいチームづくりや組織運営のための取り組みとして，これまで提唱されてきたものと重なり合うことも多いと思われるが，ポジティブ感情をいかに喚起するかという点に注目して取り組むことが大切である。

● 文献

- 秋山美紀，菅原大地，大森礼織，岸野信代，筒井千春，廣島麻揚，近藤浩子，前野隆司．（2018）．看護師のレジリエンスを高めるためのプログラムの効果に関する研究——ポジティブ心理学の技法を用いて．第22回日本看護管理学会，神戸．
- Cameron, K.（2013）. Practicing Positive Leadership Tools and Techniques That Create Extraordinary Results, 4, Oakland : Berrett-Koehler Publishers.
- Cooperrider, D., & Whitney, D.（2005）. Appreciative Inquiry A Positive Revolution in Change. San Francisco : Berrett-Koehler Publishers.
- Danner, D. D., Snowdon, D. A., Friesen, W. V.（2001）. Positive emotions in early life and longevity: finding from the nun study. Jornal of Personality and Social Psychology, 80（5）: 804-813.
- Diener, E., Sandvik, E., & Pavot, W.（1991）. Happiness is the frequency, not the intensity, of positive versus negative affect. In F. Strack, M. Argyle, & N. Schwarz（Eds.）. Subjective well-being. Oxford : Pergamon Press.
- Fredrickson, B.（2009）. Positivity. Harmony．植木理恵（監修），高橋由紀子（訳）．（2010）．ポジティブな人だけがうまくいく3:1の法則．東京：日本実業出版社．
- 栗原志功，秋山美紀，前野隆司，指田睦生．（2017）．介護フラによる幸福度向上効果——介護施設での実践を通して．第6回日本ポジティブサイコロジー医学会学術集会，横浜．
- Matsunaga, M., Yamauchi. T., Nogimori, T., Konagaya, T., & Ohira, H.（2008）psychological and physiological responses accompanying positive emotions elicited on seeing favorite persons. The Journal of Positive Psychology, 3 : 192-201.
- 渡辺誠．（2016）．米国人エグゼクティブから学んだポジティブ・リーダーシップ——やる気を引き出すAI（アプリシエイティブ・インクワイアリー）．東京：秀和システム．
- 横田正司．（2017）．健康フラ・介護フラの効果．健康フラだより，Vol.2.

2 Well-Being
ウェルビーイング

ウェルビーイングの意味 ——————————— 前野隆司

1 ウェルビーイングと健康

　この章の主題である「ウェルビーイング（well-being）」とはどういう意味であろうか。辞書によると，「健康，幸福，福祉」などと書かれている。文字をそのまま読み取ると，「良好な状態」ないしは「よき在り方」と訳すことができる。体が良好な状態であることが健康，心が良好な状態であることが幸せであるので，辞書ではウェルビーイングが健康・幸せとなるわけである。

　なお，世界保健機関 World Health Organization（WHO）の WHO 憲章では，健康の定義として，「Health is a state of complete physical, mental and social well-being and not merely the absence of disease or infirmity（健康とは，病気ではないとか，弱っていないということではなく，肉体的にも，精神的にも，そして社会的にも，すべてが満たされた状態にあること）」とされている（日本WHO協会訳，下線は筆者）。ウェルビーイングは満たされた状態と意訳されている。なお well-being は良好な状態と訳されることもある。いずれにせよ，well-being は，肉体的に健康であることや，精神的に幸せ・健全であることを含むというわけである。

② ハピネスと感情

ただ,「幸せ」の英語訳は何であるかを問うと,多くの方は「happiness（ハピネス）」だと答えるかもしれない。実際,辞書を引くと,happiness の和訳は幸せ,幸せの英語訳は happiness と出ているので,これを真に受けると,「happiness ＝幸せ」は自明に思えるかもしれない。実際,ポジティブ心理学関連の英文和訳書を見ると,happiness が幸せないしは幸福と訳されている場合が非常に多い。しかし,実は異なる。happiness は感情である。うれしい,悲しい,怒った,落ち込んだ,などの表現と同じように,短期的な心の状態を表す感情なのである。したがって,幸せと訳すよりも,楽しい気分,幸せな気分,というようなニュアンスだととらえたほうが実は的確であろう。happiness と happen（起こる）は同じ語源をもつといわれている。つまり,何かが起こって,楽しく幸せな感情になった状態が happy なのである。

では,幸せとはどういう意味であろうか。幸せは,happy な感情のみならず,「つらいこともあったが幸せな人生であった」と表現される際のように,感情よりも長期的な心の状態を含む単語であるというべきであろう。

実際,幸せは,もともと「仕合わせ」と書かれ,動詞「する」と「合わせる」を連ねた言葉である。元来は巡り合わせというような意味であったといわれている。そのポジティブな側面である「巡り合わせがいい」様から転じて,現在の意味になったと考えられている。このように語源から考えてみると,日本語の「幸せ」のもつ元々の意味からは,前述したように「良好な状態」ないしは「よき在り方」と訳すことができるウェルビーイングのほうが,英語訳としてより合っているといえる。

③ ウェルビーイングとハピネス

欧米の学会では,「ウェルビーイングとハピネス（well-being and happiness）」という表現をよく聞く。「良好な状態と良好な感情」とでも訳せばよいであろうか。つまり,短期的な心の状態であるハピネスと,もう少し長期的

な心の状態も含むウェルビーイングを併置することによって，よい心の状態をカバーして表現しようとしているように思われる。つまり，「ハピネス」＝「幸せ」ととらえるよりも，「ウェルビーイングとハピネス」＝「幸せ」ととらえるほうが妥当ではないかと筆者は考える。

ウェルビーイングの研究

① 多くの分野でウェルビーイング研究が活発化

　前述したように，「ハピネス」「ウェルビーイング」「幸せ」は，少しずつ意味が異なるが，ここでは，「ウェルビーイング」の研究について述べたい。

　とはいえ，ウェルビーイングの研究は多彩である。大雑把に言うと，医学系では「ウェルビーイング＝身体的健康」，基礎心理学系では「ウェルビーイング＝幸せ（ないしは良好な心の状態・精神的健康）」，ととらえられがちである。そして，医学系，心理学系の学会に行くと，多くのウェルビーイング研究が行われている。つまり，ウェルビーイング研究はポジティブ心理学の専売特許ではなく，そのすぐ隣の分野で大いに議論されている研究テーマであると捉えるべきである。

　もっというと，近年は，メディア，IT（情報技術），AI（人工知能），ものづくりなどの工学研究分野においても，欧米では well-being という単語を非常に頻繁に目にするようになった。工学の目的は科学技術などの知見を世の中の役に立つように応用することであり，ウェルビーイングは人々にとって極めて重要な（というよりも究極で最上位の）価値であるので，工学においてもウェルビーイングが注目されるのは当然の流れとも言えるであろう。

　また，行動経済学，経営行動科学など，経済学や経営学などの分野においても，ウェルビーイングに関する研究が増加している。要するに，多くの分野においてウェルビーイング研究が活発化しつつあると言えるであろう。

② ウェルビーイングの測定の研究

　心理学分野においてウェルビーイングの研究が発展した理由の１つは，ウェルビーイングを測定する心理尺度の開発が進んだことであろう。例えば，ウェルビーイングについての計測結果と他のパラメータについての計測結果を比較することにより，何が幸せに影響するかを分析できるからである。

　ウェルビーイングの尺度としてよく使われるものには，SWLS（Satisfaction with Life Scale：Diener, Emmons, Larsen, Griffin, 1985），SHS（Subjective Happiness Score；主観的幸福尺度：島井，大竹，宇津木，池見，Lyubomiski, 2004），感情的幸福（日本語版 PANAS：佐藤，安田，2001）などがある。

■ SWLS

　SWLS はディーナーが開発した尺度で，以下の５つの質問に対して，７件法（1 全くそう思わない，2 ほとんどそう思わない，3 あまりそう思わない，4 どちらともいえない，5 すこしそう思う，6 かなりそう思う，7 とてもそう思う）で答えてもらい，５つの数値を集計するものである。

　　1. ほとんどの面で，私の人生は私の理想に近い
　　2. 私の人生は，とてもすばらしい状態だ
　　3. 私は自分の人生に満足している
　　4. 私はこれまで，自分の人生に求める大切なものを得てきた
　　5. もう一度人生をやり直せるとしても，ほとんど何も変えないだろう

■ SHS

　SHS については，島井らによる日本版 SHS を参照されたい。日本版 SHS は４項目からなる尺度である。

■ 感情的幸福

　感情的幸福の日本語の尺度としては，佐藤らによる日本語版 PANAS（Positive and Negative Affect Schedule）がある。ポジティブ感情８つ（活気のある，

誇らしい，など），ネガティブ感情 8 つ（びくびくした，おびえた，など）の状態に対して，現在の気分を 6 件法（1. 全く当てはまらない，2. 当てはまらない，3. どちらかといえば当てはまらない，4. どちらかといえば当てはまる，5. 当てはまる，6. 非常によく当てはまる）で評定させるものである。

　上記の尺度はそれぞれに特徴はあるが，それぞれの尺度間の相関を取ると，ある程度高いことがわかっている。研究者の目的に応じて使い分けるとよいであろう。

③ 近年のウェルビーイング関連研究の動向

　尺度開発研究に続き，ウェルビーイングと何が相関するかの研究，因果の研究，ネットワーク解析による研究など，さまざまな研究が行われてきた。文献を検索していただくとわかるように，ウェルビーイング関連研究は年間 1000 件以上の論文が採録されており，挙げるときりがないというほどの研究が行われている。

　一例として，ウェルビーイング研究の大御所であるディーナーらによる 2018 年のレビュー論文「Advances in subjective well-being research」（Diener, Oishi, Tay, 2018）に掲載された研究の一部を表 2-2 に掲載しよう。なお，レビュー論文とは，これまでにこの分野でどのような研究が行われてきたかについての総まとめである。したがって，世界的な研究動向を把握するには，最新のレビュー論文を読むのが最善であろう。

④ まとめ

　ウェルビーイング関連論文について述べてきた。そもそも，ウェルビーイング研究は，ポジティブ心理学研究そのものと重なる部分が多いのであるが，本章では，主に，基礎的な研究成果について述べた。読者の皆さんにとって何らかのヒントになっていれば幸いに思う。

表 2-2 「Advances in subjective well-being research」（2018 年）に掲載され
た研究の一部

- 笑顔の強さは幸せに影響する（Seder and Oishi）
- よい／悪いライフイベントの想起数が重要（Pavot）
- ソーシャルメディアで使われたポジティブ／ネガティブワードの数が幸せに影響
  （Schwartz et al.）
- 生理指標（コルチゾール）が幸せと相関（Steptoe et al.）
- 日中変動と曜日変動：正の感情は正午頃にピークに達する，土曜日は月曜日よりも
  幸せ（Csikszentmihalyi と Hunter）
- 結婚後は幸せになるが 2 年後には結婚前の水準に戻る（Geerling and Diener）
- 緑があると SWB（subjective well being）は上昇（Hartig et al.）
- SWB が高い人は長寿：運動などの健康行動，禁煙，飲酒，心血管系，免疫系，内
  分泌系，低い死亡率に関係（Lyubomirsky et al.）
- SWB が高い人は結婚する可能性が高く，離婚する可能性が低い（Luhmann et
  al.）
- SWB が高い人はより多くの友人がいる（Moore）
- ポジティブ感情が高い従業員の職務満足度は高い（Lyubomirsky et al.）
- 幸せな人はパフォーマンスが高く，他者を助け，要求されていない仕事もする
  （Borman et al.）
- SWB が高い人は，転職率が低く，職場での人間関係が良く，欠勤率が低く，創造
  性が高い。
- SWB が高い人は，レジリエンスが高く，悪い出来事やストレスからより早く回復
- ネガティブで批判的な感情が有益なこともある（Kashdan と Biswas-Diener）
- 生活満足度は年齢とともに U 字カーブを描く
- 自尊心，収入，財務満足度，家族満足度，仕事満足度は多くの国で SWB と相関す
  るが，相関の度合いは国によって異なる
- 日本，韓国，中国，ロシア，ノルウェーでは幸福と幸運の意味が近い

Diener, E.（2018）. Advances in subjective well-being research. Nature Human Behavior, 2 : 253-260 より一部抜粋し作成

● 文献

- Diener, E., Emmons, R. A., Larsen, R. J., Griffin, S.（1985）. The Satisfaction with Life Scale
  （SWL）. Journal of Personality Assessment, 49（1）: 71-75.
- Diener, E., Oishi, S., Tay, L.（2018）. Advances in subjective well-being research. Nature Human Behavior, 2（4）: 253-260.
- 前野隆司.（2014）. 幸せのメカニズム――実践・幸福学入門. 東京：講談社.
- 佐藤徳，安田朝子.（2001）. 日本語版 PANAS の作成，性格心理学研究，9（2）: 138-139.

• 島井哲志，大竹恵子，宇津木成介，池見陽，Lyubomirsky, S.（2004）．日本版主観的幸福感尺度（Subjective Happiness Scale: SHS）の信頼性と妥当性の検討．日本公衆衛生雑誌，51（10）: 845-853.

ウェルビーイングは
どのように看護に活かせるか ——————— 深堀浩樹

❶ ウェルビーイングと看護との関わり

ウェルビーイングに関する研究がさまざまな分野で活発になる前から，看護の実践・研究においては対象となる人々のウェルビーイングは重視されてきた。国際看護師協会によると，看護は，次のように定義されている（日本看護協会，2002）。

「看護とは，あらゆる場であらゆる年代の個人および家族，集団，コミュニティを対象に，対象がどのような健康状態であっても，独自にまたは他と協働して行われるケアの総体である。看護には，健康増進および疾病予防，病気や障害を有する人々あるいは死に臨む人々のケアが含まれる。また，アドボカシーや環境安全の促進，研究，教育，健康政策策定への参画，患者・保健医療システムのマネージメントへの参与も，看護が果たすべき重要な役割である」

この定義では，看護が健康増進のためのケアを含むものであることが明記されている。

加えて，50 ページで紹介されているように，WHO 憲章における健康の定義にウェルビーイングが含まれることを考えあわせると，あらゆる人々の健康増進を目的の 1 つとする看護においては，対象者のウェルビーイングを高めることもその目的に含まれると考えてよいだろう。

本節ではウェルビーイングと看護の関わりについて，幸福学でよく用いられる主観的幸福感や人生満足度（前野，2013）に限定せず，Quality of Life（QOL）などの健康状態を示す指標により測定される概念なども含めて幅広くとらえたうえで論じていきたい。

② ケアの対象となる人への活用

　看護が健康増進のためのケアを含むものであることから，看護においては，さまざまな資料においてウェルビーイングの向上について言及されている。これらの資料を適切に活用してケアを提供すれば，おのずとケアの対象となる人のウェルビーイングが向上することが期待される。

■看護診断におけるウェルビーイングの視点

　例えば，看護師がケアを提供するときの判断に用いる看護診断について考えてみたい。看護診断とは，「個人・家族・集団・地域社会（コミュニティ）の健康状態・生命過程に対する反応およびそのような反応への脆弱性についての臨床判断」で，「看護師が責任をもって結果を出すための看護介入の選択根拠になるものである」（上鶴，ハードマン，2015）。

　この看護診断の中には対象者の「安寧（筆者注：well-being の訳語）の増大や人間の健康の可能性の実現に関する意欲と願望についての臨床判断」であるヘルスプロモーション型看護診断があり（上鶴，ハードマン，2015），看護師が看護ケアを選択する根拠を考えるときに，対象者の問題点にのみ着目するのではなく，対象者の強みやポジティブな面に着目することも想定されていると言えるだろう。

■最先端の看護学研究におけるウェルネスの重視

　筆者が専門とする老年看護において活用されているウェルネス（wellness）アプローチにおいても，ウェルネスは「心身の幸福（well-being）をより高める生活習慣のためのアプローチ」と見なされており（征矢野，2016），ウェルビーイングを高めることが目指されている。

　ここで用いられたウェルネスという言葉に着目すると，看護学の研究においてもウェルビーイングは重視されていることが理解できる。米国の国立衛生研究所 NIH（National Institute of Health）に 27 か所ある研究所・センターのうちの 1 つである米国国立看護研究所（National Institute of Nursing Research: NINR）は，年間約 1 億 5000 万ドルを予算とする，米国の看護学研究をリー

ドする組織である（真田，仲上，山本，野口，副島，2017）。この NINR が
2016 年に発表した 4 つの重点研究領域の 1 つに，「ウェルネス」が挙げら
れており，健康増進と疾病予防のための個別化された介入の開発が目標と
され，遺伝学などの活用も視野に入れられている（真田他，2017）。このよ
うに最先端の看護学研究においても，ウェルビーイングの向上は目標とさ
れている。

■ ウェルビーイングを高める役割の再認識

　しかし，日本の多くの看護師が勤務する医療機関の多忙な現状では，健
康の増進や疾患の予防よりも疾患の治療や安全な医療の提供が優先される
状況があるといえ，患者のウェルビーイングは着目されにくいかもしれな
い。近年，さまざまな領域で盛んに行われているウェルビーイングに関す
る研究の成果に関心をもつことで，看護師が改めてケアの対象となる人の
ウェルビーイングを高めるという自らの役割を再認識するきっかけになる
だろう。

　また，看護師がウェルビーイング研究を行う人たちと，領域や分野を超
えて，実践・教育・研究といったさまざまな場面で協働していくことも，
ケアを受ける人のウェルビーイングを高めることにつながるだろう。

③ ケアを提供する人[*1] 自身への活用

■ ケアを提供する人自身がウェルビーイングを追求する権利を有する

　日本において，看護師は対象となる人々のウェルビーイングを高めるこ
とには強い関心をもちつつも，自身のウェルビーイングを高めることには
積極的に取り組んでこなかったかもしれない。しかし，看護師もケアを提
供する専門職である以前に一人の人間である。自身や家族・周囲の人々の
ウェルビーイングを犠牲にして看護・ケアを提供しなければならない状況

＊1：家族介護者は看護師にとってはケアの対象となる人なので，本節では「ケアを提供す
る人」からは除外する。

があるとすれば，いびつである。

　ケアを提供する人自身が自分のウェルビーイングを追求する権利を有するのは当然であるということを強調しておきたい。

■ ケアを提供する人のウェルビーイングの向上はケアの対象者にとっても有益

　さらに，看護師などのケアを提供する人のウェルビーイングを高めることは，ケアの対象となる人にとっても有益である。ヨーロッパ12か国と米国において，1105病院の約3万4000人の看護師と640病院の12万人以上の患者を対象とした調査研究においては，看護師の労働環境が改善されているほうが，ケアの質や患者の満足度が高いといった関連が示されている（Aiken et al., 2012）。少し飛躍するが看護師の労働環境が改善されることで看護師のウェルビーイングが高まり，その結果として患者へのケアの質も高くなる可能性とも解釈できるだろう。

　看護師にはケアを提供する自分たちのためだけでなく，ケアの対象となる人のためにも自らのウェルビーイングを高めるように努めることが求められる。

■ 看護師の健康関連 QOL を高める要因

　筆者らが行った看護師の健康関連 QOL に関係する要因についての文献レビュー（Oyama & Fukahori, 2015）では，看護師の健康関連 QOL に関連すると考えられる要因を8つにまとめた（表2-3）。看護師個人が健康行動を取ることや，看護師が所属する組織が職業ストレスの減少に取り組むことなどにより，これらの要因を改善することが，看護師の QOL を高めることにつながる可能性がある。

■ 看護師の労働環境の改善に関するウェルビーイング研究

　また，急性期病院の看護師の労働環境を改善する介入について21文献の内容をまとめたレビュー論文（Barrientos-Trigo, Vega-Vazquez, De Diego-Cordero, Badanta-Romero, & Porcel-Galvez, 2018）では，介入を個人（ミクロ）レベル，組織・地域（メソ）レベル，社会（マクロ）レベルの3つに分類してまとめている

表 2-3　看護師の健康関連 QOL への関連が考えられる要因

カテゴリー	要因
個人属性	年齢，世帯の状況
健康行動	食事，睡眠，運動，飲酒
仕事に関連した個人属性	経験年数，労働時間，教育レベル，夜勤の有無，離職意向
組織の特性	病院のタイプ
人間関係	他のスタッフや患者家族とのコンフリクト
労働環境	仕事の負担，職務満足，仕事のコントロール，サポート
職業ストレス	職務関連のストレス，バーンアウト
ストレスへのコーピング	精神的なタフさ，コーピングスタイル

Oyama, Y., & Fukahori, H.（2015）. A literature review of factors related to hospital nurses' health-related quality of life. Journal of Nursing Management, 23（5）: 661-673. doi:10.1111/jonm.12194 より筆者作成

（表 2-4）。これらには，効果があることが確実に実証されているわけではない研究途上の介入も含まれているものの，自分の職場の状況に応じて，組織・地域レベルでの介入や個人レベルでの介入が導入できないかを検討してみてもよいだろう。

　また，このレビュー論文にはウェルビーイング研究において着目されているレジリエンスやマインドフルネスなどに関する介入も含まれており，看護師の労働環境の改善に関するウェルビーイング研究のさらなる発展が期待されていると思われる。

④ 組織への活用

■ケアの質の組織的な保障による対象者のウェルビーイングの向上

　ケアの対象となる人，ケアを提供する人の双方のウェルビーイングを高めるうえでその人が所属する組織や組織の管理者・リーダーが果たすべき役割や責任は大きい。ケアの対象となる人のウェルビーイングを高めるためには，ケアの質を保証する必要があり，これはまさに看護管理者の役割である。

　日本の看護管理のテキストにおいて，看護学の創始者であるナイチン

表2-4 マネジメント階層別に提案された介入

社会レベルでの介入
看護師の配置人数に関する規制，継続的なケアの質改善プログラム，ワークライフバランスの重視，短時間勤務の促進，シフト管理，病棟間の不公平を減少するための資源の活用，仕事の割り当ての調整，異動，内部マーケティング
組織・地域レベルでの介入
変革のマネジメント・専門職間の関係・リーダーシップにおける文化変容，看護管理者の能力，リーダーシップ，スタッフへのサポート，オーセンティックリーダーシップ，管理者とのコミュニケーションの改善，内省的な対話の促進とスタッフへのフィードバック，組織の意思決定へのスタッフの関与，効果的な意思決定，労働環境の改善，十分なスタッフと資源，集団の協調性や組織コミットメント，労働者の安全に関する職位ごとの役割の理解，労働者の安全とウェルネスを含む組織目標，安全管理システムの採用，医療従事者のための倫理綱領の採用，質の高いケアのための看護の基盤，職務上の役割の明確な定義，臨床上のスーパービジョン，看護師と医師の協働関係，問題焦点型・情動焦点型コーピング，ライフスタイル・コーピングスタイル，自己への気づきと感情知性，メンタリングプログラムの実装，マインドフルネスのコース，訓練を受けたコミュニケーション，真のコラボレーション，意味の認識，サイコドラマを用いた心理エンパワーメントプログラム
個人レベルでの介入
さまざまな身体的・心理的トレーニングプログラム：コーディネーション，有酸素運動，コーピング教育，コンフリクトマネジメント教育，問題解決のためのコミュニケーション，精神的・身体的リラクゼーション，コーピング戦略の強化，認知行動療法の教育，Mind Body Practice（祈り，瞑想，ヨガ，太極拳），レジリエンス，自己効力感

Barrientos-Trigo, S., Vega-Vazquez, L., De Diego-Cordero, R., Badanta-Romero, B., & Porcel-Galvez, A. M.（2018）. Interventions to improve working conditions of nursing staff in acute care hospitals: Scoping review. J Nurs Manag, 26（2）: 94-107. doi:10.1111/jonm.12538 より筆者作成

　ゲールが『看護覚え書』の中で「小管理（petty management）」という節を設けていたことが紹介されている（上泉，2018）。ナイチンゲールは，この「小管理」の節で看護管理者が，自身が不在のときにも自身がいるときと同じようなケアがケアの対象となる人（患者）に行われるような技術をもつ必要があることを論じており，その技術がない場合には自身の健康を犠牲にしたとしても十分な成果を上げられないと主張していたと解釈できるだろう。

　ケアの質を組織的に保証し，ケアの対象となる人のウェルビーイングを

高める必要性については，ナイチンゲールの時代，すなわち看護学の黎明期から，現在の看護管理に至るまで重視されているといえる。

■ 看護師のウェルビーイングの改善には組織的・政策的に取り組むことが有効

次に，ケアを提供する側のウェルビーイングについて考えたい。先に紹介した，急性期病院の看護師の労働環境を改善する介入についてのレビュー論文（Barrientos-Trigo et al., 2018）では，個人レベルでの介入よりも，組織・地域レベル，社会レベルでの介入のほうが効果が大きいことが示唆されている。

レビュー論文の著者らはこの論文の中で，組織・地域レベルではヒエラルキーのない職場環境，社会レベルでは患者・看護師比率の改善，といった介入を特に強調しているが，これらの介入は個人で行うことは難しく，ケアを提供する側のウェルビーイングの改善は，個人の自助努力にゆだねるのではなく組織的・政策的に取り組むことが有効であるといえる。

■ 関係性を重視した管理者のリーダーシップが看護師のウェルビーイングを高める可能性

カナダのアルバータ大学看護学部の研究者であるカミングスらが 2018 年に発表した，看護管理者のリーダーシップスタイルの看護師への影響について検討した質の高いシステマティックレビュー（Cummings et al., 2018）がある。

このレビューでは，仕事や成果に焦点を当てたリーダーシップスタイル（Task Focused Leadership）は，看護師の健康やウェルビーイング[2]にネガティブな影響を及ぼし，関係性を重視したリーダーシップ[3]が，看護師や看

＊ 2：この研究では，ウェルビーイングを主として健康に関する指標で評価している。

＊ 3：カミングスは変革型リーダーシップ（transformational leadership）やオーセンティックリーダーシップ（authentic leadership）と言われるリーダーシップをまとめてこのように表現している。オーセンティックリーダーシップについて佐々木らは，海外の書籍に基づき「透明性があり倫理的なリーダーの行動パターンであり，フォロワーの意見を受け入れるとともに，意思決定に必要な情報をオープンに共有するようにうながす」と紹介している（佐々木ら，2018）。

護師の労働環境にはよい影響を及ぼすという強いエビデンスがあると結論づけている。つまり，関係性を重視する看護管理者のリーダーシップの開発や促進が，看護師ひいてはケアの提供者のウェルビーイングの改善のために有効であることが示唆されているといえる。この研究は海外のものだが，日本の看護の臨床現場でも，看護管理者の関係性を重視したリーダーシップの開発・促進が，看護師のウェルビーイングの向上に有効である可能性がある。

● 文献

- Aiken, L. H., Sermeus, W., Van den Heede, K., Sloane, D. M., Busse, R., McKee, M., Kutney-Lee, A.（2012）. Patient safety, satisfaction, and quality of hospital care: cross sectional surveys of nurses and patients in 12 countries in Europe and the United States. BMJ, 344, e1717. doi:10.1136/bmj.e1717
- Barrientos-Trigo, S., Vega-Vazquez, L., De Diego-Cordero, R., Badanta-Romero, B., & Porcel-Galvez, A. M.（2018）. Interventions to improve working conditions of nursing staff in acute care hospitals: Scoping review. J Nurs Manag, 26（2）: 94-107. doi:10.1111/jonm.12538
- Cummings, G. G., Tate, K., Lee, S., Wong, C. A., Paananen, T., Micaroni, S. P. M., & Chatterjee, G. E.（2018）. Leadership styles and outcome patterns for the nursing workforce and work environment: A systematic review. Int J Nurs Stud, 85: 19-60. doi:10.1016/j.ijnurstu.2018.04.016
- 上泉和子.（2018）. 系統看護学講座 統合分野 看護の統合と実践1 看護管理. 東京：医学書院.
- 上鶴重美, ハードマン, T. H.（2015）. 知っておきたい変更点 NANDA-Ⅰ 看護診断 定義と分類 2015-2017. 東京：医学書院.
- 前野隆司.（2013）. 幸せのメカニズム 実践——幸福学入門. 東京：講談社.
- 日本看護協会（訳）（2002）. ICN 看護の定義（簡約版）. https://www.nurse.or.jp/nursing/international/icn/document/definition/index.html
- Oyama, Y., & Fukahori, H.（2015）. A literature review of factors related to hospital nurses' health-related quality of life. Journal of Nursing Management, 23（5）: 661-673. doi:10.1111/jonm.12194
- 真田弘美, 仲上豪二朗, 山本則子, 野口麻衣子, 副島堯史.（2017）. NIH による若手研究者育成支援—— NINR を中心に. 看護研究, 50（2）: 107-113.
- 佐々木美樹, 湯本淑江, 森岡典子, 米倉佑貴, 上野治香, 緒方泰子.（2018）. 看護師長のリーダーシップとスタッフ看護師のエンパワーメントの関係：文献検討. 日本医療・病院管理学会誌, 55（3）: 133-142.
- 征矢野あや子.（2016）. ウェルネスアプローチ. 正木治恵, 真田弘美（編）, 老年看護学概論 改訂第2版（138-140）. 東京：南江堂.

3 Strength
ストレングス（強み）

ストレングス（強み）とは ——————— 羽鳥健司

　世の中にあなたと全く同じ人は存在しない。ポジティブ心理学的な視点から考えると，それはあなたに「個性」があるからだ。医学モデルに基づく臨床心理学では，抑うつや不安を引き起こしやすい個人のネガティブな心の働きを同定して，マイナスの状態をゼロに戻すための支援を行う。これに対して，成長モデルに基づくポジティブ心理学では，個人のポジティブな心の働きを同定して，マイナス状態になることを予防したり，充実感の獲得を目指したり，マイナス状態のままでも十全に機能できるような支援を行う。この支援の中核が「ストレングス（strength）」である。この意味では，以下の節で取り上げられポジティブな心の働きの多くは，ストレングスの1つと位置づけられる。

　「ストレングス」（「強み」とも呼ばれる：以下，ストレングスと表記）とは，人のポジティブな個性のことであり，「人が生まれつきもっている行動や考え方や感じ方の様式であり，これによりその人は最適に機能できたり価値ある目標を追求することができる」と定義されている（Linley & Harrington, 2006）。「美徳（virtue）」と呼ばれることもあるが，この中身はその人がもつ才能や特技といった意味合いが強い。本節では，人のストレングスに焦点を当て，看護にどのように活かせるのか概説する。

① ストレングスの種類

■個人内で発揮されるストレングス

　ストレングスは，主に個人内で心理学的な効果を発揮するストレングスと，主に個人間（対人関係）に作用するストレングスの2種類に分類することができる。

　性差では男性のほうが，文化差では西洋のほうが，より個人内で発揮されるストレングスをもっている人が多く，逆に女性のほうが，また東洋のほうが，個人間で発揮されるストレングスをもっている人が多いが，当然のことながら「日本人の女性は全員，個人間のストレングスをもっており，個人内のストレングスはもっていない」というわけではなく，あくまでもこのような傾向があるということである。

　個人内で発揮されるストレングスとは，主にその人が単独で力を発揮するポジティブな特性のことである。最も研究されている，個人内で発揮されるストレングスの1つとして「楽観性」を例に挙げる。

　楽観性とは，一言でいえば，将来よいことが起こるだろうと予測する傾向のことである。これは，何も考えず，将来に対して何の備えもしない，行き当たりばったりの行動を取るもの，という誤解を受けることがある。しかしそれは「過度の楽観性」と呼ばれるものであり，躁状態や麻薬などによる多幸感の結果起こる現実離れした考えや行動で，楽観性とは区別される。適応的な楽観性は，人に現実に即した判断や行動を取らせる。

　例えば，重大な病気であると診断された患者は，ショックを受け，不安や抑うつ気分が高まるかもしれない。もし強いショックや不安が長期間継続してしまうと，病気になったことに対する心配のあまり，本来ならば速やかに受けなければならない治療をなかなか受けることができなかったり，日常の中でできる健康的な行動に取り組めなくなったりするかもしれない。

　それに対して，楽観性が高い患者は，一時的に強いショック状態に陥ったとしても，しばらくすると，「冷静に考えれば受けられる治療の選択肢

はいくつかあるし，病気だからといってすべてのことができなくなるわけではない」などと考え直すようになる。その結果，積極的に治療に取り組みやすくなることにより，身体疾患であっても，その回復が早かったり寛解維持が良好になったりする。

■個人間で発揮されるストレングス

個人間で発揮されるストレングスとは，主に対人関係の維持増進により効力が発揮されるポジティブな特性のことである。個人間で発揮される代表的なストレングスの 1 つとして，「感謝」を例に挙げる（感謝の詳細は p.177）。

感謝には，特性的な側面から定義されたものと，状態的な側面から定義されたものの 2 つがある。このうち特性的感謝は，閾値によって理解される。これは「感謝のしやすさ」と言い換えられる。例えば，ある人は自分の子どもが健康に育っているだけで感謝するかもしれないが，別のある人は健康だけでは足りず，知能も高くないと感謝しないかもしれない。

一方，状態感謝は，喚起される感謝感情の量によって理解される。感謝はポジティブ感情の一種であるため，第 2 章 1（p.36−40）で詳述されているように，感謝感情が喚起されると，これと連動して，出来事に対するポジティブな認知，ポジティブな行動，ポジティブな身体反応，ポジティブな対人関係がうながされ，これらによりさらに感謝しやすくなるという上方スパイラルが形成される。

特性的な感謝には介入できる余地があまりないのに対して，状態感謝は何らかの操作によって変化することが期待できるため，感謝に関する心理学的介入研究の多くは状態感謝に焦点が当てられている。個々のストレングスによって機序は異なるが，個人間で発揮されるストレングスも心身の健康を予防，維持，増進する効果を有していることが多くの研究で示されている。

② ストレングスの測定方法

個人によって，もっているストレングスは異なる。個人内のストレング

スをもっている人に対しては，個人内のストレングスを活用した介入や支援を行ったほうが個人間の資源を活用した介入や支援を行うよりも高い効果が期待でき，逆に個人間のストレングスをもっている人に対しては，個人内よりも個人間の資源を活用したほうが高い効果が期待できる（Sin & Lyubomirsky, 2009）。したがって，各個人がもっているストレングスを同定できると，それに合わせた支援や介入を効果的に実施することができる。

　これまでの研究知見により，人がもっているストレングスの種類が網羅的に示され，各個人がどのようなストレングスをもっているのかを測定するための器材が開発されている。

　代表的なものとしては，Values in Action Inventory of Character Strengths（VIA-IS : Peterson & Seligman, 2004）や，Clifton Strengths Finder（Buckingham & Clifton, 2001），Realise 2（Linley, Willars, Biswas-Deiner, Garcea, & Stairs, 2010），Virtue Project（Popov, 2000）を挙げることができる。日本人を対象とした尺度には，VIA-IS の日本語版である 24 種類 240 項目 5 件法の「日本版生き方の原則調査票」（大竹，島井，池見，宇津木，ピーターソン，セリグマン，2005）や，「ストレングス同定尺度」（Komazawa & Ishimura, 2014），「日本語版ストレングス活用尺度」（高橋，森本，2015）などがある。ここでは，「日本版生き方の原則調査票」（大竹他，2005）の一部を表 2-5 に紹介する。

表 2-5　日本版生き方の原則調査票

領域	VIA-IS の各長所	項目例（各 1 項目）
知恵と知識	独創性	私は，私の友人から新しい独特のアイデアをたくさんもっていると言われる
	好奇心・興味	私は，いつも，世の中に好奇心をもっている
	判断	必要に応じて，私は非常に合理的に考えることができる
	向学心	私は，いつも教育的な催しのために自分から出かけて行く
	見通し	私は，いつも物事をよく見て，幅広く情勢について理解している

（つづく）

表 2-5　日本版生き方の原則調査票（つづき）

領域	VIA-IS の各長所	項目例（各 1 項目）
勇気	勇敢	私は，強い抵抗にあう立場をとることができる
	勤勉	私は，いつも自分が始めたことはきちんと終わらせる
	誠実性	私は，いつも約束を守る
	熱意	私は，人生を横から傍観者としてみているのではなく，それに全身で参加している
人間性	愛する力・愛される力	私は，ほかの人からの愛を受け入れることができる
	親切	私は，この 1 か月以内に，隣人を自発的に助けたことがある
	社会的知能	私は，どのような状況であっても，それに合わせていくことができる
正義	チームワーク	私は，グループの一員として，全力を出して働く
	平等・公平	私は，その人がどうであったかに関係なく，だれにでも平等に対応する
	リーダーシップ	グループ内では，私は，だれもが仲間であると感じることができるように気を配っている
節度	寛大	私は，いつも過去のことは過去のことと考えている
	謙虚	私は，自分の実績を自慢したことはない
	思慮深さ・慎重	私は，いつも身体的に危険な行動は避けるようにしている
	自己コントロール	私は，自分の食生活を健康的にコントロールするのに困ったことがない
超越性	審美心	私は，誰かの素晴らしさに触れると涙が出そうになることがある
	感謝	私は，いつも私の世話をしてくれる人たちにお礼を言っている
	希望・楽観性	私は，いつもものごとの良い面を見ている
	ユーモア・遊戯心	私は，笑わせることでだれかを明るくする機会があるとうれしい
	精神性	私の人生には，はっきりした目的がある

大竹他．（2005）．日本版生き方の原則調査票（VIA-IS: Values in Action Inventory of Strengths）作成の試み．心理学研究，76（5）：461-467．https://doi.org/10.4992/jjpsy.76.461 より一部抜粋

③ ストレングスの活用方法

■ ストレングスの自覚と活用による効果

　自分のストレングスが同定できたら，そのストレングスを活かすことで
さまざまな効果が期待できる。

　例えば，楽観性の高さがストレングスである場合，その人の心臓疾患
(Scheier, Weintraub, & Canavarro, 1986) や が ん (Allison, Guichard, Fung, & Gilain,
2003) の予後がよいことが示されている。また，ストレングスが感謝であ
れば，その日に起こった出来事を3回書きとめることを1週間続けると
抑うつ気分が低減する (Seligman, Steen, Park, & Peterson, 2005) ことなどが示さ
れている。このように1つのストレングスを活用することもあれば，自分
の上位5つのストレングスを活用するというように複数を活用することも
ある。いずれにしてもストレングスの活用により，心身にさまざまな恩恵
を得られることが示されている。

■ ストレングスは自覚して活用する

　人は，ネガティブな出来事やネガティブ感情には特に何もしなくても気
づく。これは，「闘争−逃走反応」からも理解できる。人は脅威に出会うと
ネガティブ感情や危機に対応するための身体反応が喚起され，対処するた
めの速やかな判断や行動を取る。これが闘争−逃走反応である。

　これに対して，ポジティブな出来事やポジティブ感情には，意識して注
意を向けなければ気づかない。その理由は，ポジティブな出来事やポジティ
ブ感情は，脅威への対処には無関係であり，その代わりに幸福感の増進と
関係しているからである。

　したがって，同定できたストレングスは，意識して自覚する必要がある。
自覚したストレングスを個人が生活する日常でどのように活用できるの
か，他者と話し合いながら詳細かつ具体的に考え，その結果得られたポジ
ティブな認知，行動，感情，感覚にマインドフルに気づいて，浸り，味わ
うことでさまざまな恩恵を得られるのである。

● **文献**

- Allison, P. J., Guichard, C., Fung, K., & Gilain, L.（2003）. Dispositional optimism predicts survival status 1 year after diagnosis in head and neck cancer patients. Journal of Clinical Oncology, 21 : 543-548.
- Buckingham, M., & Clifton, D. O.（2001）. Now, discover your strengths. New York: The Free Press.
- Komazawa, A., & Ishimura, I.（2014）. Construction of a new strengths identification scale. Global Science and Technology Forum Journal of Psychology, 1 : 61-67.
- Linley, P. A., & Harrington, S.（2006）. Playing to your strengths. The Psychologist, 19 : 86-89.
- Linley, A., Willars, J., Biswas-Deiner, R., Garcea, N., & Stairs, M.（2010）. The strengths book: Be confident, be successful and enjoy better relationships by realizing the best of you. Conventry, UK: CAPP Press.
- 大竹恵子，島井哲志，池見陽，宇津木成介，クリストファー・ピーターソン，マーティン・E.P. セリグマン.（2005）. 日本版生き方の原則調査票（VIA-IS: Values in Action Inventory of Strengths）作成の試み. 心理学研究，76 : 461-467.
- Popov, L. K.（2000）. The virtues project Educator's Guide: Simple ways to create a culture of character. Los Angeles: Jalmar Press.
- Peterson, C., & Seligman, M. E. P.（2004）. Character strengths and virtues: A handbook and classification. UK: Oxford University Press.
- Scheier, M. F., Weintraub, J. K., & Canavarro, C. S.（1986）. Coping with stress: Divergent strategies of optimists and pessimists. Journal of Personality and Social Psychology, 51 : 1257-1264.
- Sin, N. L., & Lyubomirsky, S.（2009）. Enhancing well-being and alleviating depressive symptoms with positive psychology interventions: A practice-friendly meta-analysis. Journal of Clinical Psychology, 65 : 467-487.
- Seligman, M. E. P., Steen, T. A., Park, N., & Peterson, C.（2005）. Positive psychology progress: empirical validation of interventions. American Psychologist, 60 : 410-421.
- 高橋誠，森本哲介.（2015）. 日本語版ストレングス活用感尺度（SUS）作成と信頼性・妥当性の検討. 感情心理学研究，22 : 94-99.

> ## ストレングスは
> ## どのように看護に活かせるか ——————廣島麻揚

❶ ストレングスと看護との関わり

　近年，看護の領域においても，対象のもっている力を生かす，伸ばすという考え方は，広く受け入れられ，実践に取り入れられ，さらに成果も上

げている。

　例えば，対象者の希望やストレングス（強み）を大切にした関わりの結果，「退院したら死にたい」と言っていたうつ病の患者が，自分の夢として「家事ができるようになる」と語り，退院できた事例が報告されている（後藤，勝部，廣島，2015）。他にも，がんサバイバーを対象にインタビューを行い，がんサバイバーがもつストレングスを明らかにした研究がある（岩本＆藤田，2017）。一次予防的な活動として，地域の高齢者を対象にしたストレングスを活かした活動では，参加者の身体機能が維持・向上したことが報告されている（嶋崎他，2017）。また，国内ではほとんど取り組まれてはいないが，国外では，主に教育現場で，子どもを対象に自己のストレングスを育む取り組みがなされている（Quinlan, Swain, Cameron, Vella-Brodrick, 2015）。さらに，患者の家族や介護者のストレングスに関する研究もなされている（耿，高谷，法橋，2017）。

　看護の領域では，解決すべき問題や課題に焦点が当てられがちであったが，上記の研究や取り組みは，問題志向から離れても，対象のニーズに合った援助ができ，対象自身が望む生活を実現できること，予防の段階からリカバリーまで，いつであってもストレングスが活用できることを，力強く証明してくれている。

② ケアの対象となる人への活用

■ストレングスモデルおよびストレングスマッピングシート

　ケアの対象となる人へのストレングス活用の代表的なものとして，ストレングスモデルやストレングスマッピングシートが挙げられる。これは，対象者中心のケアを大切にしたケアの取り組み方で，対象者のもつ希望や望むケアに寄り添うことで，対象者の望む生き方を実現していくやり方である。

　また，ストレングスマッピングシートとは，対話などを通じて見つけた対象者のストレングスを書き留め，対象者および周囲の支援者とで，情報を共有していくためのツールである（萱間，2016）。ストレングスモデルや

ストレングスマッピングシートについては，詳しい書籍（Rapp & Goscha, 2014; 萱間．2016 など）が出版されているため，詳細な説明や活用はそちらを参照いただきたい。

■ 看護の臨床現場におけるストレングスの概念の活用方法

現在，看護の領域においても，ストレングスという言葉が使われているが，その言葉の定義はさまざまである。ゴスチャ（Goscha）は，「その人が，生活に抱く願望や抱負，個人の資質，特質，技術，才能，そして環境の中に，ストレングスがある」と述べており，看護の領域においては，個人の特性や資質だけでなく，周りの環境も含めてとらえられていることが多い。一方，ポジティブ心理学で使われている VIA-IS（p.67）で特定されているストレングスは，個人特性に関するものであり，個人特性に関するストレングスを見つけて活用する際に役立つ。

VIA-IS は，24 の性格特性的強み（キャラクターストレングス．Character Strength: p.67，表 2-5 の「VIA-IS の各長所」）に関して，そのストレングスをどのくらい強く個人がもっているかを明らかにしてくれる。そして，その個人が強くもっているストレングスを，シグネチャーストレングス（signature strength）として特定してくれる。シグネチャーストレングスとは，強みを発揮しているときに高揚感をもたらしてくれたり，これが本当の自分だという本来感がもてるような強みのことである（Peterson & Seligman, 2004）。

看護の臨床現場において，患者のストレングスを見つける際に，VIA-IS をわざわざ使うことは難しいだろう。看護の臨床現場でのストレングスの概念の活用を考えた場合，患者のもつストレングスについて，「VIA-IS のどのストレングスを患者がどんな順位でもっているのか，シグネチャーストレングスは何か」を正確に把握することよりも，「患者のストレングスに目を向ける」ことが，まず大事なのではないかと思う。つまり，患者について「その人らしい」と思ったり，患者がなんとなく元気になったり，幸せを感じていることに目を向けると，患者のシグネチャーストレングスが自然に見えてくる。

前述したキャラクターストレングスに関する研究からは，ストレングスの活用が幸福感につながるという結果がある（Seligman, Steen, Park, Peterson,

2005）。「ストレングスの活用が幸福感につながる」という結果は，シグネチャーストレングスのみに限定されたものではなく，VIA-IS で測定された得点が低い強みについても同様の効果が報告されている（Proyer, Wellenzohn, Gander, Ruch, 2015）。なかでも幸福感と特に関連が強いと言われているのは，「熱意」「好奇心・興味」「希望・楽観性」である（Park et al., 2004）。

　一方，「謙虚」については，この特性の順位が高いほど幸福ではなくなる傾向が示されている（Park et al., 2004）。そのため，「謙虚」については若干の注意が必要となるが，まず VIA-IS で特定されている 24 のキャラクターストレングスの視点で患者を見つめ，何か使えそうなストレングスがあれば患者にその活用を提案してみる，あるいは提案までいかなくても，率直に患者のもつストレングスを伝えてみると，次のステップにつながるのではないかと思う。

　ストレングスから生まれるポジティブな関わりができると，「ポジティブ感情の拡張-形成理論」（p.39）に示された効果が得られる。つまり，ストレングスから生じたポジティブ感情は，対象の心をじんわりとあたたかくして，そして対象の心をやんわりと包み込み，時には，そこから新しい芽（力や夢）まで，芽吹かせてくれる。ストレングスから生まれるポジティブな関わりは，病気で心のエネルギーがすっかりなくなってしまった患者にも，希望や夢，やる気を起こさせてくれる。

③ ケアを提供する人自身への活用

■ 自分のストレングスを見つけ，明日への自分らしい看護につなげる

　看護をしていて，「あの一言が言えてよかったな」と思ったこと，「あのケアができてよかったな」と思ったことは，誰にでも 1 つはあると思う。そのときのことを思い出してみよう。そして，「どうして，あの一言が言えたのだろうか」「どうして，あのケアができたのだろうか」と，少し考えてみると，それはあなたのもつストレングスと関係していることが多いのではないかと思う。

　VIA-IS で明らかになるストレングスは，順位づけがなされるため，自

分にとっての「強み」となるシグネチャーストレングスがわかる。

　VIA-IS の 24 のストレングスは，順位づけがなされるだけなので，下位のものであっても，そのストレングスをもっていないとはいえない。ただ，シグネチャーストレングスのよいところは，それを活用すると，ポジティブな感情が惹き起こされること，幸福感につながること，活用するとエネルギー（やる気）が出てくること，活用が自然で容易であることである。このため，無意識で使っている場合も多い。

　これまでに自分が「看護師をやっていてよかったな」と思える場面を思い起こし，自分のストレングスとつなげると，明日の看護に自分のストレングスをどう活かすかが見えてくるのではないだろうか。そして，そのストレングスを活かすことで，より自分らしい看護ができるようになるとともに，それによって，自分も幸福感を得られる。

■ ストレングスを活かした患者ケアは看護者のエネルギーにもなる

　筆者が所属する大学の精神看護学実習では，対象者のストレングスに注目した実習を行っている。このストレングスに注目した実習を行うことの効果を実習指導者にインタビューしたところ，「ポジティブな気持ちになれる」「ケアしたいと動機づける」「実習に手ごたえを与える」という結果が示された（林，秋山，阿達，廣島，近藤，2016）。

　看護者自身のストレングスを活かすことも，もちろん明日への看護につながるが，対象者のストレングスを活かした看護ケアは，看護者自身のポジティブ感情にも，ケアしたいという動機づけにつながるのである。

④ 組織への活用

■ 組織に対するストレングスに関する介入研究

　病棟をはじめとする組織において，それぞれのもつストレングスを活かして「やりたい看護」を実現する看護マネジメント（中村，2017）にも注目が注がれつつある。

　国内においては，高橋が大学生を対象に，参加者のストレングスを同定

表 2-6　ストレングスに関する介入研究における介入内容

❶ ストレングスについての学習をする
❷ 自己のストレングスを何か新しい活動に活用してみる
❸ ストレングスが自分の活動にどんな風に役立ったか紹介する
❹ 自分のストレングスをクラスメイトとディスカッションする
❺ ストレングスを対人関係に活用してみる

し，「自分なりの新しい方法で活用する」という介入研究を行っている。そしてその結果，自己のポジティブ側面だけでなく，他者のポジティブ側面への積極的注目の有意な向上を報告している（高橋，2016）。

　一方，国外では，学校での組織，つまりクラスという集団を対象にした，ストレングスに関する介入研究がある（Quinlan et al., 2015）。その介入内容を表 2-6 に示す。この介入の結果，クラスの凝集性，関係性に関する満足度が高まり，いさかいが減ったという結果が報告されている。

　この研究からもわかるように，自分のストレングスに注目し，それを活用し，仲間と共有すること，また，仲間のストレングスや自分の属する組織のストレングスに注目することは，組織のメンバー同士の関係性をよくし，1 人ひとりの満足度を高める。

■看護管理におけるストレングスの応用

　自分の属する病棟，あるいは部署においても，皆でまずは自身のストレングスに目を向けてみよう。そして，「それぞれがしたい看護に，自分のストレングスをどんな風に活かせそうか」「自分の属する組織には，どんなストレングスがあるのか」についてディスカッションすることで，組織のメンバーそれぞれが互いのポジティブな側面により注目できるようになる。

　Quinlan ら（2015）の研究結果でも示されているように，自分や仲間，そして組織のストレングスに注目し，それらを共有し活用することは，組織のメンバー同士の関係性をよくし，1 人ひとりの満足度を高める。看護管理において，この点を活かさない手はないように思う。

　それぞれのストレングスに注目するポジティブな環境の中，各自のストレングスを活かしていくことで，組織に属する全員が，それぞれが目指し

たいと望む看護ができる。さらには，人と人とのよりよい関係性が築かれ，
1 人ひとりが満足できる組織になる。

● 文献

- 阿部望，石川信一．（2016）．ポジティブ心理学における強み研究についての課題と展望．心理臨床科学，6（1）：17-28.
- 古屋千晶，伊藤龍子．（2018）．子どもに関連した"強み"に関する文献レビュー．医療看護研究，14（2）：76-82.
- 後藤優子，勝部真由，田巻宏之．（2015）．特集 1「ストレングス・マッピングシートをケアに使ってみて，どうでしたか？」5　長谷川病院で使ってみました．精神看護，18（4）：358-363.
- 林世津子，秋山美紀，阿達瞳，廣島麻揚，近藤浩子．（2016）．臨地実習指導者が捉えた精神看護学実習にストレングスの視点を導入した効果．日本精神保健看護学会学術集会・総会プログラム・抄録集 26 回：155.
- 岩本真紀，藤田佐和．（2017）．初発がんサバイバーのストレングス．高知女子大学看護学会誌，43（1）：58-66.
- 萱間真美．（2016）．リカバリー・退院支援・地域連携のためのストレングスモデル実践活用術．東京：医学書院．
- 耿小萍，高谷知史，法橋尚宏．（2017）．家族ストレングスへの影響因子およびその支援策に関する文献検討．家族看護学研究，23（1）：84-96.
- 中村真由美．（2017）．強みを活かし，やりたい看護を実現するポジティブな看護マネジメント．看護管理，27（1）：35-39.
- Park, N., Peterson, C., & Seligman, M. E.（2004）. Strengths of character and well-being. Journal of Social and Clinical Psychology, 23 : 603-619.
- Peterson, C., & Seligman, M. E.（2004）. Character strengths and virtues: A handbook and classification. UK.: Oxford University Press.
- Proyer, R. T., Wellenzohn, S., Gander, F., & Ruch, W.（2015）. Toward a Better Understanding of What Makes Positive Psychology Interventions Work: Predicting Happiness and Depression From the Person × Intervention Fit in a Follow-Up after 3.5 Years. Applied Psychology: Health and Well-Being, 7: 108-128.
- Quinlan, D. M., Swain, N., Cameron, C., & Vella-Brodrick, D. A.（2015）. How 'other people matter' in a classroombased strengths intervention: Exploring interpersonal strategies and classroom outcomes. Journal of Positive Psychology, 10 : 77-89.
- Rapp, C. A., & Goscha, R. J., 田中英樹（監訳）．（2014）．ストレングスモデル——リカバリー志向の精神保健福祉サービス．東京：金剛出版．
- Seligman, M. E., Steen, T. A., Park, N., & Peterson, C.（2005）. Positive psychology progress: Empirical validation of interventions. American Psychologist, 60 : 410-421.
- 嶋崎今日子，中尾友香，廣瀬絵理奈，吉水里帆，小澤若菜，時長美希．（2017）．介護予防活動支援事業に参加する高齢者のストレングス．高知女子大学看護学会誌，43（1）：161-168.
- 高橋誠．（2016）．性格特性的強みを活用する介入的実験における「注目」の効果：強みの活用過程における理論的モデルの検証．東京学芸大学教育学研究科博士論文．

4 Kindness
親切心

親切心とは ────────────────── 菅原大地

---

1 親切心の定義と測定方法

　普段は気に留めないかもしれないが，私たちの生活は親切心（kindness）
にあふれている。ここ1週間を振り返ってみて，困っているときに誰かが
助けてくれたり，優しく声かけをしてもらったり，落とし物を拾ってくれ
たりしたことはどれくらいあっただろうか？

　あまりにも自然で，ささやかな行為であるために，記憶に残りにくいか
もしれないが，親切な行為をすることは想像以上に人々の幸福感を高め，
健康にする効果がある。

　親切心の定義は研究者間で異なっており，行為や態度，あるいは動機づ
けのことを指す，やや曖昧で広範な概念である（Canter, Young, & Yaneva,
2017）。加えて，英語と日本語という言語の差もあるため，kindness を正
確に定義することは難しい。

　近藤（2004）は哲学的な観点から「親切」を「困ったり求めをもつ他者
に対して，たまたまその場に居合わす者が，ささやかな手助けをすること」
と定義している。ポジティブ心理学あるいは欧米圏における kindness と
はやや異なる部分もあるが，日本人にとっては理解しやすい定義の1つで
ある。

■ 強みとしての親切心

親切心（kindness）は，人間の強みの 1 つに挙げられている（p.68，表 2-5）。親切心は，寛容さ（generosity），養護性（nurturance），ケア（care），思いやり（compassion），利他愛（altruistic love）とも類似した概念であり，強みの中では愛情（love）と社会的知能（social intelligence）と共に人間性（humanity）のカテゴリーに含まれている（Post & McCullough, 2004）。

類似概念やカテゴリーに表れているように，親切心にあふれている人ほど，価値観を尊重できたり，共感しやすかったり，困っている人に気づき，助けることができる（Post & McCullough, 2004）。そのため，親切心を育むことは，看護職にとってよりよいケアにつながると考えられる。

■ 親切心を測定する

親切心は，どのように測定されてきたのだろうか。親切心の研究が始まった 1980 ～ 1990 年代は，愛他的行動や共感性を親切心の指標とすることが一般的であった（Post & McCullough, 2004）。それから時代は移り変わり，2004 年に VIA-IS（p.67）が作成され，強みとして親切心そのものを測定することが可能となった。

現在では，VIA-IS のような自己記述式の質問紙だけでなく，ボランティア活動をどれだけ行うか，謝礼として渡したお金をどれだけ募金するか，困っている人をどれだけ助けようと思うかといった指標もよく用いられている（Canter et al., 2017）。

また，近年では，より多面的に親切心をとらえる尺度が作成されている。キャンターらは，調査の結果から，親切心は，「良識のある寛大さ（benign tolerance）」「共感的な応答性（empatheic responsivity）」「道義に基づく行為（principled proaction）」の 3 つの特徴を有していることを報告しており，それらの総称を「親切心の中核（core kindness）」と呼んでいる（Canter et al., 2017）。

「良識のある寛大さ」は，互いに許し合いながら生きること，「共感的な応答性」は，他者の気持ちを察する感情的な反応，「道義に基づく行為」は他者への道徳的で愛他的な行動を指す。それぞれ順に，「私は他者に対

して優しい（I am kind to others）」「病気にかかった友人を介抱する（I have given treats to a friend who was ill）」「慈善団体に寄付する（I give to charity）」といった項目で測定する[1]。

このように親切心には複数の要素があることがわかっているが，それぞれの要素がどのように機能するかは実証的な研究が始まったばかりである。上記のように親切心を複数の要素に分けて，その差異を明らかにする研究は，今後盛んに行われていくだろう。

② 親切心は他者と自分を幸せにする──情けは人のためならず

ハミルトンは，親切心に関する研究をレビューし，大きく5つの効果（表2-7）をまとめている（Hamilton, 2018）。

1つ目は，親切にすることが他者だけでなく，自身の幸福感を高めることである。この効果については，メタ分析[2]が行われ，性別や年齢を問わず，幸福感を高める効果があることが確認されている（Curry, Rowland, Van Lissa, Zlotowitz, McAlaney, & Whitehouse, 2018）。

2つ目は，血流をよくし血圧を低減させるオキシトシンの放出をうながし，心臓や血管を健康に保つ効果である。例えば，自分の恋人に対して優しくサポートする人は，恋人へのサポートが少ない人よりも，オキシトシンの放出量が多いことが報告されている（Grewen, Girdler, Amico, & Light, 2005）。

表2-7 親切心の5つの効果

1. 自身の幸福感を高める効果
2. 心臓や血管を健康に保つ効果
3. 身体の老化を遅らせる効果
4. 対人関係を良好にする効果
5. 親切が「伝染する」効果

Hamilton, D. R. 堀内久美子（翻訳）．（2018）．親切は脳に効く．東京：サンマーク出版を参考に作成．

＊1：いずれも著者が訳したものであり，著者が知るかぎり日本語版の尺度は開発されていない。
＊2：メタ分析とは，すでに分析が済んでいる研究結果を統合するための統計解析である。

　3 つ目は，身体の老化を遅らせる効果である。これもオキシトシンの放出によって，筋肉の再生がうながされることによって説明される。

　4 つ目は，対人関係を良好にする効果である。親切な行為をする人は，他人に好かれたり，よりよい評価を得ることにつながる。

　5 つ目は，親切が「伝染する」という効果である。誰かの親切行為を目にすると，その出来事に感化され，自身も親切な行動を取りやすくなる（Algoe & Haidt, 2009）。

　親切な行為は，他の人を幸せにするだけでなく，その行為をした本人も幸福な気持ちになり，健康増進につながる。「情けは人のためならず」という諺は，そのような親切の効果をうまく言い表している。

③ 親切心を職場で活かす

　仕事が忙しくなると，私たちは自分のことで精一杯になり，ついイライラしたり，そっけない態度をとってしまいがちである。仕事のストレスは，職場の雰囲気を悪くするだけでなく，看護職においてはケアの質の低下をもたらす恐れがある。

　職場で起きる問題や困難な出来事に対して，ワーラインとダットン（Worline & Dutton, 2017）は，思いやりこそが有効な解決方法であると述べ，4 つのステップによる問題解決法を提示している（図 2-2）。ステップ 1

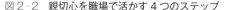

ステップ 4：**Acting**（親切に手助けすること）

ステップ 3：**Feeling**（困っている人に寄り添うこと）

ステップ 2：**Interpreting**（困っていることを理解すること）

ステップ 1：**Noticing**（困っていることに気づくこと）

図 2-2　親切心を職場で活かす 4 つのステップ

Worline, M. C., & Dutton, J. E.（2017）. Awakening compassion at work. The quiet power that elevates people and organization. Oakland: Berrett-Koehler Publishers を基に作成

は職場の誰かが困っていることに気づくこと（Noticing），ステップ2は何に困っているのかを理解すること（Interpreting），ステップ3は同僚の気持ちに寄り添うこと（Feeling），ステップ4は親切に手助けすること（Acting）である。

　例えば，職場の後輩が困っているのに気づいたとき（ステップ1）は，見て見ぬふりをするのではなく，話を聞いて困っていることを理解（ステップ2），共感（ステップ3）したうえで，必要なことを優しく教えてあげる（ステップ4）ほうが，問題の解決に結びつく可能性が高い。このような4ステップによる支援を得られる後輩は，ストレスなく仕事に励むことができるだろう。このようなステップを踏むことで，職場における重要な問題の共有や専門職間の協働による解決も可能となり，将来的には職場全体の効率の向上や，バーンアウトの予防にもつながると考えられる。

④ 親切心を育む

　親切心は，日々のトレーニングによって，育むことができる。

■ Acts of kindness 他者に優しく働きかける

　親切心を育むための技法の1つが，他者に優しく働きかけること（acts of kindness）である。この技法は何か特別な行為をするわけではなく，日々の生活の中で親切な行為をする頻度を増やすという方法である。10日間親切な行為を行った人たちは，同じく10日間普段と同じ生活を送った人たちよりも，幸福感が高まったことが報告されている（Buchanan & Bardi, 2010）。

　親切な行為を意図的に行うことで，「自分は誰かに優しいことをした」ことを認識し，自身の親切心に気づくことができる。それは，自尊感情や自己効力感を高めることにつながる。また，他者から親切な人だと認められることで，その後の関係も良好になると考えられる。

　読者の中には，どのような行為が親切な行為であるかをイメージしにくい人もいるかもしれない。ハミルトン（Hamilton, 2018）は「50個の親切な行為リスト」を作成している（例えば，「人が嫌がっている雑用を，その人に代

わって行う」「献血する」など）。このリストを参考にして，今日から他者に優しく働きかけることを実践することができるだろう。

■Loving-kindness meditation 慈悲の瞑想

瞑想によって親切心を育むこともできる。慈悲の瞑想（Loving-kindness meditation：p.117, p.126）は，友人や恩人，自分自身に対して思いやりの気持ちを向け，特定のフレーズを心の中で繰り返す瞑想法である（Hofmann, Grossman, & Hinton, 2011）[*3]。

慈悲の瞑想によって得られる効果として，ポジティブ感情を日々感じられるようになり，セルフ・コンパッション（p.112）を高めることができる。幸福感が高まるだけでなく，うつ病の症状軽減に効果的であることも報告されている（Hofmann et al., 2015）。この瞑想は，自室でイスに座りながらでもできるし，道を歩いているときにすれ違った人に対して心の中で温かみのあるフレーズを唱え練習することもできる。親切にする相手がその場にいなくても，頭の中でイメージして瞑想することができるため，場所や状況に束縛されることが少ない（レビューとして，菅原，杉江，2017）。

■親切心の介入の注意点

ここまで親切心を育み，他者に優しくすることによって，幸福感と健康度を高める方法を紹介してきた。さっそく，いまから実践をしようと考える人もいるかもしれない。そのような人が現れるのは非常に喜ばしいことであるが，注意点もいくつかある。

例えば，あなたが道に迷っているとき，通りすがりの人に道を尋ねると，「親切」に目的地までの道を教えてくれるかもしれない。ここまでは，日常的にありえる親切なエピソードであろう。しかし，その人は目的地を教えるだけでとどまらず，「その目的地まであなたと一緒に行きましょう」

[*3]：基本的なフレーズは，「私が幸せでありますように（May I be happy）」，「私が健康でありますように（May I be healthy）」，「私が心穏やかでありますように（May I be peaceful）」，「私が安全でありますように（May I be safe）」の４つであり，思いやりのフレーズを送る対象ごとに主語を入れ替える（下線が引かれているところを，「あなたが」や「○○さんが」というように変更する）。

といい，目的地までの道中，小一時間もついてくるようである。当然，あなたは，ありがたい気持ちもわくだろうが，申し訳なく思ったり，不審に思ったり，迷惑だと感じるかもしれない。

　このように自分としては親切にしたつもりが，相手にはよく思われないこともある（「ありがた迷惑」とか「お節介」だと思われるだろう）。他者と良好な関係を築いていくためには，適度で，ささやかな，相手に配慮した親切な行為が効果的であるといえる。

　また，むやみやたらに親切な行為をする必要もない。バラバラな曜日に親切な行為をする群と，ある特定の日に親切な行為をする群を設定し（例えば，水曜日などと決め），その効果を比較した結果，特定の日に親切な行為をした人たちの幸福感が高まったことが報告されている（Lyubomirsky, Tkach, Sheldon, 2004）。親切な行為を日々繰り返すことによって，優しくすることに慣れすぎてしまったために，効果が弱くなってしまうのかもしれない。逆にいえば，親切な行為をする曜日を決めることで（「優しさにあふれた日曜日」などと手帳に書き），無理なく，かつ効果的に幸福感を高めることができるだろう。

● 文献
- Algoe, S. B., & Haidt, J.（2009）. Witnessing excellence in action: The 'other-praising' emotions of elevation, gratitude, and admiration. The Journal of Positive Psychology, 4（2）: 105-127.
- Buchanan, K. E., & Bardi, A.（2010）. Acts of kindness and acts of novelty affect life satisfaction. The Journal of Social Psychology, 150（3）: 235-237.
- Canter, D. V., Youngs, D. E. & Yaneva, M.（2017）. Towards a measure of kindness: An Exploration of a Neglected Interpersonal Trait. Personality and Individual Differences, 106: 15-20.
- Curry, O. S., Rowland, L. A., Van Lissa, C. J., Zlotowitz, S., McAlaney, J., & Whitehouse, H.（2018）. Happy to help? A systematic review and meta-analysis of the effects of performing acts of kindness on the well-being of the actor. Journal of Experimental Social Psychology, 76: 320-329.
- Grewen, K. M., Girdler, S. S., Amico, J., & Light, K. C.（2005）. Effects of partner support on resting oxytocin, cortisol, norepinephrine, and blood pressure before and after warm partner contact. Psychosomatic Medicine, 67（4）: 531-538.
- Hamilton, D. R., 堀内久美子（翻訳）.（2018）. 親切は脳に効く. 東京：サンマーク出版.
- Hofmann, S. G., Grossman, P., Hinton, D.E.（2011）. Loving-kindness and compassion meditation: Potential for psychological interventions. Clinical Psychology Review, 31（7）: 1126-

1132.
- Hofmann, S. G., Petrocchi, N., Steinberg, J., Lin, M., Arimitsu, K., Stangier, U.（2015）. Loving-kindness meditation to target affect in mood disorders: A poof-of-concept study. Evidence-Based Complementary and Alternative Medicine. Article ID 269126, doi:10.1155/2015/269126.
- 近藤良樹.（2004）. 我々の親切は，誰にするのか──日本的な親切の人間関係論. Metaphysica, 35 : 33-40.
- Lyubomirsky, S., Tkach, C., & Sheldon, K. M.（2004）. Pursuing sustained happiness through random acts of kindness and counting one's blessings: Tests of two six-week interventions. Unpublished manuscript, Department of Psychology, University of California, Riverside.
- Post, S. G., & McCullough, M. E.（2004）. Kindness. In C. Peterson., & M.E. P. Seligman（Eds.）, Character strengths and virtues.: A handbook and classification（325-335）. New York: Oxford.
- 菅原大地，杉江征.（2017）. Loving-kindness meditation の研究動向と今後の発展. 筑波大学心理学研究. 54 : 97-107.
- Worline, M. C., & Dutton, J. E.（2017）. Awakening compassion at work. The quiet power that elevates people and organization. Oakland: Berrett-Koehler Publishers.

親切心はどのように看護に活かせるか────────北素子

① 親切心と看護との関わり

　看護職には優しさを求められることが少なくない。たいていの患者さんは，優しく親切な看護師さんに担当してもらいたいと考えているだろうし，テレビ番組で小学生が将来なりたい職業を聞かれて，「優しい看護師さん」と答えるのを一度は聞いたことがある人も少なくはないだろう。どうやら優しさ，すなわち親切心は，看護という職業に一般的に求められる特性であるように思われる。

■ 看護理論から見る親切心と看護との関わり

　ここでは，親切心と職業としての看護の関わりを，看護理論を手がかりに考えたい。看護学領域では，先人達が「看護とは何か」という問いに取り組み，理論の中にその答えを示してきた。それらの定義を見てみると，

表2-8　学派ごとの看護のとらえ方

学派	看護のとらえ方
患者のニーズに焦点を当てる学派	看護師は患者が自身のニーズを満たすことを助けるために必要不可欠な機能を果たすとともに，その役割を演じる者である。
看護師−患者の相互作用に焦点を当てる学派	看護は援助を必要としている人と援助を与えることができる人との間で起こる対人関係プロセスであり，その目的は病を体験している人の苦痛を防ぐこと，あるいはそれに対処することである。
ケアリングの学派	看護の本質はケアリングである。

Meleis, A. I.（2018）. Theoretical Nursing: Development and progress. 6th ed. Philadelpia. PA: Walters Kluwer. より筆者訳

看護そのものに，先に見た「親切心」を構成するすべての要素が含められている。1つひとつの理論を取り上げることはできないが，各理論に示された，看護に関するとらえ方や役割などから諸理論を複数の学派に分類したメレイス（Meleis, 2018）によれば，学派ごとに看護は表2-8に示すようにとらえられている。

親切は「困っていたり，求めのあることを察して，これに応える」（近藤, 2004）行為であるという特性は，患者のニーズに焦点を当てる学派の定義に含まれ，「親切は困っている人，求めをもつ他人に対して，その場に居合わすものがささやかな手助けをすること」（近藤, 2004）という特性は，相互作用に焦点を当てる学派の定義に含まれている。

■ケアリングの特質と親切心との関わり

親切心の「やさしさ」や「思いやり」という特性は，看護の本質はケアリングであるとする考え方に示されている。例えばハッチソンとバーは，ケアリングの特質に「心配していることを表現すること」「見守ること」「慰めること」「励ますこと」を含めている（Hutchison & Bahr, 1991）。また，レイニンガーは，ケアリングを「人間の状態を改善したり，生活様式を向上させる必要があると思われる，またはその必要性が予見される個人や集団，または死に直面している個人や集団に対して援助し，支持し，力を発揮させることを目的として行われる活動である」とし，その構成概念に「慰め」

「思いやり」「気遣い」「共感」「力を与える」「手助けをする」「関心」「関わる」「愛情」「養育」「そばにいる保護的な行動」「分かち合う」「手を差し伸べる」「やさしさ」を含めている（Leininger, 1992/1995）。

■「親切心」は看護に内包される必要条件

　このように，病に苦しみ困っている人々と出会い，その支援へのニーズを見極めて，それに応じた支援を提供する，思いやりをもった行為であるという看護は，「親切心」をその必要条件として内包しているといえるだろう。

② ケアの対象となる人への活用

　親切心が看護に内包される必要条件であるとしても，臨床の場でそうあるべき看護が必ずしも展開されているとはいえない。次の一節は，1971年に雑誌『American Journal of Nursing』に掲載され，トラベルビーの著した『人間対人間の看護』の冒頭に引用された詩の抜粋である（Travelbee, 1971/1974）。

「きいてください，看護婦さん」　ルース＝ジョンストン

　ひもじくても，わたしは，自分で食事ができません。
　あなたは，手のとどかぬ床頭台の上に，
　　わたしのお盆を置いたまま，去りました。
　そのうえ，看護のカンファレンスで，
　　わたしの栄養不足を，議論したのです。
　　──中略──
　わたしは，さびしくて，こわいのです。
　でも，あなたは，わたしをひとりぼっちにして，去りました。
　わたしが，とても協力的で，まったくなにもたずねないものだから。

Ruth Johnston (1971). Listen, Nurse. American Journal of Nursing, 71 (2), 303.

　疎遠な態度や無関心な態度は「親切心」とは対立的である。トラベルビー

の引用は半世紀近く前のものであるが，今の看護の現場においても，私たちに改めてそのことを注意喚起してくれるのではないだろうか。

　看護師が「親切心」をもって関わることで，患者や家族は安心や安寧，自分を大切に思ってくれている実感など肯定的印象を受け取り，このようなプロセスを経て，病や障害の中に意味を見出し，絶望を乗り越えていく力を得ることができるだろうし，また看護者への信頼を抱くことだろう。

　次に，日本看護協会が毎年募集する「忘れられない看護エピソード」の入選作から，それを象徴するエピソードをかいつまんで紹介する（浅野，2017）。

● Aさん　女性　90歳代

　入院中の90歳を超えるAさんは，医師から余命数週間といわれていた。ある日ナースコールがありB看護師が病室に行くと，Aさんは「もう死にたい，家に帰れないなら，首を吊って死ぬわ！」と大声をあげている。ちょうど面会に訪れ，その場に居合わせた子どもたちは皆辛そうにしている。B看護師はAさんの手を握り，ひとしきりその思いを聞いた後，子どもたちに皆でAさんの手と足を温かいお湯で洗うことを提案した。きっと気持ちがいい。子どもたちは救いを得たように賛同し，丁寧に自分たちを生み育ててくれた大切な母親の手足を，母親にやさしく語りかけながら洗っていった。そうしたあたたかい穏やかな時間が流れる中で，Aさんは次第に穏やかな表情となり，そして一言「今日はいい日だ」とつぶやいた。

　B看護師は，絶望するAさん，そして家族に対して瞬時に関心を寄せ，その求めをキャッチし，Aさんと家族をつなぐ手助けをした。これは先に見た例の対極にある看護が実践された一幕であろう。苦しむ人々と時間と場を共有し，「親切心」を内包する看護が展開されたとき，そこに参加する人々やその関係性に変化をつくり出せるのは看護の醍醐味である。

③ ケアを提供する人自身への活用

　心理学領域では，親切心に基づく行動は，行動を取ったその人の幸福感を高めると報告されている（Otake, Shimai, Tanaka-Matsumi, Otsui, Fredrickson, 2006）。看護学においても同じように，「親切心」を込めたケアの実践が，

それを受け止める人の反応を通して，ケア提供者自身の喜びや，やりがい感といった肯定的な感情につながるといわれている。

　ワトソンによると，他人をケアリングするという行為そのものが，自分をケアリングすることと見なされている（Watson, 1979）。親切心は，基本的に他者に対して行うものであるが，それは翻って手助けをする看護師自身にとっての喜び，励まし，エネルギーの源となる。

　このことを川島（2016）は次のように述べている。「看護師は患者の苦痛の軽減や，何らかの問題解決に対しておこなった自らの実践が有用であったことをまず喜ぶ。同時に，実践結果から得られた患者の満足な様子や，苦痛の軽減した状態を受け入れて喜びを分かち合う。つまり看護師は，二重の喜びを体験することになる。看護実践が患者と看護師の相互作用であると同時に，実践を通して得られる喜びは，次の実践の動機づけとなる」（川島，2016）。

　ケアを提供する自分自身への「親切心」の活用は，このように他者への「親切」を通して実現するといえるだろう。

④ 組織への活用

■チーム医療の中での「親切心」の活用

　今日の看護の現場を取り巻く環境は大きな変化の中にあり，ますますチーム医療の必要性が高まっている。チーム医療とは，従来患者を中心に病院内に働く各種の医療専門職が，共通の理念を基盤に，それぞれの専門性を活かし，共有した目標に向かって協働し医療を実践することであった。

　しかし近年，日本における急速な少子高齢化を背景として地域包括ケアシステムの推進が図られるなか，従来の医療施設内でのチーム医療はもちろんのこと，地域に所在するケアマネジャーや訪問医，訪問看護師など，より広範で多様な専門職や人々とのより一層のきめ細やかさをもった意思疎通と連携が求められている。

　このようなチーム医療に求められる連携はたやすいことではない。時には教育背景や文化の異なる専門職間での力関係や，価値観の相違が対立を

引き起こしたり，役割の縄張り争いによって連携が混乱したりすることもある（藤田，2017）。

多職種連携のためのコアとなるコンピテンシーとして，職種間コミュニケーションが挙げられている。これは，患者・サービス利用者・家族・コミュニティのために，職種背景が異なることに配慮し，互いに，互いについて，互いから職種としての役割，知識，意見，価値観を伝えあうことができるという力である（多職種連携コンピテンシー開発チーム，2016）。このようなコミュニケーションにおいて，1人ひとりが「親切心」を発揮することは，よりよい連携，チームワークを生むのではないだろうか。

互いに相手の身になって，その人のためにつくすこと，優しさ，思いやり，そうした心をもって行動することは，多職種連携の潤滑油としてあたたかい関係性を生むとともに，団結力あるチームワークの発揮に寄与し，そのチームが支えるべき人々もその恩恵を受けることができるに違いない。

■看護管理における「親切心」の活用

看護管理においては，看護人材の職務継続のモチベーションを高め，離職へのブレーキをかけることで，看護の質を維持向上することが重要であり，そのためにリーダーの果たす役割は大きい。組織を導き，方向づけるリーダーの主要な特性には，従来の研究で明らかにされたものとして「知性」「自信」「決断力」「誠実さ」「社会性」が挙げられるが，その特性を備えていても成果につながらないケースもあるという（Northouse, 2018）。

このリーダーの特性に「親切心」が加わるとどうであろうか。看護専門職として，看護の対象となる人のニーズを注意深くアセスメントするように，悩み，困っているメンバーに関心を寄せ，その身になって，注意深くその求めを見極めて，必要に応じた思いやりあるアドバイスをする，あるいは支援の手を差し伸べる。そのような関わりをされたメンバーは，慰められ，そのときに直面している困難を乗り越えていく力を得ることができる。そしてそのリーダーはメンバーからの信頼を集めることができるだろう。

このように，「親切心」を発動する力は，組織のリーダーにとっても重要と思われる。

● 文献

- 浅野春香（2017）．今日は，いい日だ．第 7 回　忘れられない看護エピソード　看護部門．日本看護協会．
- 藤田益伸（2017）．連携の功罪と他職種連携コンピテンシー．Hospice and Home Care, 25（7）: 7-11.
- Hutchison, C. P., & Sr. Bahr, R. T.（1991）. Types and meanings caring behaviors among elderly nursing home residents. IMAGE, Journal of Nursing Scholarship, 23（3）: 85-88.
- Johnston, R（1971）. Listen, Nurse. American Journal of Nursing, 71（2）: 303.
- 川島みどり（2016）．増補版　チーム医療と看護：専門性と主体性への問い（76）．東京：看護の科学社．
- 近藤良樹（2004）．我々の親切は，誰にするのか——日本的な親切の人間関係論．メタフュシカ，35（2）: 33-40.
- Leininger M.（1992）／稲岡文昭（監訳）．（1995）．レイニンガー看護論——文化ケアの多様性と普遍性．東京：医学書院．
- Meleis, A. I.（2018）. Theoretical Nursing: Development and progress. 6th ed. Philadelpia. PA: Walters Kluwer.
- Northouse, P. G.（2018）. Leadership: theory and practice 8th ed. London: SAGE.
- Otake, K., Shimai, S., Tanaka-Matsumi, J., Otsui, K., & Fredrickson, B.L.（2006）. Happy people become jappire through kindness: A counting kindnesses intervention. Journal of Happiness Studies, 7: 361-375.
- 多職種連携コンピテンシー開発チーム．（2016）．医療保健福祉分野の多職種連携コンピテンシー．http://www.hosp.tsukuba.ac.jp/mirai_iryo/pdf/Interprofessional_Competency_in_Japan_ver15.pdf（2019 年 7 月 1 日閲覧）
- Travelbee, J.（1971）／長谷川浩，藤枝知子（1974）．トラベルビー——人間対人間の看護（5-6）．東京：医学書院．
- Watson, J.（1979）. The philosophy and science of caring. Boston. MA: Little, Brown and Company.

5 Mindfulness
マインドフルネス

マインドフルネスとは ——————————— 岸本早苗

① マインドフルネスの定義

　マインドフルネスの原語は仏教で用いられるパーリ語の"Sati"で，英訳は"Mindfulness"（マインドフルネス），和訳は「いまこころ」と書く漢字の「念」である。「いまここでの瞬間に，注意を払いながら，是非を決めつけず（non-judgmental），受け容れとともにある気づき」（筆者解釈）で，初期仏教の知恵がベースとなっており，もともと伝統的な東洋の生活の中に馴染んでいるものである。

　仏教の瞑想を学んだマサチューセッツ大学のカバットジン（分子生物学者）が，古くからあったマインドフルネスを，宗教としてではなく，生き方や，医療現場にも応用できるものとして，1979 年にマインドフルネスストレス低減法（Mindfulness Based Stress Reduction : MBSR）を開発した（後述）。最初に対象となった疾患は慢性疼痛だった。その後，同じ州内にあるハーバード大学にて，MBSR プログラム受講者の脳画像を用いた研究報告も行われるなど，マインドフルネスの臨床研究や，臨床現場への適用はさらに進み，近年では対象領域が拡大している。

② ストレスとのフレンドリーな関係を育む

　マインドフルネスでは，恐れや不安など，何か乗り越えたいものがある

91

とき，その問題や恐怖と闘ったり（fight），逃げたり（flight），固まったり（freeze）するよりは，むしろ好奇心とともに，その苦しみに近づいて直面していき，不快な感覚や感情に寄り添い，フレンドリーな関係性を育んでこそ自由になれる，と考えられている（図2-3）。その心の姿勢には，苦しみや不快なものの存在への受容が必要になる。ここでいう受容とは，弱く受け身な態度ではなく，能動的で勇気のある心のあり方と言うことができる。

　マインドフルネスでは，痛み（pain）×抵抗（resistance）＝苦しみ（suffering）ととらえる。つまり，身体や心に実在する痛みに対して，抵抗や批評的な態度で接するとき，すでに痛みを抱えている自分に対して，第2の矢を放って不必要な苦しみを膨らませてしまうということである。

　そこで，マインドフルネスを学ぶ際には，実践を通じて，痛みに対して抵抗よりも受容する心を育み，それにより苦しみを和らげるスキルを身につけていく。

　マインドフルネスの実践を重ねてマインドフルな心のあり方を心がけたとしても，ストレスは完全になくならないかもしれない。ただ，スノードームで例えると，雪がドーム内に乱れ漂うように心身がかき乱されるストレスが起きているときにストレスで濁ったままでいるよりは，雪が沈殿してドーム内がクリアになるように，ストレスは依然残っているものの，

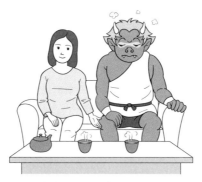

図2-3　マインドフルな心の姿勢のイメージ

つらい感情と共にいる。恐怖や怒りなど困難な感情と友人になる。そうすることで，困難な感情はまだそこにあるけれども，自分を支配するほどのパワーはもっていない状態となる。

せめてクリアなマインドとハートで，物事を観ることができるようになる（図2-4）。マインドフルネスは，瞑想を含めた実践を通じて，その力を自分の中に育むことができる。

③ マインドフルネスと心身の健康

　マインドフルネスの研究や，さまざまな臨床場面への応用は，近年著しい。マサチューセッツ州にある The Institute for Meditation and Psychotherapy の「マインドフルネス＆心理療法認定プログラム」のテキストとしても使われている『Mindfulness and Psychotherapy』（Germer, Siegel, Fulton, 初版 2005 年, 第 2 版 2013 年）では，第 2 版で新たにマインドフルネス瞑想（後述）による脳の変化に関する画像研究の結果や脳の神経可塑性（neuroplasticity），コンパッション（慈しみ）の視点が加えられ，臨床適用の拡大として，不安，トラウマ，依存症へのマインドフルネス心理療法に関する章が新たに加えられた。

　エビデンスの質の高い無作為割付比較試験をもとに行われたシステマティックレビュー（De Vibe et al., 2012）では，MBSR による効果量は中程度（0.5 前後）認められていた（マインドフルネスおよび MBSR による介入研究についてはこの項 p.104 を参照）。ストレスや睡眠障害の改善の他，うつや不安障害，痛みなど慢性身体疾患の改善が報告され，近年では介入効果を示す対象疾患やアウトカムは拡大している。

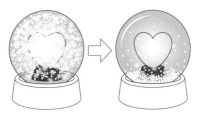

図2-4　マインドフルネス体得による変化のイメージ

■ セルフ・コンパッションとの関わり

　これまでの研究報告を通じて，マインドフルネスに基づく心理介入の重要な要素の 1 つはセルフ・コンパッションであることや（Kuyken et al., 2010），うつや不安の治療効果にはマインドフルネス以上にセルフ・コンパッションが関連していることが示唆されている（Van Dam et al., 2011）。

　自分への思いやりに唯一フォーカスしている心理教育プログラムとして，科学的なエビデンスが報告されている「マインドフル・セルフ・コンパッション（Mindful Self-Compassion: MSC）」（Neff & Germer, 2013 ; 岸本，2018）がある。MSC は，マインドフルネスを土台にセルフ・コンパッションを段階的に習得することができるように開発されている。患者への提供のみならず，医療従事者がもちうる共感疲労や燃え尽きの予防としても勧められている（詳細は p.116 を参照）。

④ マインドフルネスの臨床への応用

　前述した MBSR や MSC を含め，第 3 世代の認知行動療法として，マインドフルネスや，コンパッション，アクセプタンス（受容）といった要素を用いた心理療法が開発されている。その代表的な例を表 2-9 にあげる。

　マインドフルネスを心理療法や心理教育にどの程度取り入れていくかは，トレーニングを積んだ個々の臨床家がクライアントとともに選ぶことができる。また，セッション中にクライアントにマインドフルネスや瞑想の話を直接しなくとも，臨床家自身が，自身のためにマインドフルネスを学び実践していることが，その臨床に影響をもたらすこともある。

　さらに，MBSR やマインドフルネス認知療法（Mindfulness Based Cognitive Therapy : MBCT），MSC などのようにもともとグループで行うプログラムもあれば，それらのプログラムに限定せず，個人心理療法にその要素を取り入れたり，他の心理療法で相性のいいものとマインドフルネスやコンパッションのアプローチとを統合したりすることもできる。

　臨床への応用にあたっては，臨床家自身が，マインドフルネスによる心

表2-9　第3世代の認知行動療法の代表的な例

名称	概要
マインドフルネスストレス低減法 (Mindfulness Based Stress Reduction：MBSR)	マサチューセッツ大学のカバットジンが，古くからあったマインドフルネスを，宗教としてではなく，生き方や，医療現場にも応用できるものとして，1979年に開発した。
マインドフルネス認知療法 (Mindfulness Based Cognitive Therapy：MBCT)	繰り返すうつ病の再発予防のために，イギリスやカナダの心理学者によってMBSRを元に開発され，他の領域にも広まっている。
マインドフル・セルフ・コンパッション (Mindful Self-Compassion：MSC)	マインドフルネスを土台にセルフ・コンパッション（自分への思いやり，慈悲）にフォーカスして，米国の心理学者によって開発された。詳細はp.122を参照。
弁証法的行動療法 (Dialectical Behavior Therapy：DBT)	もともとは境界性パーソナリティ障害への治療としてマインドフルネスやアクセプタンスの要素を取り入れて米国の心理学者によって開発された。
アクセプタンス・コミットメント・セラピー (Acceptance Commitment Therapy：ACT)	マインドフルネスやアクセプタンス（受容）を取り入れ，心の柔軟性を高めて自分が人生で価値を置いていることへと行動を起こしていく方法。米国の心理学者によって開発された。
コンパッション・フォーカスト・セラピー (Compassion Focused Therapy：CFT)	イギリスの心理学者によって開発された。詳細はp.124を参照。

へのインパクトやリスクを理解すると共に，自身がそのプラクティスを日々少しずつでも重ねることが大切である。

⑤ マインドフルネスストレス低減法の実践例

　マインドフルネスの臨床応用は，MBSRだけに限定しないが，医療領域で適用されるうえで貢献したMBSRをここでは実践例として取り上げる。

■マインドフルネスストレス低減法の構成

　MBSR は，ストレスを感じる出来事に対して，自分が習慣的な癖やパターンのように行っている自動反射（後述）を観察して気づき，できるときには意図・選択した対応（respond）をしていくプロセスを通じて，自分を知り，完璧ではない自分や相手，人生を能動的に受け容れて生きる「在り方」のトレーニングである。セッションや普段の生活で，瞑想やマインドフル・ムーブメント（ヨガ），ボディスキャン（後述）などを通じて注意を育む土台を耕しながら，日常生活の中で自分の在り方の実践を重ね，自覚できるようになりながら，心や身体との新しい習慣を育んでいく。

　プログラムは，オリエンテーションの後，週に 1 回，1 回あたり約 2 時間半のセッションを 8 回かけて行い，徐々にマインドフルネスの体得を深めるよう構成されている。各セッションは，講師による短い講義のほか，主に瞑想やマインドフル・ムーブメント，ボディスキャンといったことの練習や，その体感からの気づきをグループ内で共有する振り返りの時間で構成される。8 回のセッションの大まかな概要は，表 2- 10 の通りである。6 回目と 7 回目のセッションの間には，6 時間程度の沈黙の瞑想リトリー

表 2- 10　MBSR の 8 回のセッションの概要

❶ 心構え，レーズン・エクササイズ，マインドフル・ムーブメント（ヨガ），ボディスキャン

❷ ボディスキャン，マインドフル・ムーブメント，見る瞑想

❸ マインドフル・ムーブメント，歩く瞑想，呼吸に注意を向ける瞑想，快に感じられる出来事への気づき

❹ 不快に感じる出来事に対する自分の習慣的な癖・パターンへの気づき，マインドフル・ムーブメント，呼吸や身体感覚（不快な身体感覚も）に注意を向ける瞑想

❺ ストレスへのスキルフルな対応，マインドフル・ムーブメント，オープンモニタリング瞑想（何か一つに注意を選ばず，出てくるままにあるがままの観察を行う）

❻ マインドフルネスを用いた効果的なコミュニケーション，マインドフル・ムーブメント，オープンモニタリング瞑想

❼ これまで学んだスキルの統合・よりヘルシーな習慣づくり，マインドフル・ムーブメント，オープンモニタリング瞑想，

❽ 全体の振り返りとこれから，ボディスキャン，マインドフル・ムーブメント

ト（非日常空間における，講師によるガイドを付けた瞑想の実践講習）が開催される。

　参加者はクラスで習う瞑想などの音声ガイダンスを参考に，毎日45分程度の練習を行うことでスキルの体得を深める。セッション外に参加者が毎日行うホーム・プラクティス（日常生活のあらゆる瞬間に実践・練習できるさまざまな心のエクササイズも含む）は重要で，セッションごとに体感理解が深まるよう段階的な内容が提示される。

■マインドフル・ムーブメントとボディスキャンの実践例

　例えば，1回目で行われるレーズン・エクササイズでは，手のひらにレーズンを一粒載せて，それをじっくり見たり，耳元で音を聴いたり，香りをかいだり，くちびるに触れたり，口の中の動きにも注意を向けながら口の中で味わい，意図して噛み始め，ゆっくりと味わう。食べた後の感覚にも注意を向ける。これは，五感を使うだけでなく，注意を育む練習となる。

　また，毎回行われるマインドフル・ムーブメントでは，ポーズそのものは重要ではなく，呼吸や身体感覚に注意を向けながら，ゆったりと身体を動かす。自分の身体にやさしさを向ける練習でもある。考え事が心に漂っても「集中できていない」などと自らを責める必要はなく，忍耐や思いやりとともに，ただ雑念が浮かんでいると気がついて，なるべくまた身体感覚に注意を戻すようにする。このように今自分が注意を向けようと選択しているところへ意図してまた戻ってくる練習でもある。

　ボディスキャンでは，身体の各部位について，どんな感覚も受容しながら，順に丁寧に注意を向けていく。普段意識をしない身体の部位の感覚にも入念に注意を向ける。そして，1つの箇所に執着せず，次の部位に注意を転換する。身体の一部に好奇心や親しみをじっくりと向けつつ，全身について行うことで，普段忘れがちな部位の存在を再認識したり，自分の身体が持っている新しい可能性を発見したりすることもある。

■日常生活の中での練習

　MBSRでは，セッション中だけではなく，毎日，日常生活の中で実践することが肝要となる。セッションを重ねるごとに，普段の生活の中で実践する内容を講師から伝えられる。例えば，ボディスキャンを毎日1日

40 分といった実践もあれば，普段ルーティンでしている活動に気づきを向けたり，意識や注意を向けないまましている行動（洗髪するときの一連の動きなど）を観察したり，ストレスを感じる出来事が起きているときにあえてそれを避けずに，自分の自動反射（react）の様子を観察してみたりする練習などもある。

■ 自動反射から意図して選ぶ対応の練習

　普段，ストレスを感じる出来事が起きているとき，自分の身体感覚や，感情，思考，行動はどんな反応をしているだろうか？

　例えば，鼓動が速まったり，体のどこかが熱くなってきたりと神経系が活発になるかもしれない。そしてアクセルがかかって，注意・気づきが乏しい状態になり，考えや気持ちがどんどんわき出てくることもあるかもしれない。誰かにとっさに何か言葉を発したり，不本意な言動をとって自分のよさをつい見失ってしまったりすることは，少なからず誰しもが経験することである。これが自動反射の例である。

　ストレスを感じる出来事に対して，自動反射をしているときは，その場ではなんとかこなせても，不適応な対処が続いていくと，そのうちに心や体は疲弊してしまう。MBSR では，ストレスを感じるときにこそ，自分がどんな身体感覚や感情，思考，行動のくせをもっているかを批判せずにそのまま認識し（図 2-5），自分の態度や言動を選んで対応（respond）して

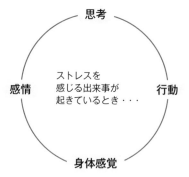

図 2-5　気づきのサークル

いく練習も行う。この練習を通して，ゆとりある気づきや完璧ではない自分や物事を許容する思いやりのある態度が育まれたり，普段は自分の中で何気なく起きていることが，よく見えてくる。

■マインドフルネス瞑想の実践例

マインドフルネスの実践例として，注意力を自分の中に耕す瞑想（マインドフルネス瞑想）がある。マインドフルネス瞑想は，初期仏教で行うヴィパッサナー瞑想が主なベースとなっている。「ヴィパッサナー」（パーリ語）は，英訳では"insight"，和訳では「洞察」と訳されている。この瞑想では，智慧（wisdom）と思いやり（compassion）とともに，物事の真実をクリアに観ていく（clear seeing）。また，MBSRでは，瞑想を通じて，苦しみは人生の一部であるということや，今起きている感覚・感情は永遠に続くのではなく一時的なものであるということ（無常），一時的な感情・状態だけが自分の全てであるとはとらえずバランスのとれた気づきを育むことを大切にしている。

方法としては，何か1つに注意を向ける瞑想もあれば，狭義のマインドフルネス瞑想ではオープンモニタリング瞑想（またの名をチョイスレス・アウェアネス瞑想という）といって，注意を1つに絞らずあるがまま立ち現れたり去っていく様をただそのまま観察する瞑想もある。そのほかにも，慈しみのフレーズなどを用いる瞑想など，さまざまな瞑想がある。

瞑想においては，雑念そのものがいけないのではない。雑念が起きているとしてもノン・ジャッジメンタル（それを批判的にとらえずに）ただその状態に気がついて，今注意を向けようと意図していることに戻ってくる練習でもあり，場合によっては，雑念がわき上がり長くとどまったり消えていく様や雑念への自分の反応を，優しい好奇心とともに観察することもできる。雑念そのものよりは，雑念との関わり方のほうが大切である。

注意を何か1つにじっくりと向ける練習をする際には，心身を落ち着かせる土台となりうる呼吸に注意を向ける瞑想が紹介されることが多い。呼吸のみが瞑想で扱うものではないが，人は生きている限り絶えず呼吸をしているため，注意を向ける対象に呼吸が選ばれることが多い。しかし，本人の心身の状態など，さまざまな理由によって呼吸の感覚が苦しい人もい

る。その場合は無理せずに，例えば身体がどこかと触れている感覚や音などに注意を向けてみることもできる。以下に具体的な方法を示す。

「呼吸に注意を向ける瞑想」の方法

リラックスしていると同時に自分自身に威厳を感じられるような姿勢をとり，椅子に座っている場合は脚を組まずに足の裏を地面に着ける。目は閉じていてもぼんやりと開けていてもよい。瞑想中に身体に不快な感じがあったら，できればその感覚を好奇心や優しさとともに観察する。身体を動かしたい場合は，いつでも動かすことを選択して，身体を動かしていることを知りながら，必要なだけ動かしたりすることもできる。

呼吸を一番楽に感じられるところで感じてみる。今まで「呼吸はここで，こんな風に感じるもの」と強調されていたものがあるかもしれないが，どこで，どんな風に感じてもよい。呼吸をコントロールしたり変えたりする必要もない。息が入ってきて，出て行く，そのままにさせて身体に委ねる一時をしばし味わう。

考え事が浮かんでもよい。それを自然なこととしてとらえ，「そういう考えが漂うんだなあ」と気づくことだけとして，責めたり批判したりする必要もない。瞑想においては，雑念を避けることよりも雑念との関わり方のほうが大切。好奇心旺盛な子犬を優しく「こっちだよ」とエスコートするように，瞑想中はなるべく呼吸の身体感覚にただ戻ってくる。

呼吸を意識で追いかける必要もなく，ただ呼吸とともにいることを感じる。寄せては返す波のような感じ。呼吸そのものになっていくような感覚。手をお腹や胸元の上にそっと乗せて，呼吸を感じてみてもいい。

■日常生活での実践

マインドフルなあり方を自分の中に育てていくための練習は，注意の土台を耕すマインドフルネス瞑想だけではなく，日常生活のいたるところに練習のヒントがある。移動中に歩いている感覚に存分に注意を向けてみた

り，喜びや不安を感じるときの自分の中の身体や心の反応を観察したりすることもできる。料理中や食事中，会話中に自分の身体や心，行動に注意を向けてみたり，就寝前や起床時に布団の中で手をお腹や胸元にそっと触れて呼吸とともに身体の動きを感じることもできるだろう。

　マインドフルネスでは，自分や物事を信頼して，いい意図を種まきするような心持ちで，結果への執着を手放して，瞑想や日常生活での気づきを積み重ねて体感していくことが重要である。マインドフルネスはゴールではなくプロセスであり，実践を深めることで楽に生きる助けになったり，自分を知り，そのままの自分を受け容れる力がつくだろう。マインドフルネスには人生が私たちにもたらしてくれるポジティブな側面にもバランスよく気づき，人生を味わって生きるヒントがある。

● 文献

- Germer, G., Siegel, R., & Fulton, P.（2005, 2013）. Mindfulness and Psychotherapy. NewYork : Guilford.
- De Vibe, M., Bjørndal, A., Tipton, E., Hammerstrøm, K., & Kowalski, K.（2012）. Mindfulness Based Stress Reduction（MBSR）for improving health, quality of life, and social fuctioning in adults. Campbell Systematic Reviews, 8（1）: 1-127.
- Kuyken, W., Holden, E., White, K., Taylor, R., Byford, S., Evans, A., Radford, S., Teasdale, J., & Dalgleish, T.（2010）. How does mindfulness-based cognitive therapy work?. Behaviour Research and Therapy, 48（11）: 1105-1112.
- Neff, K., Germer, C.（2013）. A pilot study and randomized controlled trial of the mindful self-compassion program. Journal of Clinical Psychology, 69（1）: 28-44.
- 岸本早苗.（2018）. マインドフル セルフ・コンパッション. 佐渡充洋，藤澤大介（編）. マインドフルネスを医学的にゼロから解説する本. 東京：日本医事新報社.
- Van Dam, N.T., Sheppard, S.C., Forsyth, J.P., Earleywine, M.J.（2011）. Self-compassion is better predictor than mindfulness of symptom severity and quality of life in mixed anxiety and depression. Journal of Anxiety Disorders, 25（1）: 123-130.

マインドフルネスは
どのように看護に活かせるか ――――― 秋山美紀

① マインドフルネスと看護との関わり

■「気づき」の力を培うマインドフルネス

　マインドフルネスとは「今，ここ」に集中し，よい・悪いの判断を加えずに，「気づき」を得ることである。看護において，五感をフルに活用して観察し，「気づき」を得ることは，非常に重要である。マインドフルネスは，よい看護をするために必要な「気づき」の力を培うスキルとなる。

　看護職は人命を預かるという性質上，常に緊張感をもって仕事を行っている。しかし，緊張感をもって仕事をしていても，日常の業務に慣れてくると，集中力が途切れてしまい，飛行機の自動操縦モードのように意識せずに動くことがある。また，ナースコールに応えて訪室する途中で，別の患者に話しかけられ，さらに電話の鳴る音が聞こえてくるなど，注意が散漫になる状況もある。そのようなときにエラーが起こりやすい。

　マインドフルネスを活用することで，後述のように看護職のストレスを低減し，エラーが起こりやすい状況においても対応できるような集中力・注意力を高めることができる。

■共感疲労を防ぐ――セルフ・コンパッションの構成要素として

　また，看護師が患者をケアする際に，苦しんでいる人を目のあたりにすると，「なんとかしてあげたい」と思い，患者の苦痛を自分の苦痛のように感じて，共感疲労（p.116）に陥ってしまう危険性がある。そうならないために，自らを省みて大切にするセルフ・コンパッション（p.112）を培うことが有効であり，セルフ・コンパッションの構成要素の1つがマインドフルネスである。

■ マインドフルネスは看護師を支えるもの

　マインドフルネスは，前述したように集中力・注意力を高めることによって安全に留意し続けることができたり，共感疲労を防いだりと，看護を行っていくうえで，外側からも内側からも看護師自身を支えるものとなる。よってマインドフルネスを活用することは看護の根底を支えると言っても過言ではない。

■ マインドフルネスの効果とその根拠

　先に看護職にとってのマインドフルネスの利点を述べたが，その根拠となる研究結果を示す。

・感情調節とストレスの低減

　大脳辺縁系の扁桃体は，ネガティブ感情などの情動反応に関係が深い部位である。五感によって入ってきた情報は，扁桃体で安全か危険かが判断される。脅威だと察知された場合は，扁桃体で「闘争あるいは逃走反応」が起こり，次なる行動に備えるためにコルチゾールやアドレナリンといったストレスに関連したホルモンが大量に分泌される（Goleman & Davidson, 2017/2018）。MBSR（p.91）で瞑想を行った人は，ストレスが低減し，右の基底外側部の扁桃体の灰白質の密度が減っていたと報告されている（Holzel et al., 2010）

　怒りや不安を感じたときには，扁桃体から大脳新皮質に属する前頭前野に情報が送られる。瞑想を行った人は，前頭前野に活性化がみられ（Davidson et al., 2003），扁桃体の活動を鎮めることができる（Goleman & Davidson, 2017/2018）。また，MRIを用いて，瞑想を行っていない人と比べてみると，瞑想を行った人は，前頭前野や右前部島の皮質が厚くなっていた（Lazar et al., 2005）。

・注意・集中

　単調な刺激に慣れてしまい集中力が保てなくなることに関係しているのは，脳幹の網様体賦活系（RAS）である。大脳皮質の回路は，繰り返し同

じ刺激の下では RAS の活動を抑え，反応しないように制御しているが，新しい刺激には RAS を活性化させる働きがある。そして，前頭前野は自発的な注意をコントロールしている（Goleman & Davidson, 2017/2018）。したがって，MBSR で瞑想を行い前頭前野が活性化することは，大脳皮質の回路の刺激にもなり，注意力や集中力の向上に働く。

・記憶力

　MBSR で瞑想を行った人は，左側の海馬の灰白質の増加がみられた。そのことによって，MBSR は，学習や記憶のプロセス，感情の調節，自己言及のプロセス，つり合いのとれた見方をすることに影響することがわかった（Holzel et al., 2011）。

❷ ケアの対象となる人への活用

　マサチューセッツ大学のカバットジンが，1979 年に仏教の修行をもとに開発した MBSR の効果については，多くのエビデンスがある。MBSR を含めたマインドフルネスによる介入の効果を示唆する研究結果の一部を紹介する。

■ 身体疾患をもつ患者の，うつや不安に対して

　胃食道逆流症患者においては，MBSR の介入後はうつや苦痛のレベルが有意に低下し，健康関連 QOL の改善がみられた。精神的健康や社会的機能はうつ病の症状と有意な相関があり，MBSR は，胃食道逆流症患者の苦痛のレベルを軽減するのに有効な方法であると考えられた（Chandran, Raman, Kishor, Nandeesh, 2019）。

　1 型糖尿病患者（Ellis et al., 2018）や心疾患の患者（Nijjar et al., 2019）においても，うつと不安において有意な改善を示し，MBSR は，心理社会的ウェルビーイングを改善するために有効であると示唆された。

■ がんの補助療法として

　がん患者とサバイバーに対する MBSR の介入のレビューでは，MBSR

を受けた人は，不安，抑うつ，疲労，ストレスが有意に低く，生活の質，心的外傷後成長が高まったと報告された。よって，マインドフルネスに基づく介入は，がん患者およびがんサバイバーへの補助療法として使用できると示唆された（Xunlin, Lau, Klainin-Yobas, et al., 2020）。

　わが国においても，乳がん患者への補完代替医療に関するシステマティック・レビューによると，MBSR は不安とうつ病に有益な効果がみられた（佐々木ら，2019）とする報告があった。

■ 身体症状に対して

・慢性疼痛やストレスに関連した症状への効果

　マインドフルネスの介入と身体的健康のアウトカムについてのレビューでは，マインドフルネスの介入が，慢性疼痛の患者の疼痛管理を改善できること，風邪，乾癬，過敏性腸症候群，心的外傷後ストレス障害，糖尿病，HIV の患者におけるストレスに関連した症状を改善するというエビデンスを示していたと述べられていた（Creswell, Lindsay, Villalba, Chin, 2019）。

・原発性頭痛の緩和

　原発性頭痛の痛みに対する MBSR を含めたマインドフルネス瞑想の効果に関するメタアナリシスでは，マインドフルネス瞑想によって痛みの強さと頭痛の頻度に有意な改善がみられた（Gu, Hou, Fang, 2018）。

・耳鳴り患者への効果

　耳鳴りの患者への MBSR のシステマティックレビューでは，マインドフルネスで介入した群では治療直後の耳鳴り苦痛スコアが統計的に有意に減少し，うつが有意に改善したと報告されている（Rademaker, Stegeman, Ho-Kang-You, Stokroos, Smit, 2019）。

・血圧低下に関する効果

　血圧を低下させる可能性があるかどうかを評価するためのレビューでは，介入後は，収縮期血圧と拡張期血圧の低下が認められ，MBSR は，高血圧の人がライフスタイルを変えることで，血圧を下げるのを助ける有

望な行動補完療法である（Solano López, 2018）ことが示唆された。

・睡眠の質の改善

睡眠障害のある集団については，マインドフルネスが睡眠の質を有意に改善したという，中等度の強さのエビデンスがあった。マインドフルネス瞑想が睡眠障害のいくつかの側面の治療に有効である可能性を示唆している（Rusch et al., 2019）。

このようにマインドフルネスは，精神的にも身体的にもその有効性が示され，身体疾患の治療においては，補完的代替的な療法として，可能性をもつものであると示唆されている。

■ マインドフルネスの臨床活用の可能性

マインドフルネスを用いた治療プログラムは，身体疾患をもつ患者については負担となる可能性も指摘されているが，患者の負担も考慮しながらもマインドフルネスを行い，「今，ここ」に生きていることの素晴らしさを再確認することにより，病気にとらわれずに，人生をより豊かなものにするアプローチとなる可能性が示唆されている（樋野，2015）。

そこで，疾患に応じた，負担の少ないマインドフルネスプログラムの開発が望まれる。そのようなプログラムが開発されると，臨床での導入・実践において看護職ができることは広がっていくことであろう。

ただし，臨床で導入するに当たっては，医療チームで十分に検討し，合意を得た後が望ましい。また，患者に指導するには，看護職自身が十分にトレーニングを重ねていく必要がある。

マインドフルネスの効果を，患者が「やってみよう」と自ら興味をもてるような方向で説明できることが望まれるが，まだ日本では「瞑想」というと敷居が高く感じられ，取り組みを躊躇されることもあるので，まずは「一息ついて気分転換してみましょう」と，深呼吸することなど，簡単な練習・実践から勧めてみる。

マインドフルネスの利点は，いつでもどこでもできることである。日常生活に即した練習や実践ならば，瞑想室もヨガスタジオも必要なく，「今，

ここで，やってみましょう」と気軽に勧めることができる。

③ ケアを提供する人自身への活用

■病棟の業務にマインドフルネスを組み込む

　米国では病棟で勤務中にできるマインドフルネスが紹介されている。それは「マインドフルな手洗い」「マインドフルに存在する」「マインドフルな移送」「マインドフルな薬剤管理」である（Sheridan, 2016）。瞑想をすることに抵抗がある場合は，このような身近なところから始めてみてもよい。

・マインドフルな手洗い
　初めて行ったかのように手洗いに注意を向けることである。例えば，手を洗うお湯の温かさや，肌へお湯が伝わる感触，せっけんの香りを感じる。指の一本一本，手背，指の間，手首を念入りに楽しみながら洗うとともに，ストレスが水で流れていくのを思い描く。

・マインドフルに存在する
　患者の部屋に入る前に，自分の身体が感じることをスキャンして，湧き出てくるいろいろな感覚に気づく。その際には，マインドフルな呼吸を行い，自分の集中をすべて今に注ぐ。患者の部屋をノックして部屋に入るときには，患者とアイコンタクトを行う。そして，会話をするときにはマインドフルな状態になって，患者に注意を集中して，患者の行っていることに関心をもって，患者の話を傾聴する。

・マインドフルな移送
　患者の移送の際に，患者と自分の姿勢に対してマインドフルな状態をもち続けながら行う。実施上のポイントとしては，患者に近寄ったら，顔を見合わせて患者に対してマインドフルな状態としたうえで，腰に負担がかからないように，膝をしっかり曲げてスクワットする姿勢となるように自分の体にも注意を向ける。その際，腰よりも脚の筋肉に負担がかかるよう

意識を向けるとともに，背中をまっすぐにして腹筋を使い，足を伸ばして
立ち上がり，患者を自分にできる限り引き寄せる。これら移送のための一
連の動きに対してマインドフルな気づきをもち続ける。

・マインドフルな薬剤管理

　薬剤管理を行うために，さまざまな患者のもとを巡回するときには，一
瞬立ち止まって呼吸を整える。また，2～3秒間は自分の呼吸に集中し，
地に足をつけている感覚を感じ，マインドフルな状態となるようにする。
それぞれの患者のもとへ行ったときには，自分自身に次の5つの「正しい」
を問いかける。「これは『正しい』患者か？，『正しい』薬か？，『正しい』
量か？，『正しい』ルートか？，『正しい』時間か？」。この問いかけでマ
インドフルに自分の考えを確認するのには数秒しかかからないが，これに
よって重大な誤薬を防止することができる。

■マインドフルネスによる看護職への影響

　看護職にとってのマインドフルネスについてのシステマティック・レ
ビューでは，マインドフルネスを実践することによって，看護職の精神的
健康の向上，同僚や患者との良好な人間関係の構築，看護職の専門的な技
能・行動へのよい影響がみられたことが示唆されている（Guillaumie, Boiral,
Champagne, 2017）。

　このような影響が現れるのは，マインドフルネスのトレーニングを継続
して行うことにより，日常生活のストレスが減り，精神的健康が高まるか
らである。そうすると，心に余裕ができ，より仕事に集中しやすくなる。
そして，仕事に集中できると，医療安全上では，エラー防止にもなる。

　また，心に余裕ができると，患者の気持ちに寄り添うことができ，質の
高いケアができると同時に，前述したように看護職の共感疲労の予防にも
なるであろう。

④ 組織への活用

■ まずは医療安全の観点から

今日，看護系の学会等でもマインドフルネスについての演題が増え，看護の領域で，マインドフルネスは急速に広まってきたが，実際に現場で導入するには，躊躇されることがあるだろう。

筆者は，看護管理者にマインドフルネスが「エラー防止」に役立つことを説明すると，関心をもたれるのを実感している。看護の組織には，医療安全の観点から始めると，導入しやすいのではないかと考える。

■ マインドフルネスは「心をこめる」ということ

前述のように手洗いをするとき，患者の部屋に入るとき，患者の移送を行うとき，薬剤の準備をするときにマインドフルになるということは，「心をこめる」ということである。これはエラー防止につながるだけでなく，患者の満足度にもよい効果をもたらす。例えば，看護職がマインドフルに患者の話を傾聴できたときには，患者は自分が大切にされていると気づくであろう。

このようにマインドフルネスは特別なものではなく，私たちの日常に身近なものである。最初は2～3人でもよいので，集まってマインドフルネスを体験してみて，病棟のイベントや院内研修で試してみたり，サークルなどを作って勤務後に行ってみたりするのもよい。このようにマインドフルネスの体験の輪を広げていき，看護を継続する力を得るのに有効であるということを，チーム全体で実感していただけたらよいと願っている。

● 文献

• Chandran, S., Raman, R., Kishor, M., Nandeesh, H. P.（2019）. The effectiveness of mindfulness meditation in relief of symptoms of depression and quality of life in patients with gastro-esophageal reflux disease. Indian J Gastroenterol, 38（1）: 29-38. doi: 10.1007/s12664-019-00940-z

- Creswell, J. D., Lindsay, E. K., Villalba, D. K., Chin, B.（2019）. Mindfulness Training and Physical Health: Mechanisms and Outcomes. Psychosom Med, 81（3）: 224-232. doi: 10.1097/PSY.0000000000000675
- Davidson, R. J., Kabat-Zinn, J., Schumacher, J., Rosenkranz, M., Muller, D., Santorelli, S. F., Urbanowski, F., Harrington, A., Bonus, K., Sheridan, J. F.（2003）. Alterations in brain and immune function produced by mindfulness meditation, Psychosom Med, 65（4）: 564-570.
- Ellis, D. A., Carcone, A. I,, Slatcher, R., Naar-King, S., Hains, A., Graham, A., Sibinga, E.（2018）. Efficacy of mindfulness-based stress reduction in emerging adults with poorly controlled, type 1 diabetes: A pilot randomized controlled trial. Pediatr Diabetes, 20（2）: 226-234. doi: 10.1111/pedi.12807
- Goleman, D., & Davidson, R. J.（2017）. Altered Traits: Science reveals how meditation changes your mind, brains, and body. New York: Avery. 藤田美菜子（訳）（2018）. 心と体をゆたかにするマインドエクササイズの証明, 東京：Pan Rolling,
- Guillaumie, L., Boiral, O., & Champagne, J.（2017）. A mixed-methods systematic review of the effects of mindfulness on nurses. Journal of Advanced Nursing, 73（5）: 1017-1034. Doi:10.1111/jan.13176
- Gu, Q., Hou, J. C., Fang, X. M.（2018）. Mindfulness Meditation for Primary Headache Pain: A Meta-Analysis. Chin Med J（Engl）, 131（7）: 829-838. doi: 10.4103/0366-6999.228242
- Holzel, B. K., Carmody, J., Evans, K. C., Hoge, E. A., Dusek, J. A., Morgan, L., Pitman, R. K., & Lazar, S. W.（2010）. Stress reduction correlates with structural changes in the amygdala. Social Cognitive and Affective Neuroscience, 5（1）: 11-17. doi:10.1093/scan/nsp034
- Holzel, B. K., Carmody, J., Vangel, M., Congleton, C., Yerramsetti, S. M., Gard, T., & Lazar, S. W.（2011）. Mindfulness practice leads to increase in regional brain gray matter density. Psychiatry Res, 191（1）: 36-43.
- 榧野真美.（2015）. マインドフルネスの身体疾患への効果　Effects of Mindfulness on physical diseases. アンチエイジング医学, 11（1）: 53-57.
- Lazar, S. W., Kerr, C. E., Wasserman, R. H., Gray, J. R., Grave, D. N., Treadway, M. T., McGarvey M., Quinn, B. T., Dusek, J. A., Benson, H., Rauch, S. L., Moore, C. I., & Fischl, B.（2005）. Meditation experience is associated with increased cortical thickness. Neuroreport, 16（17）: 1893-1897.
- Nijjar P. S., Connett J. E., Lindquist R., Brown R., Burt M., Pergolski A., Wolfe A., Balaji P., Chandiramani N., Yu X., Kreitzer M. J., Everson-Rose S. A.（2019）. Randomized Trial of Mindfulness-Based Stress Reduction in Cardiac Patients Eligible for Cardiac Rehabilitation. Scientific Report, 9（1）: 18415. doi: 10.1038/s41598-019-54932-2
- Rademaker, M. M., Stegeman, I., Ho-Kang-You, K. E., Stokroos, R. J., Smit, A. L.（2019）. The Effect of Mindfulness-Based Interventions on Tinnitus Distress. A Systematic Review. Front Neurol. 10:1135. doi: 10.3389/fneur.2019.01135
- Rusch, H. L., Rosario, M., Levison, L. M., Olivera, A., Livingston, W. S., Wu, T., Gill, J. M.（2019）. The effect of mindfulness meditation on sleep quality: a systematic review and meta-analysis of randomized controlled trials. Ann N Y Acad Sci, 1445（1）: 5-16. doi: 10.1111/nyas.13996
- 佐々木裕伊, 全 天候, 元雄良治, 張 秀嬪, 朴 宣柱, 高 成奎, 張 普亨, 黄 徳相.（2019）. 乳がん患者への補完代替医療——システマティック・レビューを用いたオーバービュー. Yakugaku Zasshi, 139（7）: 1027-1046.
- Sheridan, C.（2016）. The Mindful nurse : Using the Power of mindfulness and compassion to

Help You Thrive in your Work. the United States of America : Rivertime Press.

• Solano López, A. L.（2018）. Effectiveness of the Mindfulness-Based Stress Reduction Program on Blood Pressure: A Systematic Review of Literature. Worldviews Evid Based Nurs, 15（5）: 344-352. doi: 10.1111/wvn.12319

• Xunlin N. G., Lau Y., Klainin-Yobas P.（2020）. The effectiveness of mindfulness-based interventions among cancer patients and survivors: a systematic review and meta-analysis. Support Care Cancer, 28（4）: 1563-1578. doi: 10.1007/s00520-019-05219-9

Self-Compassion
セルフ・コンパッション

セルフ・コンパッションとは ——————— 有光興記

　近年，セルフ・コンパッション（self-compassion）が，メンタルヘルスの維持と向上に寄与する要因として注目されている。セルフ・コンパッションは，アメリカの心理学者であるネフが提唱した概念である（Neff, 2003）。この概念を理解するためには，まず他者へのコンパッションから考えたほうがわかりやすい。

① 他者へのコンパッション

　他者へのコンパッションとは，困っている他者を見て，その悩みや苦しみに気づき，それを取り除こうと強く願う，優しさにあふれた感情である。コンパッションの経験には，その人も私たちも決して完璧でなく，弱さがあり，失敗することがあるという，共通の人間性（common humanity）の認識も含まれる。

　誰しも，友人や恋人など，親しい人が困っているときは，コンパッションを感じたことがあるだろう。一方で，苦手な人や嫌いな人が苦しんでいたとしても，見て見ぬふりをしたり，無視してしまうことも多い。しかし，コンパッションとは，そうした人たちの悩みや苦しみにも目を向けて，優しく受け入れ，その人も自分と同じように弱さのある人間であることを理解し，助けようとする感情である。コンパッションは，日常的に使用する思いやりとはこの点が異なり，より深い，分け隔てのない愛情を意味して

表2-11 四無量心とその内容

四無量心	内容
慈	自分や他者の幸せを願う気持ち
悲	苦しんでいる他者を助けてあげたい気持ち
喜	他者の幸せを「よかった」と共感できる気持ち
捨	あらゆる生命をあるがままに受け入れ平等に扱う気持ち

いるため，ここではそのままカタカナで表記する。

　コンパッションは，仏教における「慈悲心」の英訳語でもあり，セルフ・コンパッションもそもそもは仏教由来の概念である。慈悲心とは，仏教の教えにある「慈悲喜捨」という心の持ちようのことである（表2-11）。慈悲喜捨の慈とは，自分や他者の幸せを願うことで，悲とは自分や他者の苦しみを取り除こうとすることである。喜とは，他者の幸せを喜ぶことで，妬んだりせずに他者の喜びを自分の喜びのように感じることである。捨とは，好き嫌いをしたり，執着したりせずに，あらゆるものをあるがままに受け入れる平静な心である。

　この「慈悲喜捨」を実践することで，悩みや苦しみから解放されるというのが仏教の教えであり，近年そのことを科学的に実証しようとする流れがある。セルフ・コンパッションの研究もその1つである。

② セルフ・コンパッションとは

■ セルフ・コンパッションの3側面

　セルフ・コンパッションは，他者へのコンパッションが自分に向かったものと考えるとよい。すなわち，自分が悩みや苦しみを経験したとき，自分に対して優しい気持ちを向け，悩みや苦しみは誰しも経験するもので，自分だけが苦しんでいるのではないことを認識し，それを無視したり過大視するのではなくバランスよく受け入れることが，セルフ・コンパッションである。このようにセルフ・コンパッションは，「自分への優しさ（self-kindness）」，「共通の人間性の認識」，「マインドフルネス（mindfulness）」の3

側面から構成される。

■ 自己批判，孤独感，過剰同一化

セルフ・コンパッションの 3 側面と両立しない（ネガティブな）状態が，それぞれ「自己批判（self-judgment）」，「孤独感（isolation）」，「過剰同一化（over-identification）」である（表 2-12）。

物事がうまくいかないときに，自分のよくないところに注目して，「自分はダメな人間だ」などと考えるのが自己批判である。また，人生が苦しければ苦しいほど，他の人は幸せなのになぜ自分ばかりこんな目に遭うのかなどと考え，孤独感を覚える。さらに，「自分はダメな人間だ」という思考が，何度も何度も頭の中に思い浮かんでくると，不安や落ち込みや恥などの強い否定的感情に圧倒され，混乱した状態になってしまう。これを，過剰同一化という。

■ セルフ・コンパッションにおけるマインドフルネスの役割

セルフ・コンパッションの中で，マインドフルネスの役割は重要である。一瞬一瞬生じてくる感覚，思考，感情を，判断することなくただ生じてきたものとして気づくことを，マインドフルネスという（p.91）。

マインドフルネスによって，「自分はダメな人間だ」など，状況に応じて頭に浮かんでくる思考が，一瞬生じてきた思考だと気づき，それが消えていくことを観察できると，思考はただの思考であることがわかってくる。ただの思考だと気づかずに考え続けてしまうと，さまざまな感情が生じてくるが，それも状況によって生じているただの感情だと気づくことができれば，その感情に圧倒されて自らの思考や言動のコントロールを失うことはなくなる。自己批判の思考にマインドフルに気づけば，そうした思考が現実に起こっていることではなく，こだわって考え続ける必要がないことが洞察でき，過剰同一化を避けることができる。

前述したセルフ・コンパッションの 3 側面は有機的に結びついており，それぞれが欠かせない要素になっている。セルフ・コンパッションの 3 側面は，それぞれ独立して経験するのではなく，すべてが相互に関連し合って始めてセルフ・コンパッションとして機能する。

表2-12　セルフ・コンパッションの3側面に基づく6因子とその例

ポジティブな側面		ネガティブな側面
自分への優しさ 例：苦労を経験しているとき，必要とする程度に自分自身をいたわり，やさしくする。	対	**自己批判** 例：自分自身の欠点や不十分なところについて，不満に思っているし，批判的である。
共通の人間性の認識 例：自分の失敗は，人間のありようの1つであると考えるようにしている	対	**孤独感** 例：気分が落ち込んだとき，多くの人がおそらく自分より幸せであるという気持ちになりがちである。
マインドフルネス 例：何か苦痛を感じることが起こったとき，その状況についてバランスのとれた見方をするようにする。	対	**過剰同一化** 例：何かで苦しい思いをしたときには，感情を適度なバランスに保つようにする。

有光興記.（2014）. セルフ・コンパッション尺度日本語版の作成と信頼性，妥当性の検討　心理学研究，85（1）：50-59 を参考に作成

■ セルフ・コンパッション尺度（SCS）

　ネフ（2003）は，セルフ・コンパッションの3側面とそれに対する3側面からなるセルフ・コンパッション尺度（self-compassion scale: SCS）を作成し，その信頼性，妥当性を明らかにしている。SCSは，3側面をポジティブ，ネガティブにわけた6つの下位尺度（表2-12）から構成され，その合計得点を算出してセルフ・コンパッションの指標とする（Neff, 2003）。SCSを使用した研究により，セルフ・コンパッションが不安や抑うつなどの症状とは負の相関があり，主観的幸福感やポジティブ感情と正の相関があることが明らかにされている。

　また，SCSはセルフ・コンパッションを高める介入プログラムの指標としても用いられている。例えば，ネフとガーマーが開発した8週間のマインドフル・セルフ・コンパッション（MSC：p.94）プログラムは，セルフ・コンパッションを向上させ，抑うつ，不安を低減し，人生満足感を高めることが示されている（Neff & Germer, 2013）。SCSを使用した研究は国際的な広がりをみせており，日本語版も開発されている（有光，2014）。また，研究の対象者も，一般成人のみならず，青年期，老年期の人たち，また不安症，うつ病，統合失調症，摂食障害などの精神疾患患者，がん患者，糖

尿病などの身体疾患患者など，研究対象も広がっている。

③ セルフ・コンパッションでないもの

　セルフ・コンパッションには，自分に優しくするという要素が含まれるため，自分のよいところだけを見る自尊感情や自己愛，自分にとって好ましいことだけをやる甘やかし，自分のよくないところだけに注目してかわいそうだと思う自己憐憫と混同されることがある。しかし，セルフ・コンパッションは，自分のよいところだけではなく，悪いところにも気づいて受け入れていくことを含むという点で，よいところだけに注目する自尊感情や自己愛とは異なる。

　また，自分のよくないところを受け入れていくということは，見て見ぬふりをして，「まあ，いいか」と放っておいたり，「もう何もしなくてもよい」と甘やかす自己怠慢でもなく，できてないことを悲しんでいるだけの自己憐憫でもない。セルフ・コンパッションは，ポジティブ，ネガティブな考えに偏らず，バランスの取れた形で困難に向かっていくことができる心の持ちようである。

④ 看護師のバーンアウトとセルフ・コンパッション

　看護師のメンタルヘルス不調の 1 つにバーンアウトや共感疲労があるが，セルフ・コンパッションを高めることでその予防や改善が可能である。そのため，セルフ・コンパッションは特に看護師にとって重要となる。そこで，セルフ・コンパッションの実践方法については，看護の中での展開を基に解説していく。

■ 看護師のメンタルヘルス不調とその要因

　ケアが必要な人の援助をしていると，その人の気持ちに寄り添うこと，共感的に振る舞うことが要求され，相手に満足してもらえれば達成感が得られるが，期待に応えられないと疲れてしまう。疲れてくると，毎日相手の苦痛や悩みを聞いて共感しなければいけないことにイライラし，憂鬱に

なってくる。ついには燃え尽きて，相手の顔を見るのがいやになったり，相手の感情を無視した行動をとったり，仕事に意味を感じなくなって辞めたくなったりする。これをバーンアウトまたは燃え尽き症候群という。バーンアウトは，どのような職業でも生じ得るが，看護師や介護職といった援助職は感情面で消耗しやすいため問題視されている。

　また，患者の感情に共感するということは，そのしんどさも自分のことのように経験することを意味する。そのため，死に瀕した患者とその家族の悩みや苦しみに日々寄り添うと，そのつらさを経験して，場合によってはトラウマ記憶を持つことになる。その家族のケアを十分にできたと思っても，思わなくても，他の家族のケアをするときにそのつらい記憶が呼び起こされ，悲しみや恐怖，絶望感を感じることがある。これを共感疲労という。

　対人援助職にある以上，援助している人への共感は必要不可欠のように思われるが，実際は共感性を高めると患者も自分自身も不幸になる。共感性を極限まで高めたと仮定すると，もし患者が死に瀕しているときは，患者の罪悪感や絶望感を共感的に経験することになる。そのような共感を経験した後に，看護師は何もできなくなり，援助に悪影響が出るケースもあるだろう。つまり，共感を主体とした看護カウンセリング，患者にとことん寄り添う看護などは，論理的には間違ったアプローチになる。

　患者の強いネガティブな感情に気づいたとしても，その感情に圧倒されずに心を平静に保って優しい気持ちのままでいることができる心の持ちようの1つが，自他へのコンパッションである。目の前の患者が苦しんでいて何もしてあげられていないときに，いらだちや悲しみを感じるかもしれない。しかし，そのように悲しみに圧倒されそうになったときに，自分が相手のことを十分にケアできること，相手の苦しみがなくなることを願ってみると，否定的な感情が消えてあたたかい感情がわき起こってくる。その実践方法を次節で紹介する。

■ セルフ・コンパッションの実践

・慈悲の瞑想
　患者の体調が悪くなると，自分に何か落ち度がないか気になったり，患

表2-13　慈悲の瞑想のフレーズの例*

あなた（私）が安全でありますように
あなた（私）が幸せでありますように
あなた（私）が健康でありますように
あなた（私）が安らかに暮らせますように

＊：「私」「恩人」「私の親しい人」「中性の人」「嫌いな人」「グループ」「生きとし生ける
もの」と続ける。看護の場面では，アレンジして「私」「患者さん」を連続して行っても
よい。

者やその家族の悩みを十分に聴けていないのではないかと不安になること
がある。また，看護の仕事をしていると，どんなに注意を払っていても，
失敗することがある。他にも病院という職場は，患者の体調が悪くなった
り，場合によっては死に近づくこともあり，患者が感情的になったり，そ
れを家族から責められたりして，強い否定的感情に飲まれやすい。

　そうしたときに，セルフ・コンパッションの実践が有効である。自分の
よいところや感謝されたことを思い出し，「自分の悩みや苦しみがなくな
りますように」と自分に優しい気持ちを向ける。このように自分の幸せを
願う方法の1つとして，慈悲の瞑想（loving-kindness and compassion meditation）
がある。慈悲の瞑想は，表2-13のようなフレーズを自分と他者に向かっ
て繰り返していく瞑想法で，自分と他者へのコンパッションを高める効果
が得られる。

　これは，前述の仏教における「慈悲喜捨」の実践である。自分を批判す
る考えで頭がいっぱいになっているとき，困っている自分やどうしようも
なくうずくまっている自分自身を，「私が幸せでありますように」「私の悩
み苦しみがなくなりますように」といった慈しみのフレーズで包み込むイ
メージで瞑想を行う。

　慈しみの気持ちを自分に向けたとき，肯定的，否定的な感情がともにわ
き起こってくる。そのときにわき起こってくる感情を「よい」「悪い」な
どと判断すると，その感情に思考や言動をコントロールされてしまう。例
えば，「優しさなんて甘えた感情だ」「自分は幸せになる価値はない」と判
断したら，また自己批判的な思考が繰り返される。しかし，自分に優しい
気持ちを向け，わき起こってくる感情にマインドフルに，すなわちあるが

ままに気づき，優しく受け入れていくと，優しさや愛情に自分が包まれていることを感じ，自分のよいところに目を向けられ，前向きな行動をとる動機づけが高まってくる。

また，つらい出来事があったとき，悩みや苦しみを忘れようとしたり，考えないように努力したりしても，繰り返し頭の中に出てきて何度も再体験することもある。そうした出来事の後でも，慈悲の瞑想を実践し，マインドフルに悲しみも優しさも受け入れていくことで，温かく，穏やかな心の安らぎが得られ，心が平静さを取り戻す。

セルフ・コンパッションを感じられたとしても，気をつけるべき点がある。強い温かさを感じて「優しい気持ちは気持ちがよい」と判断したら，温かさを「もっと感じたい」という欲求が出てくることがある。また，何度か瞑想していると，今現在の状態に満足せず，うまくいったときの感覚を探してしまうこともある。このときも，それが単なる思考や欲求だとマインドフルに気づけば，強い優しさでなくても，少しの優しさでも，その瞬間の幸せに気づくことができる。こうして，欲求にコントロールされることなく，自分のありのままを受け入れられるようになる。

・自他へのコンパッションを高める

慈悲の瞑想は，自分以外の対象にも実践ができる。感謝を感じている同僚，自分を導いてくれた恩師，尊敬できる医師など，慈しみを感じられる対象へと拡張していくと，患者の立場を考える余裕が再び生まれてくる。そして，自分以外に困っている患者も慈しみのフレーズに包み込んでいく。

患者が苦しんでいるような場面で，相手だけでなく自分に優しい言葉をかけるというのは，おかしいと感じられるかもしれない。しかし，困っているというのは，自分の理想通りの状況ではないことで，患者も自分と同様に失敗や困難を経験しているということである。

慈悲の瞑想で「私が幸せでありますように」「患者さんが幸せでありますように」と願うことで，コンパッションが高まった状態であれば，それまでのやり取りの中で，お互いを思いやり，感謝し，時には喜びを感じたことが頭に浮かんできて，自然と相手の笑顔を思い出し，自分も笑顔になってくる。その瞬間，自分も患者も困難があっても，なんとか乗り越えるた

めに努力していることが洞察される。

　すなわち，自分も患者もそれぞれが幸せを願って行動していて，時には
それが達成できなくても頑張っているという共通性があることがわかるの
である。「自分が役に立っていない」「患者さんには自分は不要だ」など自
己不全感が強くなっていても，自分と他者との共通性を認識することで，
他者とつながっている感覚が取り戻され，自分の苦悩がちっぽけなものに
思え，むしろ自分が患者の役に立っている事実が見えてくる。

　慈悲の瞑想は，患者だけでなく，葛藤を感じているパートナー，一緒に
仕事をしたくない同僚，苦手な上司などを対象にすることもできる。ネガ
ティブな感情を感じている対象には，あまり慈しみの気持ちが高まらない
かもしれない。ネガティブな感情を感じたら，ポジティブな感情を感じる
対象にいったん戻すなどして，さまざまな対象に慈悲の瞑想の実践を継続
することで，自分にも他者にもコンパッションが高まってくる。

　コンパッションを自分にも他人にも向けたとき，困難な状況でも感謝や
安心感などのポジティブな感情に気づき，感情のバランスが取ることがで
きる。そして，看護師たる自分自身にある本来の優しい気持ちをフルに活
用したケアが続けられるのである。

■ これまでの研究から示唆されること

　自他のコンパッションを高めることで，バーンアウトや共感疲労をせず
に，患者へのコンパッション・ケア（compassionate patient care）ができるこ
とは，いくつかの研究から示唆されている。

　看護師のコンパッション・ケアには，仕事の忙しさ，患者やその家族か
らの不平，治療がうまくいっていないことなどが障壁となる。セルフ・コ
ンパッションが高い看護師は，その障壁をより小さく感じ，バーンアウト
しにくいという報告がある（Dev, Fernando, Lim, Consedine, 2018）。

　また，看護師に対してマインドフルネス瞑想（p.99）の実践とセルフ・
コンパッションを高める介入を行ったところ，コンパッションが上昇し，
ストレスが低減したという報告もある（Mahon, Brett, Dowling, 2017）。

　看護師のセルフ・コンパッションを高めることは，そのメンタルヘルス
不調を改善し，患者へのケアにも寄与することが期待される。同様の効果

を日本でも確かめることが，今後の重要な研究課題と考えられる。

　自己犠牲や自己批判を強いられることのある実際の医療現場では，セルフ・コンパッションの実践は難しく，理想だと感じられるかもしれない。そして，現実に妥協して，ある程度の自己犠牲，ある程度のコンパッションができれば十分だと考えるかもしれない。しかし，コンパッションはわれわれに備わっている無尽蔵にある資源で，限界がないため，どのような現場でも妥協は一切必要なく，常にコンパッションを自分や他者に向け続けることができる。

　試しに，親しい人や愛しい人に対するわれわれの無条件の愛情を思い出してほしい。つらいこと，理不尽なことがあっても，前述した慈悲の瞑想を実践して，今現在の感覚に気づき，自分や他者に慈しみの気持ちを送ることで，自分も患者も理不尽の中で生きる生命であることに違いはないと気づくことができる。

　セルフ・コンパッションの実践は，誰にでもできることなのに，自分への慈しみなどという言葉が荒唐無稽に聞こえ，あまり重視されてこなかったと考えられる。しかし，そのセルフ・コンパッションの実践こそが，看護師としての自身の目標に向かって努力ができる心を育て，患者が本当にやりたいことに気づく力を養うことにつながるのである。他者のことを思いやる気持ちのある看護師こそ，共感や寄り添いの罠に陥ることなく，そもそももっているコンパッションの涵養にさらに取り組むべきであろう。

● 文献

• 有光興記．（2014）．セルフ・コンパッション尺度日本語版の作成と信頼性，妥当性の検討　心理学研究，85（1）：50-59.
• Dev, V., Fernando, A.T., Lim, A.G., & Consedine, N.S.（2018）. Does self-compassion mitigate the relationship between burnout and barriers to compassion? A cross-sectional quantitative study of 799 nurses. International Journal of Nursing Studies, 81 : 81-88.
• Mahon, M.A., Brett, D., & Dowling, M.（2017）. Nurses' perceived stress and compassion following a mindfulness meditation and self-compassion training. Journal of Research in Nursing, 22 : 572-583.
• Neff, K. D.（2003）. The development and validation of a scale to measure self-compassion. Self and Identity, 2 : 223-250.
• Neff, K.D., & Germer, C.K.（2013）. A pilot study and randomized controlled trial of the

mindful self-compassion program. Journal of Clinical Psychology, 69 : 28-44.

> ## セルフ・コンパッションは
> ## どのように看護に活かせるか ─────── 秋山美紀

① セルフ・コンパッションと看護との関わり

　コンパッション（p.112）をもってケアをすることは，ヘルスケアの基本と言われている。よって，コンパッションはヘルスケア実践の重要な要素と考えられている（Clevenger, 2018）。

　患者に対してはもちろんであるが，もしも，自分の大切な友人が，何かに失敗して悩み苦しんでいたら，自分はどのように対応するのか考えてみよう。きっと，友人の悩み苦しみが少しでもやわらぐように，友人の話を聞き，コンパッションをもって，やさしくなぐさめ励ますであろう。

　しかし，自分が失敗したらどうであろうか。おそらく，自分を恥じ，責め，批判するであろう。そして自己批判によってさらに消耗し，再び気をとりなおしてがんばろうというエネルギーまで奪われるのではないだろうか。

　大切な友人に対してならコンパッションを向けられるのに，なぜ自分にコンパッションを向けられないのだろう。自分にこそコンパッションを向け，失敗しても，それを見つめ，受け止め，方略を考え，そして実行しようする自分をはげまして元気づけるべきではないだろうか。その友人に向けるコンパッションを自分に向けることをセルフ・コンパッションという。

■ セルフ・コンパッションによる効果と看護との関連

　セルフ・コンパッションを提唱したネフはガーマーと共に，マインドフル・セルフ・コンパッション（MSC : p.94）というセルフ・コンパッションを培うための8週間のプログラムを作成している[*1]。MSC は，セルフ・コンパッションを向上させるだけでなく，幸福度やマインドフルである度

合いも向上させ，うつ，不安，ストレスを低減させることが報告されている（Shapira & Mongrain ; 2010, Neff & Germer, 2013）。看護職に対して，MSCで介入した結果，介入後の二次的外傷とバーンアウトは介入前と比較して有意に低下していた。そしてセルフ・コンパッションとマインドフルネス（p.91）は，二次的外傷とバーンアウトとは，負の関連がみられた（Delaney, 2018）。

　また，セルフ・コンパッションは，自己効力感を高めることや，失敗への恐れを低減させることと関連がみられた。そしてセルフ・コンパッションをもっている人は，たとえ失敗しても健康的な対処方略を用いることができ，より早く立ち直ることができていた（Neff, Hseih, Dejitthirat, 2005）。また前出のMSCの介入研究の質的分析では，MSCによって看護実践における看護職のコーピングが強化されたと示されていた。

　このようなセルフ・コンパッションの効果に関するこれまでの報告を見る限り，看護職がセルフ・コンパッションを培うことは，バーンアウトを予防するだけでなく，自己効力感を高め，より積極的な看護をうながすことにもつながると考えられる。

② ケアの対象となる人への活用

　身体疾患をもつ患者に対して「こころのケア」が必要なことは，看護職なら誰でも実感しているであろう。身体症状そのものに伴う苦痛・不安，発症に関しての罪責感，死と向き合う恐怖，無力感，自分への嫌悪感，それらからもたらされる恥の感覚。疾患に伴うそれらの問題に，患者と共に向き合って対処するときに必要なのが患者へのコンパッションであり，患者自身のセルフケアとして必要なのがセルフ・コンパッションである。

＊1：他にセルフ・コンパッションを培う方法として，スタンフォード大学のThe Center for Compassion and Altruism Research and Educationで開発されたコンパッション・カルチベーション・トレーニング（Compassion Cultivation Training : CCT）という8週間のプログラムがある。

■ケアの対象となる人のセルフ・コンパッションに関する研究

わが国ではケアの対象となる人のセルフ・コンパッションに着目した研究はまだ少ないが，土橋らの乳がん体験者を対象とした研究がある。そこでは，セルフ・コンパッションを，がん患者の対処能力として着目しており，「精神的につらい状況において，自己に生じた苦痛をありのまま受け入れ，その苦痛を緩和させるような，思いやりにあふれた自己との関わり方」としている。うつ病傾向にある乳がん体験者は，「過剰同一化」(p.114)しやすい傾向にあり，乳がん体験者への精神的支援の1つとして，セルフ・コンパッションを培い，過剰同一化を軽減できるような関わりが重要であると示唆された（土橋，荒尾，2018）。

海外においては，セルフ・コンパッションが線維筋痛症，慢性疲労症候群，およびがんを有する人々のアドヒアランスと関連していることが示され，健康関連行動における，セルフ・コンパッションの重要性が示唆されている（Fuschia & Jameson, 2019）。

■コンパッションを用いたセラピー

コンパッションを用いたセラピーとして，コンパッション・フォーカスト・セラピー（Compassion Focused Therapy : CFT）がある。CFT は，恥や自己批判に結びつく慢性的で複雑なメンタルヘルスの問題を持つ人のために英国のギルバートによって開発された（Gilbert, 2010）。CFT は，認知行動療法（p.201）の流れに属するものであり，自分自身や他者に対する受容とコンパッションを発達させることが強力な癒しであり，力であり，慰めであり，人生の多くの苦難と向き合ううえで役に立つという考えに基づいている（Lee & James, 2012/2018）。

英国では，トラウマの経験，PTSD（心的外傷後ストレス障害）に苦しんでいる人を対象に CFT を行っている。わが国では，近年災害が多く，被災した方々の中にはトラウマに苦しんでいる人も少なくない。わが国でもコンパッションを用いてケアを行うことは必要と認識されてくるであろう。

③ ケアを提供する人自身への活用

■ ケアを提供する人自身がセルフ・コンパッションを活用する意義

　ケアを提供する人自身へのセルフ・コンパッションの活用を述べるときに，キーワードとなるのが前出の共感疲労（p.117）である。共感疲労は英語で compassion fatigue という。

　compassion fatigue という名称ではあるが，看護師が疲労し，ときにバーンアウトを引き起こすのは「エンパシー（empathy）」をもって看護を行う場合である。エンパシーとは，他人の人生に立ち入ることや，その人の現在の感情とその意味を正確に知覚すること，そしてこの理解したことを患者に伝える能力のことである（Bohart & Greenberg, 1997）。よって共感疲労をcompassion fatigue というのは，実は不適切な名称で，本来ならば empathetic fatigue というべきであると言われている。このようにコンパッションとエンパシーは異なることを知っておく必要がある。それらを感じるときの脳の活性化の部位も異なる[*2]。

　患者にエンパシーを感じるとき，看護職は患者の痛みを自分の痛みのように感じ，患者と同じ痛みや不安を感じてしまう。そうすると援助者として，よい患者−看護師関係は結べなくなる。一方，コンパッションは，患者の感情に巻き込まれることなく，あたたかく愛に満ちた感情であり，患者の痛みを理解することができ，しかもそれが看護職自身の痛みとはならないのである（Sheridan, 2016）。

　患者へのコンパッションを高めるために，そして看護職自身が共感疲労を起こさないでウェルビーイングを損なわずにケアをするために，看護職

＊2：機能的 MRI（fMRI）を用いて，人が痛みを感じるときに脳のどの部分が活性化されるかの研究が複数報告されている。エンパシー研究のメタアナリシスでは，手をナイフで切るなどの他人の痛みを見ることで，島の前部と内側／前帯状皮質からなる痛みのネットワークとエンパシーのネットワークの活性化は関連していると報告されている。一方，コンパッション研究では，恋愛の相手や自分の子どもの写真を見た人は，島の中間部，前帯状皮質の背部，線条体を活性化すると言われている（Klimecki & Singer, 2017）。

自身がセルフ・コンパッションを培うことが必要である。

　それでもまだ，コンパッションを自分に向けることに違和感のある看護職の方は，飛行機に乗ったときに，離陸前に安全のために行われるアナウンスを思い浮かべるとよい。子どもを連れた乗客に対し，緊急時に頭上から降りてくる酸素マスクは，「親が装着してから子どもに装着」するように指示される。ケアをする親の状態がよくなければ子どものケアをするどころか共倒れになるからである。これまでの看護職は「自分よりもまず患者を」という考えになりがちであった。しかし，ケアをする看護師が先に倒れてしまっては，患者へのケアは望めないであろう。よってケアをする看護職がまずエネルギーチャージをしてから，ケアをされる患者に向き合うことが望ましいだろう。そのためにセルフ・コンパッションは大切なのである。

■ ケアを提供する人自身がセルフ・コンパッションを高める方法

　私たちが思いやりあふれる行動を取るときには，「哺乳類の思いやりシステム（mammalian caregiving system）」が働いている。このシステムは，オキシトシンの分泌に関連している。オキシトシンは，子どもの出産，養育だけではなく，他人へコンパッションを向ける行動を高める。そして困難な状況においてストレスを受けたときに増えるコルチゾールの分泌を抑えて，循環器系の反応を緩和する作用がある（Saturn, 2017）。

　筆者らは，看護学生を対象にして前出の慈悲の瞑想（p.117）を，週1回のセッションで3週間行った。その介入前と介入後の比較を，抑うつをコントロールして行ったところ，セルフ・コンパッションが有意に上昇した。また，呼吸，脈拍，血圧，そしてストレス評価の指標になると考えられている唾液中のアミラーゼとコルチゾールも測定し，それぞれのセッションの前後で比較を行ったところ，各セッションの前後では，コルチゾールは有意に低下し，アミラーゼも，最初のセッションと比較して2回目と3回目のセッションでは有意に低下した。このように慈悲の瞑想はストレスを低下させ，セルフ・コンパッションを高めることが検証された（Akiyama et al., 2018）。

　また，マインドフルな休息をとると，オキシトシンの作用を活性化させ，

気持ちを清澄にして，問題解決に向け合理的な手段をとるチャンスを与えると報告されている（Germer, 2017）。よって，慈悲の瞑想のようなセルフ・コンパッションを培うスキルは，看護師による質の高いケアの提供に必要であり，今後は看護師の自己学習や研修などセルフケアに取り入れていくことが望まれる。

④ 組織への活用

■ 看護職にとってのセルフ・コンパッションの意義

看護職は，過去には，目の前の患者のためにあらゆる犠牲と献身を求められ，これに応えることが職業的な使命と信じてきた。この歴史が看護現場への定着を阻む構造を生み，大量養成・大量離職と潜在化という悪循環を断ち切れないままとなっていた（久常，2010）。

前出の航空機の酸素マスクの例のように，まずケアをする人の状態が安定してこそ，ケアされる人が救われる。よって，これからは，疲弊につながる犠牲や献身ではなく，エネルギーを十分にもった健康で幸せな看護職が，患者の健康と幸せをケアする，という考え方に切り替えていくことが必要だと思われる。

筆者は日本看護管理学会の助成を受けて「いきいきと幸せに看護ができる組織をつくる」というテーマで例会を行った。その際のアンケート（回収率91.5%）で「（プログラムで）一番心に残ったこと」を尋ねたところ，セルフ・コンパッション46名（42.6%）が最も多く，次に多かったのが慈悲の瞑想11名（10.2%）であった。

「日々看護にあたる中で，つらくなる瞬間がありますが，何が自分に足りていなかったのか分かった気がしました。特に瞑想のときには，自然に涙が出てきて驚きました。今日学んだことを自分の中に落とし込んで日々意識していくことで，これからもっといきいきと看護ができるようになりたいと感じます」

「自分はつらい気持ちを我慢することがよいと思っていたが，自分にやさしくすることを学びました。ちょっと心が楽になりました」との感想が

聞かれた。

　いつも自分に厳しくあれ，と頑張ってきた看護職にとって，「自分に対しても思いやりをもっていいのだ」と保証されたことは，それだけでも心の癒しになったと思われる。

■ 管理者はコンパッションをもってスタッフに接する

　管理者の中には，スタッフが「自分へのコンパッション」をもつと，「自分を甘やかすのではないか」「自分に優しくした途端，成長が止まるのではないか」と危惧する人もいるのではないかと思う。これまで自身が困難な状況において，歯をくいしばって頑張ってきたという自負がある管理者ほどそのように危惧するかもしれない。

　しかし，前述されているようにセルフ・コンパッションは，自分のよいところだけに注目して他人の称賛を求め続ける自尊感情や自己愛，自分を甘やかす自己怠慢や自己憐憫とは異なり，自分のよくないところやできていないことにも目を向け受け入れて，ポジティブとネガティブのどちらにも偏らずバランスの取れた形で困難に対処できる心理状態をもたらす。

　自分にコンパッションを向け，このような心理状態に至ることにより，より客観的に自己を見つめることができ，冷静に自分の弱みとも向き合うことができるようになる。つまり，セルフ・コンパッションは，頑張らないということではなく，自分を成長する方向に導くものなのである。

　看護職は，自己批判が人一倍強い（自己批判は，セルフ・コンパッションを構成する 3 つの要因の 1 つである「自分への優しさ」と対の概念である）。インシデント発生の場合は特に自分を責めるだろう。管理者は，スタッフが自己批判で精神的に追い詰められ自信をなくさないように，今後どう改善していくか冷静に振り返ることができる場をつくることが必要と思われる。失敗したときにこそ，スタッフ自身がセルフ・コンパッションをもって自分を励まし，困難を乗り越えて成長できるように関わることが必要である。

　研修にセルフ・コンパッションを取り入れ，自己批判をしたときに自分の体や心にどのような変化が生じるか感じたり，それを解き放つことをイメージしたり，慈悲の瞑想を行ったりしてみることも有効であろう。ネフによるセルフ・コンパッションの Web ページにも，セルフ・コンパッショ

ンを培うスキルが紹介されているので参考になる[*3]。

　管理者は，自己犠牲的な根性論ではなく，他人にはもちろん自分にもコンパッションを向けることのできる看護職を養成していくことが期待されていくのではないだろうか。もちろん管理者自身も自分にコンパッションを向けることが大切である。

● 文献

- Akiyama, M., Sugawara, D., Arimitsu, K., Tsutsui, C., Takano, K., Hiroshima, M., Iwasawa, A., Matsumura, Y., & Maeno, T.（2018）. A Pilot study of Loving-kindness Meditation for Japanese Nursing Students. 9th European Conference on Positive Psychology（ECPP）. Budapest : Hungary.
- Bohart A., Greenberg L.（1997）. Empathy reconsidered. Washington, DC : American Psychological Association.
- Clevenger, S.M.F（2018）. Is Self-Compassion Important for Health Care Practitioners?. OBM Integrative and Complementary Medicine, 4（1）. doi: 10.21926/obm.icm.1901007
- Delaney, M.C.（2018）Caring for the caregivers: Evaluation of the effect of an eight-week pilot mindful self-compassion（MSC）training program on nurse's compassion fatigue and resilience. PLOS ONE, 13（11）: e0207261.
- 土橋千咲，荒尾晴恵．（2018）．乳がん体験者の自己への思いやり——うつ病傾向の有無による比較．大阪大学看護学雑誌，24（1）: 44-51.
- Fuschia, M.S., & Jameson, K.H.（2019）. Self-Compassion and Adherence in Five Medical Samples: the Role of Stress. Mindfulness, 10（1）: 46-54.
- Germer, C.（2017）. To Recover from Failure, Try Some Self-Compassion. Harvard Business Review. 編集部（訳）（2019）．セルフ・コンパッションを日常で活かす方法——困難な状況から自分を救い出す．ダイアモンド・ハーバード・ビジネス・レビュー，44（5）: 54.
- Gilbert, P.（2010）. Compassion Focused Therapy. UK : Routledge.
- 久常節子．（2010）．発刊にあたって．日本看護協会（編）．平成22年版看護白書 変えよう！ 看護職の労働条件・労働環境．東京：日本看護協会出版会．
- Klimecki, O.M., Singer, T.（2017）. The Compassionate Brain. In Seppälä, E.M., Simon-Thomas, E.M., Brown, S.L., Worline, M.C., Cameron, C.D., Doty, J.R.（編）. The Oxford Handbook of Compassion Science. New York : Oxford University Press.
- Lee, D., James, S.（2012）. The compassionate mind approach to recovering from trauma using compassion focused therapy. London: Robinson Publishing. 石村郁夫，野村俊明（訳）.（2018）．トラウマへのセルフ・コンパッション．東京：金剛出版．
- Neff, K. D., Germer, C.K.（2013）. A pilot study and randomized controlled trial of the mindful self-compassion program. Journal of clinical Psychology, 69（1）: 28-44.
- Neff, K.D., Hseih, Y., Dejitthirat, K.（2005）. Self-compassion, achievement goals, and coping with academic failure. Self and Identity, 9 : 225-240.

＊3：https://self-compassion.org/category/exercises/

• Saturn, S.R.（2017）. Two Factors That Fuel Compassion: The Oxytocin System and the Social Experience of Moral Elevation. The Oxford Handbook of Compassion Science. New York : Oxford University Press.

• Shapira, L.B., Mongrain, M.（2010）. The benefits of self-compassion and optimism exercises for individuals vulnerable to depression. The Journal of Positive Psychology, 5（5）: 377-389.

• Sheridan, C.（2016）. The Mindful Nurse, Using the Power of Mindfulness and Compassion to Help You Thrive in Your Work. United States of America : Rivertime Press.

7 Resilience
レジリエンス

レジリエンスとは ─────────── 小玉正博

　レジリエンス（resilience）はさまざまな分野にまたがる非常に幅広い概念である。そのため，レジリエンスの定義には，いまだ一定の合意が得られていない。もともとレジリエンスという概念は，ストレスと同様に，物理学で物質特性を表す意味で使われていた。英語の「resilience」には「はね返り」「弾性」「回復力」などの意味があり，外から加えられる力に対応して元の状態に戻ろうとすることを表し，ストレスあるいは脆弱性（vulnerability）の対立概念として理解されている。やがてレジリエンスは，心理学や精神医学の分野で使用されるようになり，「病気に陥らせる困難な状況ひいては病気そのものをはね返す復元力，回復力」であると理解されている。

　メレディスらは，これまでのレジリエンス研究を再検討して，その定義を①個人がもつ基本的な能力，②有害事象に適応する能力，および③逆境の後に前向きな変化を示す記述がある，という3つの視点で整理している（Meredith, Sherbournes, Gaillot, 2011）。これまでのレジリエンスの定義の多くは，主にうまく適応する（元の状態に戻る）かどうかを問題にしているが，近年のレジリエンス研究では，例えば，ブリットらがレジリエンスを「重大な逆境に直面した場合の積極的な適応を表すもの」（Britt, Sinclair, McFadden, 2013）と定義しているように，逆境後の成長要素（心的外傷後成長：posttraumatic growth, p.253）を含むかどうかの視点が大きな論点となっている。

① レジリエンス研究の展開

■ レジリエントな資質をもつ個人への注目

　レジリエンス研究は大きく 3 つの段階を経ている。まず，初期の研究は，欧米の児童精神医学者や発達心理学者らによる戦争や児童虐待，親の精神疾患，貧困といった深刻な養育環境を生き延び，適応してきたハイリスクな子どもたちの長期観察から始まった。その代表がウェルナーらによる研究である。彼女らはハワイ・カウアイ島で生まれた全新生児 698 名に約 40 年にわたる縦断研究を行った（Werner, 2005）。最終的に残った約 500 名に対して学童期から壮年期にわたって彼らのリスク要因やライフイベント，保護要因などについて調査した。その結果は驚くべきもので，約 1/3 が貧困，精神疾患やアルコール依存症の親といった劣悪な環境であったにもかかわらず，健全に成長したことが報告されている。

　こうしたハイリスクな状況下でも社会的適応ができた者の特徴として，①社会性やコミュニケーション能力がある，②自分とまわりの出来事との関連性を適切に把握できる力をもっている，③家族や親戚などの重要な人たちとの情緒的なつながりをもっている，④地域や仲間，学校などの健全な外部のサポート資源を有効に利用する力をもっている，などが挙げられ，これらの要因がリスクへの保護因子として機能していたことを指摘した。これらの先駆的研究から，厳しい逆境にあってもそれに打ち負けずに，乗り越えていくレジリエントな資質をもつ個人が大きく注目された。

■ レジリエンスを過程としてとらえようとする

　1990 年代になると，レジリエンスを素質という固定した要因ではなく，過程としてとらえようとする考え方が出てくる。つまり，レジリエンスは，①特殊な状況で特別な人だけが示す能力ではなく，誰もが体験する日常のネガティブな出来事でも発揮される適応能力であること，②類似した概念のハーディネス（hardiness）[*1] が比較的安定した人格特性としてとらえられているのに対して，環境との相互作用の中で時間とともに発達変化する能

力であること，さらに③ストレス場面などに適切に対処するための学習可能な能力と考えられるようになったのである（Robertson, Cooper, Sarkor, Curran, 2015）。

　そのため，レジリエンスを高める介入が，どのようにレジリエンスやその他のアウトカム変数（精神的健康の改善，社会的コンピテンスの強化など）に影響を与えるか，またその媒介プロセスはどのようなものかについて関心が向けられるようになった。

■誰もが体験し得る回復過程として研究領域も拡大

　第3の流れは，レジリエンスは時間とともに変化，発達する力動的で多次元的な概念としてとらえられるようになってきたことである。こうした視点の展開により，レジリエンスは誰もが体験し得るネガティブイベントからの回復過程として研究されるようになり，その対象も，一般成人，被虐待児，犯罪被害者，テロ犠牲者，戦争被害者など，多様な広がりを見せるようになったのである。その研究領域も心理学や精神医学分野にとどまらず，人文科学や生態学へと拡大している（加藤，2012）。

　さらに，レジリエンスという用語は，脅威や障害が適応機能に与える悪影響を最小化して，回復可能にする，個人，組織，社会・環境システムを記述するために使用され，複雑化したシステムの安定性を考える「レジリエンス・エンジニアリング（resilience engineering）」として拡張されてきている（北村，2015）。こうした研究領域の広がりがレジリエンスをより多様で複雑な概念としているともいえる。

＊1：ハーディネスとは，「高ストレス下でも良好な健康状態を示す人がもつ性格特性」で，「コミットメント」「コントロール」「チャレンジ」という3つの要素から構成されると考えられている。「コミットメント」は，自分の仕事や周囲のできごとへの関心が高く，それに深く関わっていると感じ，そうした体験を刺激的で有意義だと感じる傾向である。「コントロール」は，自分の関わるできごとに対して一定の範囲内でコントロール，もしくは影響を及ぼすことができると信じ，かつ行動する傾向である。「チャレンジ」は，変化を人生における常態であると考えており，起こりうる変化を脅威ではなく，自分の成長への誘因であると信じている傾向である。

② レジリエンスの育成

■レジリエンスの促進要因

　レジリエンスが生来の素質か，それとも経験から学習される能力なのか，という問題についてはこれまでも多くの論議がある。平野は，レジリエンスを考えるに際して，生来の気質と関連の強い資質的要因と，後天的に獲得される要因とを分けてとらえることが重要であるとしているが（平野, 2010），レジリエンス研究において強い関心が向けられているのは，どのような環境との相互作用のあり方がレジリエンスを形成するかという点についてである（Masten & Coatsworth, 1998）。しかし，これまでの国内の研究では，保護要因と個人要因（個人内資源）との相互作用を考慮した検討が十分に行われていない。

　初期の研究では，レジリエンスの形成に寄与する保護要因としてソーシャルサポートなどの環境要因が検討されている。例えば，有能な成人とのつながり（Rutter, 1985）や情緒的支えなどの良好な養育（Masten et al., 1999）などがレジリエンスを支えていると指摘している。しかし，その後のレジリエンスの形成に寄与するソーシャルサポートの役割に関する研究結果は一致していない。これに対して，イェーキンとマクマハンは，ソーシャルサポート自体が保護要因として働くのではなく，良好なサポート関係の中でネガティブ体験を受容，再評価する機会を得ることが，レジリエンスを高めると考えている（Yakin & McMahon, 2003）。

　ソーシャルサポートなどの外的な保護要因に加えて，レジリエンスの形成に寄与するものとして，これまで多くの内的な保護資源（個人要因）が挙げられている。その主な変数のうち人格特性にあたるものを整理したものが表 2-14 である。さらに，ポジティブ心理学の研究成果から，楽観性，希望，創造性，信仰，ゆるしなどの要因がレジリエンスの保護要因として寄与することが示されている（Richardson, 2002）。

表 2-14　レジリエンスの形成に寄与する人格特性

❶ 適応力に関するもの：外向性，調和性，開放性，柔軟性など
❷ 自己意識や自我機能に関するもの：自尊心，自己肯定感，自己効力感など
❸ 情動知能を含めた知的能力に関するもの
❹ 脅威や逆境に対する肯定的な認知的態度

■ レジリエンスへの影響要因

　最近のメタ分析（Lee et al., 2013）では，レジリエンスへの影響要因として生物的要因（性，年齢），6つの保護要因（人生満足感，楽観性，ポジティブ感情，自己効力感，自尊感情，ソーシャルサポート），5つのリスク要因（不安，抑うつ，ネガティブ感情，ストレス，PTSD）が示されている。

　その中で最も大きな保護的影響を示したのが自己効力感で，以下ポジティブ感情，自尊感情の順であった。また，リスク要因では抑うつが最も強い影響を与えていた。これ以外にもレジリエンスに寄与するさまざまな個人要因が挙げられている。

■ レジリエンスを支える心理資源

・ポジティブ感情

　レジリエンスを支える心理資源として，ポジティブ感情の役割は大きい。「ポジティブ感情の拡張−形成理論」（Fredrickson, 1998, p.39）によれば，ポジティブ感情は，個人の思考，行動，周囲への注意を広げる働きをすると考えられている。これらのポジティブ感情の機能は，ストレス状況での心理的苦痛の緩和に寄与する個人資源（例えば，創造性や知識の容量の改善，社会ネットワークの拡大）を構築することと，ストレス状況が与える負の心理・生理学的結果（心機能への負荷）を防ぐことであると考えられている（Waugh, Hamilton, Chen, Joormann, Gotlib, 2012）。

　また，レジリエンスの高い人はポジティブ感情を体験しやすいためネガティブ感情の悪影響が軽減され，レジリエンスの低い人よりもストレスから早く回復しやすいと考えられている（Ong, Bergeman, Bisconti, Wallance, 2006）。さらに感情レジリエンス（emotional resilience）との関連から見れば，困難状

況でも慌てふためくことなく，冷静な感情コントロールができるということが，優れた適応性を示すことにつながっている。

・楽観性

　楽観的であること，希望をもつことは，ストレス状況で被る心理的苦痛を緩和し，レジリエンスが高い（Stain et al., 2011）。その第一の理由は，これらの対処方略がポジティブ感情を増大させ，ストレス状況に圧倒されることなく，前向きな対処（proactive coping）を行うことにつながるからである。第二の理由は，楽観的であることで逆境下にあっても肯定的な再評価と受容を行い，未来指向の対処を取りやすいからである。

　ストレス状況で楽観的でポジティブな気晴らし対処を行う人は，そうでない個人に比べてレジリエンスが高く，ストレス反応を改善することが報告されている。また，楽観性はものごとを俯瞰して，柔軟な見方を可能にすることにもつながる。

・認知の柔軟性とポジティブな意味づけ

　困難な状況をしなやかに乗り越えるためには，自分の置かれている状況を対処可能ととらえ，実際に問題解決に結びつく行動力が求められる。つまり，困難な状況を俯瞰し，そこに肯定的意味を発見できる柔軟な認知的対処を行い，問題解決の手がかりを得ることがレジリエンスにつながるのである。

　困難状況で体験するネガティブ感情を回復するためのポジティブな対処は，それが功を奏することによって自己効力感を高める。こうした逆境での成功体験の積み重ねがレジリエンスの向上に大きく寄与するのである。こうした体験から得られる認知の柔軟性はポジティブ感情や楽観性などとも関連して，レジリエンスの重要な要素の 1 つであるユーモアの基礎となると考えられる。

■レジリエンス教育

　1990 年代頃から欧米では児童生徒のレジリエンス能力の育成を目標とする「レジリエンス教育」あるいは「ポジティブ教育」という取り組みが

進んでいる（Hueber, Gilman, Reshly, Hall, 2009）。その大きな特徴は，脆弱性への介入を意図した「リスク焦点型アプローチ」ではなく，自己肯定感，楽観性などの肯定的心理資源の形成を意図した「育成プロセス焦点型アプローチ」という点である。

　その代表的なプログラムがセリグマンらによる PRP（Penn Resiliency Program）である。このプログラムは，ポジティブ心理学の考え方に沿って，子どもたちが生活の中で経験するさまざまな困難状況を乗り越えていく能力を育成するために開発されたもので，特に抑うつや不安の予防としてのレジリエンスの向上を重視している（Seligman, Ernst, Gillham, Reivich, Linkins, 2009）。

　その後，セリグマンらは米国陸軍の要請を受けて，軍人用レジリエンス訓練プロラム（Master Resilience Training : MRT）を開発した。この訓練プログラムの特徴は，リスクに焦点を当てるのではなく，その個人の「強み」の発見と向上に着目する点にある。PRP と MRT における目標は，楽観的な説明スタイルの形成，適応的な問題解決力の向上，自己コントロール力と自己効力感の構築，自身の感情への気づき，現実的な信念の育成などである（Reivich, Seligman, McBride, 2011）。MRT の最近の評価では，レジリエンス訓練が兵士の抑うつ，PTSD，不安などの精神保健問題の軽減に有効であると結論づけている。

　今後こうしたレジリエンス教育が多様な対象者に向けて多面的，体系的に展開されることにより，レジリエンスの本態が実証的に明らかにされることが期待される。

● 文献
- Britt, T.W., Sinclair, R. R., & McFadden, A. C.（2013）. Introduction: The meaning and importance of military resilience. In R. R. Sinclair & T.W. Britt（Eds.）, Building psychological resilience in military personnel: Theory and practice（3-17）. Washington, DC: American Psychological Association.
- Fredrickson, B.L.（1998）. What Good Are Positive Emotions? Revew of General Psychology, 2（3）: 300-319.
- 平野真理.（2010）. レジリエンスの資質的要因・獲得的要因の分類の試み──二次元レジリエンス要因尺度（BRS）の作成. パーソナリティ研究, 19（2）: 94-106

- Hueber, E.S., Gilman, R., Reshly, A. Hall, R.（2009）. Positive Schools. In Lopez, S.J. Snyder, C. R.（Eds.）, Oxford Handbook of Positive Psychology 2nd ed. 561-568. New York: Oxford University Press.
- 加藤敏（編著）.（2012）. レジリアンス・文化創造. 東京：金原出版
- 北村正晴.（2015）. 現場の実践知を生かすレジリエンスのデザイン. 計測と制御, 54 (7)：470-478.
- Lee, J.H., Nam, S.K., Kim, A.R., Kim, B., Lee, M.Y., Lee, S.M.（2013）. Resilience: A meta-analytic approach. Journal of Counseling & Development, 91：269-279.
- Masten, A.S., Coatsworth, J.D.（1998）. The development of competence in favorable and unfavorable environments: Lessons from research on successful children. American Psychologist, 53 (2)：205-220.
- Masten, A.S., Hubbard, J.J, Gest, S.D., Tellegen, A., Garmezy, N., & Ramirez, M.（1999）. Competence in the context of adversity: Pathways to resilience and maladaptation from childhood to late adolescence. Development and Psychopathology, 11 (1)：143-169.
- Meredith L. S., Sherbourne C. D., Gaillot S. J.（2011）. Promoting Psychological Resilience in the US Military. Santa Monica, CA: Rand Corporation.
- Ong, A.D., Bergeman, C.S., Bisconti, T.L., & Wallace, K.A.（2006）. Psychological resilience, positive emotions, and successful adaptation to stress in later life. Journal of Personality and Social Psychology, 91 (4)：730-749.
- Reivich, K.J., Seligman, M. E. P., McBride, S.（2011）. Master Resilience Training in the U.S. Army. American Psychologist, 66 (1)：25-34
- Richardson, G.E.（2002）. The metatheory of resilience & resiliency. Journal of Clinical Psychology, 58：307-321.
- Robertson, I.T., Cooper, C.L., Sarkar, M., & Curran, T.（2015）. Resilience training in the workplace from 2003 to 2014: A systematic review. Journal of Occupational and Organizational Psychology, 88；533-562
- Rutter, M.（1985）. Resilience in the Face of Adversity: Protective Factors and Resistance to Psychiatric Disorder. The British Journal of Psychiatry, 147 (6)：598-611.
- Seligman, M. E. P., Ernst, R. M., Gillham, J., Reivich, K., & Linkins, M.（2009）. Positive education: Positive psychology and classroom interventions. Oxford Review of Education, 35 (3)：293-311.
- Stain, H.J., Kelly, B., Carr, V.J., Lewin, T.J., Fitzgerald, M., Lyn Fragar, L.（2011）. The psychological impact of chronic environmental adversity: Responding to prolonged drought. Social Science & Medicine, 73：11, 1593-1599.
- Waugh, C.E., Hamilton, J.P., Chen, M.C., Joormann, J., Gotlib, I.H.（2012）. Neural temporal dynamics of stress in comorbid major depressive disorder and social anxiety disorder. Biology of Mood & Anxiety Disorders, 2 (11). doi:10.1186/2045-5380-2-11
- Werner, E.E.（2005）. Resilience Research: Past, Present, and Future. In Peters, R.D. Leadbeater, B. & McMahon, R.J.（Eds.）Resilience in Children, Families, and Communities Linking Context to Practiceand Policy, 3－11. New York: Kluwer Academic / Plenum Publishers
- Yakin, J.A., & McMahon, S.D.（2003）. Risk and Resiliency: A Test of a Theoretical Model for Urban, African-American Youth. Journal of Prevention & Intervention in the Community, 26 (1)：5-19.

レジリエンスは
どのように看護に活かせるか————廣島麻揚

① レジリエンスと看護との関わり

　レジリエンスの定義については前述（p.131）のとおりであるが，レジリエンスとは柳の枝のようにしなやかに揺れながら，苦しみやトラウマなどの逆境を柔軟に乗り越え適応する力やその過程である。

　人生にはさまざまな逆境が付きまとう。例えば，幼い子どもにとっては，親の死や家族の離散などによって身近な支援者を失うことは悲劇であり，また虐待やいじめにあうことも子どもを脅かす逆境の1つとなりえる。

　高齢者においては，定年退職によって仕事の人間関係が失われること，身近な人の死で孤独を感じること，虐待を受けることなどでも極度のストレスを生じる。

　あらゆる年代において，病気や障害をもつこと，不慣れな療養生活に対応していくことは逆境に値する。他には災害にあって家族や財産，仕事を失い，親しい地域の人々と離れてしまうことなどもトラウマや脅威となる。

■ 逆境が人々の健康に及ぼす影響とレジリエンスの力

　これらの逆境は人々の健康に多大な影響をもたらす。たとえば，子ども時代の逆境的な体験が成人した後の健康に与える影響を調査した研究では，逆境体験がない人と4つ以上ある人を比較すると，逆境体験が4つ以上ある人は逆境体験がない人と比較して自殺未遂が12.2倍，アルコール依存が4.6倍と，精神的に多大な影響を受ける可能性が示された。また，身体的には脳卒中が2.4倍，糖尿病が1.6倍であり，社会的行動面では重度の不特定多数との性交渉3.2倍，喫煙行動2.2倍と，社会的問題行動を引き起こす可能性の高いことが報告されている（Felitti et al., 1998）。

　このように虐待や親の離婚など子ども時代の逆境体験が多いほど，その

後の精神的・身体的健康や社会的適応に密接に影響を及ぼす可能性が高い。このような逆境をどう乗り越えていくかによって，その後の人生が決まっていく可能性が過去の研究で示されている。

　ただし，人は逆境やストレスフルな出来事に対して，すべて同じように反応するわけではない。したがって逆境を柔軟に乗り越える力であるレジリエンスは，心身の不健康状態からの脱却や回避のための予防的な力として，また疾病や障害を有する人が病気を受容し前向きにその人らしく生きるための力としても，重要な鍵概念といえる。

■ レジリエンスの概念の看護への影響

　レジリエンスは周囲の働きかけによって変化し，伸ばすことができる強みである。その一方，患者個人や家族のレジリエンスが不十分であれば，非効果的コーピングのリスク状態*1 に陥るとされる（Carpenito, 2018）。そのため，患者の状況を適切に判断し最良のケアを提供する手がかりとなりうる NANDA-I 看護診断では，レジリエンスが不十分な患者の状態は，「レジリエンス障害」として分類されている。

　患者や家族は，慢性的に複数の逆境や新たな危機に立たされている場合には，非効果的コーピングになりがちである。その看護介入としては，個人が適切な問題解決法を見出せるようコーピングを強化し，個人の自己効力感を高めるための支援などを看護師が担うことが期待されている。このようにレジリエンスの概念は，逆境や困難といった否定的な状況に対して個人が肯定的な対処を取れるように支援していく看護のありように影響を与えている。

＊1：非効果的コーピングのリスク状態とは，ストレス要因を正しく評価する，問題解決や適応に向けて効果的な行動パターンを適切に選択できる，あるいは入手可能なリソースを利用するといった効果的な対処能力が低下し，健康を損なう恐れや危険性のある状態を指す。

② ケアの対象となる人への活用

■ 人とのつながりを再確認できることがレジリエンスの獲得をうながす

　米国心理学会によるとレジリエンスの要素とは，まずは家族や家族以外の人，社会とのつながりであり，信頼できる支援関係で安心できることがレジリエンスを高めるうえで必須となる。

　つまり，患者のレジリエンスを引き出す関わりとして，すぐに回復できない病気になったときなどの危機状況を乗り越えるためには，他人とのつながりの再確認や関係性の認知が重要な要素となる。患者の多くにとって，病気になってつらくて落ち込んでいるときに自己の強みをすぐに活用し，問題解決に向かう力を発揮することは，ハードルが高い。そのようなときに，身近な医療者である看護師がケア場面で思いやりのある声かけをすることや，次第に患者が感じていることを話し出す場面でしっかりと聞いて受け止めることは，患者の大きな力になる。

　患者との間にそうしたあたたかい人間関係を育てるには，まず患者の話を心から聴き，共感しようとすることが重要である。それにより安心感や満たされる関係性ができることで，患者自身が困っていることを話し出すことを可能にし，問題に気づいて解決していこうとする力（問題解決能力）の活用をうながすことにつながっていく。すなわち，医療者と患者との温かな人間関係が，患者が病気に向き合い，状況を受け止め，立ち向かう力となり，治療効果を高めることにつながる。

■ 潜在的なレジリエンス（回復力）を引き出す健康教育や看護ケア

　レジリエンスの概念分析を行ったガルシア・ダイアらによると，レジリエンスには，①苦境に耐えて立ち直ること，②立ち向かうための決断力，③社会的支援，④自己効力感が含まれる（Garcia-Dia, DiNapoli, Garcia-Ona, Jakubowski, O'Flaherty, 2013）。これらの属性は潜在的に誰しも備わっており，かつ個人内で発達させることが可能である。そのことを念頭に置き，レジリエンスを育み，健康保持・増進，疾病からの回復のケアに生かすことが

できる。以下に筆者が所属する研究チームが関わってきたレジリエンスを
引き出す健康教育や看護ケアについて紹介する。

●中学生を対象にしたレジリエンスを引き出す健康教育

　筆者が所属する研究チームでは，中学生を対象に「勉強や部活，友達や家族関
係などで困ったときに乗り越える力として自分にはどんな力があるかを発見す
る，具体的な方法を知る」ことを目的にしたレジリエンスを高める精神保健講座
とワークを行った。これは，抑うつの改善と，レジリエンスの向上への有効性が
実証されている SPARK レジリエンスプログラム*2 をベースに，日本人の中学
生向けにアレンジしたものである（Pluess, Boniwell, Hefferen, Tunariu, 2017; 足
立，鈴木 & 久世，2014）。

　この講座では，①感情のメカニズムの理解，②ネガティブな感情への対処法，
③レジリエンスを鍛えるために「強み」を見つけ出すワークを行った。終了後の
感想やアンケートでは，「他の生徒から自分の強みを知らせてもらったが，今ま
で気づかなかった強みなのでとてもうれしかった」「心のサポーターともいえる
仲間や大人が自分にいることがわかり，安心した」「心の健康の授業で幸せな気
分になれた。もっと知りたい」という内容の回答がみられた。

　このレジリエンスに関する健康教育から，その人ができることを認める関わり
は自信や，やる気を引き出すこと，また，支えてくれる人がいることを知ること
は情緒的な安定と幸せな気持ちを引き出し，日常生活において前向きな行動を決
断させる効果があると考えられる。

＊ 2：ボニウェルらによる SPARK レジリエンスプログラムとは，逆境や困難にあったとき
にひどく落ち込んで立ち上がれなくなってしまわないために，あらかじめ「回復する力」
を育てるプログラムである。認知行動療法，レジリエンス，心的外傷後成長，そしてポジティ
ブ心理学の 4 つの関連した領域で得られた研究結果をもとに作成された。SPARK とはすな
わち，状況（Situation），認識（Perception），条件反射（Autopilot），反応（Reaction），
知識（Knowledge）の要素に，状況を分解することで，自然に起こっている感情反応を理
解して非建設的な行動的反応をコントロールできるようになることを目指している。
　SPARK は大きく分けて 2 つのコンセプトに分かれている。1 つはストレスにさらされて
ネガティブな感情から抜け出せなくなったときに，そこから立ち上がる瞬発力を身につけ
られるよう認知行動療法を基盤とする自身の思い込みへの対処法を学ぶこと。もう 1 つは，
自己主張や問題解決のスキルを学び，自身の強みや社会的支援ネットワーク，ポジティブ
感情の源，過去のレジリエンス経験を特定して，レジリエンス・マッスル（抵抗筋肉）を
鍛え，レジリエンスの基礎づくりをしていくことである。

◉津波災害の被災者へのレジリエンス・ケア

　津波災害で店舗（職場）を失い，仮設住宅に住んでいる失業中の住民へのケア場面でレジリエンスの考え方を活用した。この住民は，震災後半年で 10 kg 体重が増加して高血圧になっており，「ただ生きているだけで，何もやることがない」と抑うつ的で生活習慣が崩れていた。これに対して担当した保健師は体重増加に対する食事指導や運動療法を提示するよりも，被災による喪失感へのレジリエンス・ケアを優先し，「県外へ避難して遠くで暮らしている娘さんが心配している。娘さんを心配させないためにも生活を立て直そう」と呼びかけた。すると，住民は自身にとって大切な希望ともいえる娘さんの存在に気づかされて涙ぐんでいた。

　その後，ガーデニングなど地域住民向けの講座に誘うと，住民は参加するようになり，次第に生活習慣が整うようになった。この住民にとっては娘さんの存在がそうであったように，その人にとって未来を感じられる希望や生きがいを思い起こさせることによって，苦難の中にも耐えようとし，問題から逃げずに解決する方法やよい道を考えるようになっていく。このようにレジリエンスを意識して看護を行うことは，患者や住民が状況に前向きに対応する力を引き出すため，心身の健康の保持増進や回復に役立つと考える。

③ ケアを提供する人自身への活用

■ ケア提供者のメンタルヘルスとレジリエンス

　看護師は患者中心に考える教育を受けており，患者を思いやる姿勢が身についている。そのため，患者の要求にうまく答えられない場面や仕事でミスをおかした場面では，つい自分を厳しく責めてしまう。また，ミスを人から継続的に指摘されるようになると，「どうせ自分はダメ人間」などと次第に他の原因が考えられなくなって，思考停止に陥ることがある。

　こうした精神的疲労やメンタルヘルスの低下した状態になる前に，看護師が自分自身の感情に目を向け，自分自身の思いを大切に取り扱い，対処できるよう折れない心（レジリエンス）を築いていくことは，看護師自身の健康と資質を守ると同時に，よいケアを提供する前提とも考えられる。

■ ケア提供者のレジリエンスを高めるセルフケア方法

　秋山（2017, 2018）は，新人看護師や看護学生を対象にレジリエンス・プログラムを開発している（p.277）。看護師にとって自分の有するレジリエンスに気づかされることは，自己資源の再発見であり，意識的に日常生活に活用することによって，心身の健康を守るセルフケアとなる。勤務意欲の継続にもつながる。

④ 組織への活用

■ 変化に対応するチーム力としてのレジリエンス

　看護の現場は患者の命を守り，安全・安心で質の高い医療を提供することを目標に掲げ，そのためにも職員が幸福で健康的に働きやすい組織を形成していくことを目指している。しかし，現実の現場では患者の生命に関わるミスの許されない環境で緊張を強いられるとともに，患者との良好なコミュニケーションが期待されている。さらに，高度な機材や新しい機器に囲まれ，それらに伴う必要な知識と技術の習得は当たり前とされている。また，退院支援や地域連携で切れ目のない病院と地域との体制づくりを，多職種で協働して行うことも求められている。このように現場の看護師は，取り組むべき課題が山積し，多忙を極める。それらは避けられない性質の課題がほとんどであり，人によっては自己概念を揺るがすようなインパクトのある出来事となることもある。そのため，いかに課題をしなやかに乗り越えていくか，いかに変化に対応していくかが，組織の力として必要になっている。

　このように，まさに看護の現場では，逆境や困難を乗り越える力であるレジリエンスを身につけることが，チーム作りに活かされる状況がある。

■ レジリエントな組織づくりとは

　上司と部下や同僚同士など，ある人の感情や態度が同じ環境におかれた別の人に伝播することが知られており，これはクロスオーバーと呼ばれて

いる（詳細は p.158：島津, 2014）。職場のそれぞれの人のよいところを学んで，自分の中に取り入れていくことは仕事のスキル不足に起因するストレスを減らし，個人の資源を蓄えることに役立つ。そこで，看護管理者や上司がレジリエンスを身につけることによって，クロスオーバーする看護スタッフや組織全体にポジティブな影響をもたらす可能性は高い。

　前述の米国心理学会が示す個人のレジリエンスの要因の知見（p.141）を，看護管理者が組織運営に応用することも 1 つの方法である。すなわち，突発的な出来事やすぐに解決できない事態に遭遇しても自分を信じて一喜一憂せずに感情を整え，ある程度楽観性をもちつつ冷静に状況分析し，チームメイトを互いに認め合い支え合いながら柔軟に物事を解決していく力を意識することである。

　また看護スタッフ自身が組織にとって有能で役に立ち価値ある存在として感じられるかどうかを表す組織自尊感情は，仕事に対する前向きさ，ワーク・エンゲイジメント（p.147）を促進し，抑うつ傾向と不定愁訴の低下など心身の健康の維持に影響することが示唆されている（松田，石川，2012）。看護スタッフのレジリエンスを高めるには，困難に直面した際に「チームの中で自分は役に立たないのでは。看護師としての価値がないのでは」などと組織における自尊感情を低下させないように，看護スタッフが強みを活かして主体的に活動できる場を見極めて提供したり，評価を行うときに否定的だけでなく肯定的評価を積極的に盛り込んでフィードバックしたりすることが重要である。

　また，看護スタッフに仕事の意味をやりがいあるものとしてとらえ直しつつ自己価値を認知させる働きかけをしたり，職位を超えてサポートしあうなかで困りごとが話しやすく，ロールモデルを見つけやすいような環境をつくっていくことは，組織全体のレジリエンスにつながると思われる。

● 文献
• 秋山美紀（2017）．セルフマネジメントのスキル．吉田千文，志田京子，手島恵，武村雪絵（編）．ナーシンググラフィカ——看護の統合と実践①看護管理　第 4 版（138-167）．東京：メディカ出版．
• 秋山美紀（2018）．レジリエンスとは？　正しい理解と上手な活用．ナースマネジャー，

20（7）：8-11.

- 足立啓美，鈴木水季，久世浩司．（2014）．イノーナ・ボニウェル（監修）．子どもの「逆境に負けない心」を育てる本——楽しいワークで身につく「レジリエンス」．東京：法研．
- Carpenito, L. J.. 黒江百合子（監訳）．（2018）．看護診断ハンドブック第 11 版．東京：医学書院．
- Felitti, V. J., Anda, R.F., Nordenberg, D., Williamson, D.F., Spitz, A. M., Edwards, V., Koss, M.P., & Marks, J. S.（1998）. Relationship of childhood abuse and household dysfunction to many of the leading causes of death in adults: The adverse childhood experiences（ACE）study. American Journal of Preventive Medicine, 14（4）：245-258.
- Garcia-Dia, M.J., DiNapoli, J.M., Garcia-Ona, L., Jakubowski, R., O'Flaherty, D.（2013）. Concept analysis: resilience. Archives of Psychiatric Nursing, 27（6）：264-270.
- 松田与理子，石川利江．（2012）．組織内自尊感情と従業員 Well-Being との関連．ストレス科学研究．27：40-48.
- Pluess, M., Boniwell, I., Hefferon, K., & Tunariu, A.（2017）. Preliminary evaluation of a school-based resilience-promoting intervention in a high-risk population: Application of an exploratory two-cohort treatment/control design. PLOS ONE, 12（5）：e0177191.
- 島津明人．（2014）．ワーク・エンゲイジメント．東京：労働調査会．
- The American Psychological Association.（2019 年 8 月）. The Road to Resilience on-line, https://www.apa.org/helpcenter/road-resilience.

8 Engagement
エンゲイジメント

エンゲイジメントとは ──────────── 島津明人

　医療従事者が熱意をもっていきいきと働くことは，良質のケアを提供するうえで重要な課題である。本節では，近年，職場のメンタルヘルスの新しい鍵概念として注目されている「ワーク・エンゲイジメント（work engagement）」(Schaufeli, Salanova, Gonzalez-Romá, & Bakker, 2002 ; 島津，2014) を取り上げ，その考え方，関連概念との異同，アウトカムと先行要因，看護実践への示唆について言及する。

1 ワーク・エンゲイジメント

　国際連合（国連）による，2030年に向けての持続可能な開発目標（SDGs）の「3. すべての人に健康と福祉を」「8. 働きがいも経済成長も」にみられるように，健康，働きがい，経済成長は世界共通の開発目標に位置づけられている。一方，わが国では，働き方改革にみられるような新しい働き方を模索する動きも始まっている。

　心理学や産業保健心理学では2000年前後から，人間の有する強みやパフォーマンスなどポジティブな要因にも注目する動きが出始めた。このような動きの中で新しく提唱された概念の1つが，ワーク・エンゲイジメントである。

　シャウフェリらは，ワーク・エンゲイジメントを以下のように定義している (Schaufeli, Salanova, Gonzalez-Romá, Bakker, 2002 ; Schaufeli & Bakker, 2004)。

　「ワーク・エンゲイジメントは，仕事に関連するポジティブで充実した心理状態であり，活力，熱意，没頭によって特徴づけられる。エンゲイジメントは，特定の対象，出来事，個人，行動などに向けられた一時的な状態ではなく，仕事に向けられた持続的かつ全般的な感情と認知である」。

　このように，ワーク・エンゲイジメントは，活力，熱意，没頭の 3 要素から構成された複合概念であることがわかる。このうち，活力は「就業中の高い水準のエネルギーや心理的な回復力」を，熱意は「仕事への強い関与，仕事の有意味感や誇り」を，没頭は「仕事への集中と没頭」をそれぞれ意味している。したがって，ワーク・エンゲイジメントの高い人は，仕事に誇り（やりがい）を感じ，熱心に取り組み，仕事から活力を得ていきいきとしている状態にあるといえる。

② ワーク・エンゲイジメントと関連概念

　ワーク・エンゲイジメントに注目した看護実践を検討する際，関係する他の概念と区別する必要がある。図 2-6 は，ワーク・エンゲイジメントと関連する概念（バーンアウト，ワーカホリズム）との関係を図示したものである。図 2-6 では，ワーカホリズムとバーンアウトとが，「活動水準」と「仕事への態度・認知」との 2 つの軸によって位置づけられている。また，

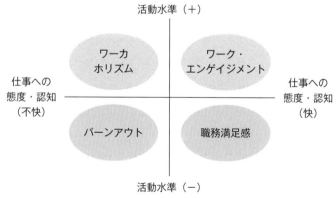

図 2-6　ワーク・エンゲイジメントと関連する概念

ワーク・エンゲイジメントは，活動水準が高く仕事への態度・認知が肯定的であるのに対して，バーンアウト（Maslach & Leiter, 1997）は，活動水準が低く仕事への態度・認知が否定的であることがわかる。

　また，「過度に一生懸命に強迫的に働く傾向」を意味するワーカホリズム（Schaufeli, Shimazu, & Taris, 2009）は，活動水準は高いものの仕事への態度が否定的である点で，ワーク・エンゲイジメントと異なることがわかる。つまり，ワーカホリズムは活動水準が高く，仕事に多くのエネルギーと時間を注いでいる点で，ワーク・エンゲイジメントと共通しているものの，ワーカホリックな人は「強迫的に」働くのに対して，エンゲイジメントの高い人は「楽しんで」働く点に違いがあるといえよう。

　両者の違いは，仕事に対する動機づけの違いによっても説明できる（Schaufeli et al., 2002）。ワーク・エンゲイジメントの高い人は，仕事が楽しく，仕事にやりがいを感じ，その仕事が重要だと思い，もっと仕事をしたい（I want to work）と考えていることから，仕事に多くの時間とエネルギーを費やしている。ところが，ワーカホリックな人は完璧主義で，周りからの期待以上の成果を常に出そうと思っているため，仕事のことが頭から離れない。また，職場から離れると罪悪感を覚え，不安で落ち着かない。つまり，罪悪感や不安を避けるために，仕事をせざるをえない（I have to work）と考え，仕事に多くの時間とエネルギーを費やしている。換言すると，ワーク・エンゲイジメントの高い人は「夢中型の努力」によって，ワーカホリックな人は「我慢型の努力」で特徴づけられている。

③ ワーク・エンゲイジメントのアウトカム

　これまでの研究では，ワーク・エンゲイジメントと健康，仕事・組織に対する態度，パフォーマンスなどとの関連が検討されている

　このうち，心身の健康との関連については，ワーク・エンゲイジメントの高い従業員は，抑うつや不安が低く，睡眠の質がよく，炎症反応のリスクが低く，心理的苦痛や身体愁訴が少ないことが明らかにされている。

　仕事の生産性との関連については，ワーク・エンゲイジメントが高いほど，自己啓発学習への動機づけが高く，創造的な行動を多く行い，役割行

動や役割以外の行動を積極的に行うほか，部下への適切なリーダーシップ行動が多いことが明らかにされている。このように，ワーク・エンゲイジメントが高い人は，心身ともに健康で，仕事や組織に積極的に関わり，良好なパフォーマンスを有しているといえる（島津，2018）。

❹ ワーク・エンゲイジメントを高める要因

　ワーク・エンゲイジメントを高める要因，すなわち規定要因としては，仕事の資源と個人の資源が想定されている（Schaufeli & Bakker, 2004）。

■仕事の資源

　仕事の資源とは，仕事において，①ストレッサーやそれに起因する身体的・心理的コストを低減し，②目標の達成を促進し，③個人の成長や発達を促進する機能を有する物理的・社会的・組織的要因である。これらの資源は，課題レベル，対人レベル，組織レベルの3つの水準に分類することができる（Schaufeli & Bakker, 2004）。

　ワーク・エンゲイジメントと仕事の資源との関連についての実証研究をメタ分析した研究では，社会的支援とは $r=.32$，自律性・コントロールとは $r=.23$ の正の相関が認められているほか（Halbesleben, 2010），資源全般とは $r=.33$ の正の関連が認められている（Goering, Shimazu, Zhou, Wada, & Sakai, 2017）。

■個人の資源

　個人の資源とは「自分を取り巻く環境を上手にコントロールできる能力やレジリエンスと関連した肯定的な自己評価」（Hobfoll, Johnson, Ennis, & Jackson, 2003）と定義され，自己効力感，楽観性，自尊心，レジリエンスなどが代表的な資源である。個人の資源とワーク・エンゲイジメントとの関連を検討したメタ分析（Halbesleben, 2010）でも，両者の間に正の相関があることが確認されている。

⑤ 仕事の要求度-資源モデルに基づく看護実践への示唆

　ここまで，ワーク・エンゲイジメントとアウトカム（健康，仕事・組織に対する態度，パフォーマンスなど）との関連，ワーク・エンゲイジメントを高める規定要因について言及してきたが，従来の実証的研究を総合すると，ワーク・エンゲイジメントは，仕事の資源および個人の資源とアウトカムとの関係を媒介していることが示唆される。

　これらの関連を1つのモデルとして統合したのが，「仕事の要求度-資源モデル」である（Schaufeli & Bakker, 2004）。このモデルは，仕事の要求度→バーンアウト→健康問題の関連を説明する「健康障害プロセス」と，仕事の資源→ワーク・エンゲイジメント→ポジティブな態度を説明する「動機づけプロセス」の2つのプロセスから構成される（図2-7）。仕事の要求度-資源モデルの妥当性については，さまざまな実証研究で検討されているほか，メタ分析によっても明らかにされている（Goering et al., 2017）。

　仕事の要求度-資源モデルに基づくと，看護職のワーク・エンゲイジメントの向上には，仕事の資源と個人の資源を高めることが有用となる。仕

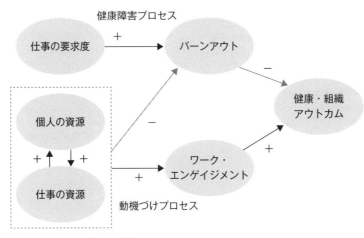

図2-7　仕事の要求度-資源モデル

151

事の資源の向上では，管理職研修などでリーダーシップや部下への支援の
あり方をトレーニングすること，参加型のワークショップなどで職場の強
みを高める計画を立て実践することなどが考えられる。他方，個人の資源
の向上では，業務に関するスキル向上を通じた自己効力感の向上，ポジティ
ブな振り返りを通じた自尊心の向上などが考えられる。

　看護職のワーク・エンゲイジメントを高めることは，離職を低減するだ
けでなく，ケアの質の向上にもつながる。今後，看護職を対象とした実証
研究が蓄積されるとともに，向上手法の開発が進展することが期待されて
いる。

● 文献

• Goering, E., Shimazu, A., Zhou, F., Wada, T., & Sakai, R. (2017). Not if, but how they differ: A meta-analytic test of the nomological networks of burnout & engagement. Burnout Research, 5 : 21-34.

• Halbesleben, J. R. B. (2010). A meta-analysis of work engagement: Relationships with burnout, demands, resources and consequences. In: A. B. Bakker, & M. P. Leiter (Eds.) : Work engagement: Recent developments in theory and research (102-117), New York : Psychology Press.

• Hobfoll, S. E., Johnson, R. J., Ennis, N., & Jackson, A.P. (2003). Resource loss, resource gain, and emotional outcomes among inner city women. Journal of Personality and Social Psychology, 84 : 632-643.

• Maslach, C., & Leiter, M. P. (1997). The truth about burnout: How organizations cause personal stress and what to do about it. San Francisco: Jossey-Bass.

• Schaufeli, W. B., & Bakker, A. B. (2004). Job demands, job resources and their relationship with burnout and engagement: A multi-sample study. Journal of Organizational Behavior, 25 : 293-315.

• Schaufeli, W. B., Salanova, M., Gonzalez-Romá, V., & Bakker, A. B. (2002). The measurement of engagement and burnout: A two sample confirmative analytic approach. Journal of Happiness Studies, 3 : 71-92.

• Schaufeli, W. B., Shimazu, A., & Taris, T. W. (2009). Being driven to work excessively hard: The evaluation of a two-factor measure of workaholism in The Netherlands and Japan. Cross-Cultural Research, 43 : 320-348.

• 島津明人. (2014). ワーク・エンゲイジメント：ポジティブ・メンタルヘルスで活力ある毎日を. 東京：労働調査会.

• 島津明人 (編). (2018). Q&A で学ぶワーク・エンゲイジメント. 東京：金剛出版.

> エンゲイジメントは
> どのように看護に活かせるか——————金子眞理子

① ワーク・エンゲイジメントと看護との関わり

　ケアの対象となる人々を身体，精神，社会，実存的側面，すなわち全人的側面から捉え，対象者のクオリティ・オブ・ライフ（Quality of life；生命・生活の質，以下QOL）を維持し，高めていけるように働きかけることは，看護の重要な役割の1つである。看護とエンゲイジメントにはどのような関わりがあるのだろうか。この問いに対して，これまでの看護理論家が定義している看護の概念と照らしながら考えてみよう。

■看護理論からみた看護とワーク・エンゲイジメント

　ヘンダーソン（Virginia Henderson）は，看護師の独自の機能として，「病人であれ健康人であれ，各人が健康あるいは健康の回復に資するような行動をするのを助けることである」と述べており，14の人間の基本的欲求の1つに〈達成感のあるような仕事をすること〉を挙げている（Wertman & Lauer, 2006）。すなわち，ワーク・エンゲイジメントの概念が提唱される前から，達成感のあるような仕事に関するニーズを満たすことは看護の本質的な役割の1つであった。

　一方，ワーク・エンゲイジメントと関連の深い看護理論には，セルフケア理論が挙げられる。オレム（Dorothea Elizabeth Orem）はセルフケア理論において，あらゆる人間に対して必要になるセルフケア要件の1つに活動と休息のバランスを保つことを挙げている（Stephen, 1993）。島津（2014）は，フィンランドの追跡調査（Kivimaki et al., 2006）を取り上げ，週末の休息が十分に取れていない人たちは，十分に取れている人たちに比べ，心臓疾患による死亡リスクが高かったことから休息の重要性を述べている。この研究では，仕事のストレスも関与していることが指摘されているが，これらも含めて活動と休息のバランスは心身の健康にとって重要なセルフケア項目で

あることがわかる。ケアの対象者がバーンアウトすることなく，いきいきと仕事ができるよう，セルフケアの観点から支持・教育し，支援することは看護の重要な役割である。

■ ワーク・エンゲイジメントと看護ケア

ワーク・エンゲイジメントを把握する視点には「活力（vigor）：仕事の最中エネルギッシュで，力がみなぎり，活気に満ちていると感じる」「熱意（dedication）：仕事との間に絆を感じ仕事に熱中している」「没頭（absorption）：仕事に完全に熱中している」などが挙げられる（Schaufeli et al., 2012）。

看護師は対象者の就労や経済的側面の情報収集を行っているが，仕事への活力，熱意，没頭といった視点でワーク・エンゲイジメントの状態を把握したり，高められるような視点を含みケアしているといえるだろうか？一方，ケアの対象者のニーズや QOL を高めることを看護の目標とすることに異論を唱える読者はいないだろう。

仕事にエンゲイジしている状態では，ポジティブな感情が生まれ，幸せな気分になり，元気になれること，またエンゲイジしている従業員は健康にも恵まれ，頭痛や心配，睡眠障害，筋肉の緊張などといった心身の訴えが少ないことが示されている（Schaufeli, Dijkstra, 2010/2012）。このため，QOL を高めるケアの視点の 1 つにワーク・エンゲイジメントがあることを意識し，仕事に対する対象者のニーズを満たしたり，セルフケアを支援していけるよう，この概念を看護に取り入れていくことも必要ではないだろうか。

② ケアの対象となる人への活用

ケアの対象者，地域住民へのケアについて，ワーク・エンゲイジメントの視点をどのように活用していくことができるだろうか？ ワーク・エンゲイジメントの視点によるケアが特に必要になるのは，身体疾患をもつ人々のケアでは慢性疾患をもち就労する人への支援，がん患者の就労支援，精神領域ではうつ病や統合失調症などの精神疾患・障害をもつ人の就労支

援やリワークのための支援と地域住民のための啓発などがあるだろう。なかでもがん患者の就労支援は注目されている課題である。就労しているがん患者の7割が仕事の継続を望んでいる一方，同時に病状による仕事の支障についても7割が自覚しており，仕事への支障がある群では,「働きがい」が低値であることからも（小塩，水上，2018），病気になってもワーク・エンゲイジできるような支援をしていくことが望まれる。

　ここでは身体疾患として慢性疾患患者，精神疾患ではうつ病の患者の事例を挙げて，看護への活用を考えてみたい。

■ 慢性疾患を抱える対象者への活用

● Ａさん　男性　23歳　会社員　潰瘍性大腸炎

　Ａさんは会社員1年目で営業職である。23歳で難病である潰瘍性大腸炎を発症し，全大腸炎型，中毒性巨大結腸症のため緊急手術となり，大腸全摘出，人工肛門（ストマ）造設となった。「会社に入職したばかりであり，退院後に職場復帰ができるのか，ストマの自己管理をしながら活力や熱意をもって今までのようにいきいきと仕事ができるのか不安だ」と看護師に相談があった。

　看護師は身体面の関わりとして，Ａさんが望むワーク・エンゲイジメントを支援するためには，身体管理が基盤であると考えた。大腸全摘術後であり，営業職であることを考慮し，水分補給をこまめにして脱水を防ぐことと，ストマ管理の指導を行った。そして，Ａさんのセルフケアをアセスメントし，必要な指導を行った。食事面では，栄養士と連携して妻を含めた指導を行った。

　精神面の関わりでは，不安を傾聴しながらも，問題解決法を用いて，職場復帰をして営業職を継続するための具体的問題と対処法をＡさんと共に確認した。

　社会面では，難病やストマ造設に対して活用できる社会資源や制度についてソーシャルワーカーにつなげて検討し，それらの利用を図ることでＡさんのQOLを高め，経済面での負担を軽減できるような調整を行った。その後，Ａさんは，心身のコントロールができ，会社に復帰し，いきいきと活力や熱意をもち，仕事にエンゲイジするようになった。

　この事例では，Ａさんのニーズに沿ってワーク・エンゲイジメントの視

点からセルフケアをアセスメントし介入していくことで，ワーク・エンゲイジメントにつながっている。このプロセスの中には，患者の発達段階や生活状況に応じたニーズをアセスメントし，必要な支援を行うという看護の原点につながる要素が多く含まれている。そして，その１つとして看護において身体，精神，社会面からワーク・エンゲイジメントを支援することの大切さが読みとれる。

■ うつ病で休職している患者への活用

● Ｂさん　女性　30 歳　会社員　うつ病

　Ｂさんは大学を卒業後，コンピューター関係の会社に入職した。もともとまじめな性格である。休日も仕事をしており，気分転換することもなかった。コミュニケーションが苦手で，ほかの社員の仕事を肩代わりしてしまうなどのことがあり，残業が続いていた。ミスが重なるにつれ，威圧的な上司から厳しく叱責され，仕事への意欲をなくしてしまい，朝も起きられなくなった。受診の結果，うつ病を指摘され，現在休職中である。

　Ｂさんは，職場復帰後は健康でいきいき仕事ができるようになりたいという目標をもち，職場復帰を目指してリワークデイケアに通っている。

　看護師は，デイケアの公認心理師とも連携し，食事や睡眠，活動と休息などに関するセルフケアをノートにつけ，モニタリングするようＢさんに提案した。デイケアプログラムでは休職前のセルフケアを振り返り，どこをどのように改善すればよいかをＢさんと共に検討した。さらに，疾病と服薬に関して心理教育を行い，復職後も継続的な受診や服薬を中断しないことの必要性を理解してもらった。コミュニケーションでは自分も相手も大切にするアサーティブなコミュニケーション方法やストレスマネジメントの一環としてリラクセーション法やマインドフルネス，認知行動療法の心理教育を行い，復職後もいきいきとワーク・エンゲイジメントできるように働きかけた。

　この事例は，仕事のストレスからうつ病になった対象者の復職支援において，休職前の自己をふりかえり，復職後に健康でいきいきとワーク・エンゲイジできるように，ストレスマネジメントをふまえたセルフケアについて心理教育したものである。精神疾患が５大疾病となった現代において，

精神疾患をもつ対象者が地域で就労していけるようワーク・エンゲイジメントの視点をもって，そのための支援を働きかけることは精神医療における看護師の重要な役割といえる。

③ ケアを提供する人自身への活用

　看護職・家族介護者自身のセルフケアについて，ワーク・エンゲイジメントはどのように活用できるだろうか。スペインの看護師373名を対象としたインターネット調査では，看護師の健康と職務満足感，ワーク・エンゲイジメントは相関があることが示されている（Gancedo J, González-Ganced, Fernández-Martinez, Rodriguez-Borrego, 2018）。看護は対人援助職であり，患者・家族のことを第一に考えるあまり，看護師自身の健康や職務満足感を後回しにする傾向はないだろうか？ バーンアウトは看護師のウェルビーイングを低下させ，生産性や看護の質にも負の影響をもたらすことが指摘されている（Khamisa, Oldenburg, Peltzer, Ilic, 2015）。看護職は感情労働を伴う職種であり，かつ勤務時間が不規則である。また，生涯学習が必要なため，通常の勤務以外にも研究や学会活動などもあり，過重労働になりかねない。

　一方，ワーク・エンゲイジメントとよく似た概念にワーカホリズムがある。この2つの概念では，図2-8のように，健康や生活満足感，仕事のパフォーマンスに違いがあることが示されている（島津，2014）。看護師自身が健康で活力をもち仕事を遂行していけるよう，看護教育の中にもストレスマネジメントやワーク・エンゲイジメントに関する教育や啓発を取り入れ，看護師自身がワーク・エンゲイジできるような知識とストレスマネジメント，セルフケアを行っていく必要がある。

④ 組織への活用

　ワーク・エンゲイジメントと従業員の健康，ケアの質，生産性を含めた経済効果には，どのような関連があり，組織にどのように活用できるだろうか？

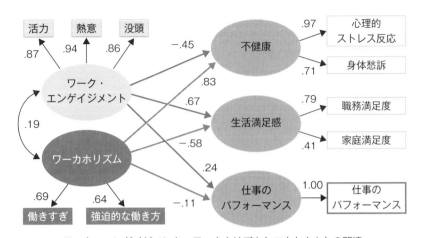

図 2-8　ワーク・エンゲイジメント，ワーカホリズムとアウトカムとの関連

島津明人. (2014). ワーク・エンゲイジメント——ポジティブ・メンタルヘルスで活力ある毎日を (40). 東京：労働調査会.

　島津（2014）は，オランダ人研修医を対象とした調査で，エンゲイジしている医師からはバーンアウトした医師よりもミスの報告が少なかったことから，医療機関の経営者はエンゲイジメントに着目すること，また，ワーク・エンゲイジメントはクロスオーバ（伝染）することから，職場でのポジティブな感情の共有が職場の活力を生むことを説明している。

　看護管理に関しては，副看護師長について調査した論文がある。須藤と石井（2017）によれば，ワーク・エンゲイジメントを高める要因には自己効力感が大きく影響していること，看護師長が副看護師長のパフォーマンスを肯定的に評価し承認する行為がワーク・エンゲイジメントを高める要因に大きく影響していることが示唆されている。国内でのワーク・エンゲイジメントに関する研究の動向と浸透を調査した論文でも，職場環境改善型の一次予防的観点として，個人レベルのみでなく組織レベルのアプローチが重要だといわれている（塚田, 2017）。看護師の現任教育の場においても，肯定的な評価や強みを承認することでスタッフ 1 人ひとりの自己効力感やワーク・エンゲイジメントを高め，組織全体のワーク・エンゲイジメントの向上につなげていけるような教育方法を新人教育や指導者へのポジティブなフィードバックに活用していく方法もあるだろう。

これまで看護の世界では，問題解決思考に基づいてまず情報を収集し，問題点に着眼する思考が多かったが，看護部の組織としてのワーク・エンゲイジメントを高めるためには，問題点だけではなくポジティブな面や組織の強みにも目を向けていくことも必要である。

● 文献

- Bakker, A, Leiter, M., 島津明人（監訳）．（2014），ワーク・エンゲイジメント——基本理論と研究のためのハンドブック．東京：星和書店．
- Gancedo, G, Martinez, F, Rodoriguez-Borrtgo MA.（2019）. Relationship among general health, job satisfaction, work engagement and job features in nurses working in a public hospital: A cross-sectionsl study. Journal of Clinical Nursing, 28（7-8）: 1273-1288.
- Khamisa, N, Oldenburg, Peltzer, K and Ilic, D.（2015）. Work Related Stress, Burnout, Job Satisfaction and General Health of Nurses, International Journal of Environmental Research and Public Health. 12（1）: 652-666.
- Kivimäki, M., Leino-Arjas, P, Kaila-Kangas, L, Luukkonen, R, Vahtera, J, Elovainio, M, Härmä, M, & Kirjonen, J.（2006）. Is incomplete recovery from work a risk marker of cardiovascular death? Prospective evidence from industrial employees. Psychosomatic Medicine, 68（3）: 402-407.
- 厚生労働省　治療と職業生活の両立等の支援対策事業実施委員会．（2014）．治療を受けながら安心して働ける職場づくりのために——事例から学ぶ治療と仕事の両立支援のための職場における保健活動のヒント集．
  https://www.mhlw.go.jp/new-info/kobetu/roudou/gyousei/anzen/dl/140328-01.pdf
- 小塩佳奈，水上勝義．（2018）．がん就労者のストレスと就労意向の関連の検討．産業ストレス研究，25（2）: 249-256.
- Schaufeli. W.B., Dikstra. P., 島津明人，佐藤美奈子（訳）．（2012）．ワーク・エンゲイジメント入門（1-4）．東京：星和書店．
- 島津明人．（2014）．ワーク・エンゲイジメント——ポジティブ・メンタルヘルスで活力ある毎日を．東京：労働調査会．
- Stephen. J. C., 数間恵子，雄西智恵美（訳）．（1993），看護モデルを使う1 ——オレムのセルフケアモデル，東京：医学書院．
- 須藤貴子，石井範子．（2017）．副看護師長のワーク・エンゲイジメントに関する研究——自己効力感・看護実践環境との関係，秋田大学保健学専攻紀要，25（2）: 23-33.
- 塚田知香．（2017）．ワーク・エンゲイジメントの国内での研究動向および浸透について——国内文献レビューとネット検索結果から，経営論集，6: 43-53.
- Wertman, D., Lauer, T., 小玉香津子（訳）．（2006）．ヴァージニア・ヘンダーソン．Wertman, D., Lauer, T., 都留伸子（監訳）．看護理論家とその業績（106-122）．東京：医学書院．

9 Respect
尊敬

尊敬とは ─────────────────── 武藤世良

　「看護実践では尊敬（respect）が重要である」と言われたら，あなたはどのような意味で「尊敬」という言葉を解釈するだろうか。もしあなたが看護師なら，患者やその家族を無条件に「尊敬」することは大切であると思うかもしれない。上司や先輩の看護師を目上の者として「尊敬」することも大切であると思うかもしれない。あるいは，看護実践において自分が「尊敬」している人を目指し努力することも大切であると思うかもしれない。ふとしたときに医師や先輩看護師の優れた技術や能力を目の当たりにし，「すごい」と感じて「尊敬」することも，その後の自身の成長にとって大切であると思うかもしれない。

　さて，以上の「尊敬」という言葉のニュアンスが1つひとつ微妙に異なることに気づかれただろうか。このように，尊敬には多様な意味があり，1つには定義できない。本節では，私たちが日常生活で経験する尊敬には，主に「義務尊敬」「感情的態度尊敬」「感情状態尊敬」の3つがあるという考え方（武藤，2018）を紹介したい。

❶ 3つの尊敬

■ 義務尊敬（尊重）

　義務尊敬は，ほぼ「尊重」という言葉と言い換えることのできる概念で

ある。「人は互いに尊敬（尊重）し合うべきだ」「部下は上司を尊敬（尊重）すべきだ」など，義務尊敬（尊重）は水平（ヨコ）関係でも上下（タテ）関係でも生じる社会文化的・道徳的規範が中心的問題となる義務としての尊敬である。リとフィッシャーは，英語の respect には義務尊敬（ought-respect）と感情尊敬（affect-respect）の2種類があるとし，義務尊敬は誰もが受けるにふさわしい，道徳的原理に基づいたものであり，感情ではないとした（Li & Fischer, 2007）。

　冒頭の例であれば，「患者やその家族を無条件に『尊敬』すること」は，こうした他者一般への無条件的な義務尊敬（尊重）に対応するものと考えられる。一方で，「上司や先輩の看護師を目上の者として『尊敬』すること」のように，親や教師など，特定の地位・役割にある他者に向けられる偶発的・随伴的な尊敬もある。こうしたタテ関係における目上の他者や，権威に対する尊敬も，「敬意を払う」「敬意を表する」といったように，内なる感情というよりも相手に「示す」ことに焦点があるという点で，社会的・道徳的な義務尊敬として考えられる。

■ 感情的態度尊敬

　義務尊敬が「義務」としての尊敬であるのに対して，感情的態度尊敬は，次項の感情状態尊敬とともに，「感情」としての尊敬といえる。「感情」としての尊敬において重要なのは，本人によって心から感じられる尊敬の「気持ち」である。この尊敬の「気持ち」は，相手を尊敬する「べき」だ，というような道徳的・社会的規則ではなく，個人的な意味評価に基づき生じる。例えば，冒頭の「看護実践において自分が『尊敬』している人を目指し努力すること」は，場合によっては看護実践のキャリアを通した長期的な課題となるかもしれない。感情的態度（emotional attitude）としての尊敬は，こうした自分が一目置く「特定の」優れた他者への持続的で一方的な尊敬の感情に基づくものである。

■ 感情状態尊敬

　感情状態尊敬は，他者の優れた性質に感嘆し称賛するときに生じる一過性の感情状態（emotional state）としての尊敬である。冒頭の「ふとしたと

きに医師や先輩看護師の優れた技術や能力を目の当たりにし，『すごい』
と感じて『尊敬』すること」は，感情状態尊敬の例といえる。感情的態度
が特定他者との関係性を前提とした概念であり，対象人物への評価や気持
ちが一貫して保持される性質をもつのに対して，感情状態は一時的な主観
的経験である。また，見知らぬ他者の素晴らしい善行を見て尊敬すること
もあるように，感情状態尊敬は相手との関係性がなくても生じうる。

　ただし，一般に感情的態度と感情状態には密接で相互規定的な関係があ
る（武藤，2018）。例えば，普段から自分が尊敬している（感情的態度尊敬を
向けている）人物が卓越した看護実践をするのを見れば，「あの人はやっぱ
りすごい」と感情状態尊敬が生じやすいだろうし，特定の他者にいつも感
情状態尊敬を経験するのであれば，その人物への感情的態度尊敬が形成さ
れたり強化されたりするかもしれない。

❷ 5 つの尊敬関連感情

　尊敬には大きく分けて義務としての尊敬と感情としての尊敬があり，感
情としての尊敬には感情的態度尊敬と感情状態尊敬があると述べてきた
が，尊敬に関連する感情は多様である。

　古来，日本には尊敬に関わる数多くの感情語が存在し，日本人にとって
尊敬は日常的に経験されやすい重要な感情概念であることがうかがえる
（Markus & Kitayama, 1991 ; 武藤，2014）。

　プロトタイプ・アプローチという，感情語の意味の典型性や階層構造を
検討する研究手法により，現代日本における尊敬に関わる感情（尊敬関連
感情）には，「敬愛」「心酔」「畏怖」「感心」「驚嘆」の 5 種類（図 2-9）
があることが示唆されている（武藤，2014 ; 2016a）。

■ 敬愛

　「敬愛」は，敬愛，敬慕，敬意といった言葉で表されるような，優れた
特定の他者を敬い，好ましく思うポジティブな主観的情感（気持ち）であり，
他者への穏やかな愛情にも似ている。尊敬という言葉自体は，現代日本人
にとって「敬愛」カテゴリーの言葉として典型的にとらえられており（図

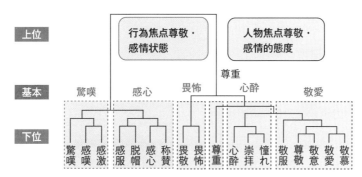

図2-9　日本人大学生における尊敬関連感情の階層的意味構造

注）20～70代成人を対象とした追試的研究（武藤，2016a）でもほぼ同様の構造が示されている。

武藤世良．（2014）．尊敬関連感情概念の構造—日本人大学生の場合．心理学研究，85（2）：157-167．
https://doi.org/10.4992/jjpsy.85.13021 より一部改変

2-9），「敬愛」は尊敬のプロトタイプ的情感（典型的な気持ち）であると考えられている（武藤，2014；2016a）。

■ 心酔

「心酔」は，心酔，崇拝，憧れ，といった言葉で表されるような，優れた特定の他者に夢中になる熱烈な主観的情感である。「敬愛」と最も似ているが，「敬愛」よりも対象人物に我を忘れて没頭するようなニュアンスがある。

■ 畏怖

「畏怖」は，畏怖や畏敬といった言葉で表されるような，自己をはるかに圧倒する優れた特定の対象をおそれ敬う主観的情感であり，5種類の尊敬関連感情のなかで相対的にネガティブな感情価（valence）をもつ。

■ 感心

「感心」は，感心，脱帽，感服，称賛といった言葉で表されるような，他者の優れた行為や性質に心動かされる主観的情感であり，まさに一過性の感情状態尊敬として経験される。

■驚嘆

　「驚嘆」は，驚嘆，感激，感嘆といった言葉で表されるような，対象の優れた性質に驚き興奮する主観的情感である。

■5つの尊敬関連感情の分類

　「敬愛」「心酔」「畏怖」は，典型的には優れた特定人物に焦点の当たった持続的な「人物焦点尊敬・感情的態度」であるのに対し，「感心」「驚嘆」は，優れた特定行為に焦点の当たった一過性の「行為焦点尊敬・感情状態」である（図 2-9：武藤，2014；2016a）。ただし，この分類はあくまでも典型的なものであり，「敬愛」「心酔」「畏怖」も時に感情状態として意識化され経験されることがある（武藤，2016b；2018）。

③ 尊敬の機能

　義務としての尊敬にも感情としての尊敬にも，対人関係を構築・維持・調整するうえで重要な機能がある。また，尊敬関連感情は，自己の成長や発達にとってもポジティブな機能を果たす可能性が示されている。ここでは，義務としての尊敬と感情としての尊敬それぞれの機能を概観する。

■義務尊敬（尊重）の機能

　義務尊敬には，相手に敬意を見えるように明確に「示す」ことで対人葛藤や怒りを抑制し，円滑でポジティブな人間関係を構築・維持・促進する機能があると考えられている（武藤，2018）。メイセレスとシャーフによれば，他者の価値を認める道徳的義務としての尊敬は，愛情や共感，思いやりといったあたたかい感情よりも冷静な性質をもち，他者を傷つけることを慎ませるという（Mayseless & Scharf, 2011）。他者を無条件的に尊敬（尊重）する人は礼儀正しく，他者の発言権を認め，他者を身体的・心理的に傷つけるかもしれないあらゆる行為を慎む。

　また，特定の地位・役割にある他者への随伴的な尊敬も，優れた存在として価値づけられた他者への尊敬であるため，攻撃行動を減少させる。

このように，義務尊敬は敵対的で反社会的な志向性よりも，向社会的で
ケアする志向性を求める。

さらに，メイセレスとシャーフは，他者を尊重「する」ことだけでなく，
他者から尊重「される」ことや，自尊（self-respect）も，攻撃行動や暴力を
減少させることを指摘している（Mayseless & Scharf, 2011）。

なお，ここでの自尊は，自己概念や自己評価と深く関わる自尊心あるい
は自尊感情（self-esteem）とは異なる概念であり，個人的な道徳的基準をもっ
ているという感覚と，自律性，自由，尊厳の感覚のことを指す。自尊は，
他者による無礼な扱いを容認せず受け入れないことを生じやすくするた
め，メイセレスとシャーフは攻撃の防止に関与する義務尊敬の方法の1つ
に分類している（Mayseless & Scharf, 2011）。

こうした義務尊敬の機能は，親子関係や教師-生徒関係，仲間関係，友
人関係，恋愛関係，集団内や集団間の関係など，さまざまな対人関係で検
討されている（武藤，2013；2018）。

■ 尊敬と役割モデル：感情尊敬の自己ピグマリオン過程仮説

感情尊敬の個人内機能として，「自己ピグマリオン過程（self-Pygmalion
process）」[*1]（Li & Fischer, 2007；武藤，2013；2018）という魅力的な仮説が提唱
されている。これは，冒頭の「看護実践において自分が『尊敬』している
人を目指し努力すること」に相当する現象であり，自分が感情的に尊敬し
た他者を役割モデルに据え，見習い追随することで，将来的に自分自身が
その人のように成長するという発達プロセスのことである（図2-10）。
ここでは，感情尊敬を抱くと，役割モデルとした他者と自分を同一視し，
ポジティブな将来の自己像すなわち「可能自己（possible selves）」（Markus &
Nurius, 1986）が方向づけられる感覚が産出されると仮定されている。

例えば，武藤の質問紙調査で，当時21歳（大学3年生）のある男性参加
者は，「心酔・崇拝・憧れ，といった言葉で表されるような，優れた誰か

＊1：自己ピグマリオン過程は，キプロスの王ピグマリオン（Pygmalion）が象牙で作った
女の像に恋し，女神アフロディテがその像に生命を与え結婚させたというギリシア神話に
基づいている。教育心理学の分野において教師期待効果としても知られるピグマリオン効
果との潜在的な関係は武藤（2018）を参照されたい。

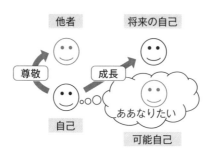

図 2-10　自己ピグマリオン過程のイメージ

に夢中になる熱烈な気持ち」と操作的に定義された「心酔」の感情経験として，以下の感情エピソードを記述している（武藤，2016b）。

> 事故にあった時に軽い外傷を負った私に，救急救命士の方が声をかけ続けてくれたこと。その時に，将来こういう仕事をしたいと決心した（原文のまま）

　彼がその後，実際に救急救命士になれたかは定かではないが，「その感情経験はどのくらい前の出来事ですか？」という質問項目に対して「15年前」と回答していたことから，「心酔」などの尊敬関連感情は長期にわたって自己ピグマリオン過程を強く動機づけることが示唆される。さらにこの質問紙調査では，実際に「敬愛」や「心酔」の感情状態が，相手を役割モデルに据えて追随する振る舞いを動機づけることが明らかになっている。また，5 種類の尊敬関連感情が一般に自己是正や自己向上を動機づけることもわかっている。

　さらに，武藤（2018）の研究では，約 3 か月間隔の 2 時点の短期縦断的調査により，将来なりたい職業や，進路において尊敬する人物が 1 人以上いる大学生のほうが，いない大学生に比べて，2 時点を通じてその分野や領域における可能自己が明確であり，意欲もあり，現実的な行動もしていることが明らかとなっている。武藤はこれらの結果から，自己ピグマリオン過程は，「敬愛」の感情的態度を基盤にしつつ，尊敬する人物に対して経験するさまざまな感情状態の影響を受けながら進展していく自己発達プ

ロセスである可能性を示している。

　自己ピグマリオン過程という自己発達プロセスは，リーダーシップのあり方を考えるヒントにもなるかもしれない。集団の中で，リーダーは時に強力な役割モデルとなりうる存在であり，リーダーが慕われている職場や組織では，リーダーを「強制的に」ではなく「自発的に」見習い，自己を向上しようとする風土が自然と育まれることもあるだろう。それでは，組織マネジメント（看護の場合ならば看護管理）の文脈において，そのような他者の感情尊敬を喚起するためにはどのようなリーダーシップが求められるのだろうか？

　日本において，リとフィッシャーの感情尊敬に最も近似すると考えられている「敬愛」の感情状態は，例えば濃密な関係を築いてきた優れた他者から親身な働きかけを受けるような状況で典型的に生じ，感謝感情（p.177）も伴いやすいことが示されている（武藤，2018）。また，「敬愛」は，優れた他者が身近で親しい仲にあり，温かく道徳的に優れ，過去また未来にわたって自身の役割モデルとなり，「今は難しくても将来いつかは追いつけるかもしれない」と意味づけられた場合に生じやすいことも示されている（武藤，2018）。

　以上の知見は大学生を対象とした調査から得られたものではあるが，このように，リーダー自身がまずは他者と温かく良好な関係性を築き，他者に親身に接し，善い人間であろうと努めることが，自己ピグマリオン過程を引き起こす慕われるリーダーとなるために重要なことかもしれない。

■尊敬と階層維持・文化伝達

　感情としての尊敬は，個人内にとどまらず，ひいては個人間・集団においても重要な社会的機能を果たすと考えられる。例えば，尊敬はタテ関係（階層秩序）の維持を促進するという進化心理学的な議論がある。

　ハイトらが提唱した道徳基盤理論（Moral Foundations Theory）では，生物種としてのヒトがさまざまな適応課題に遭遇するなかで，進化的に多次元的な道徳基盤を獲得し，その過程で対応する美徳が文化的に重みづけをもって構成されてきた，と考えられており，道徳基盤の1つに，尊敬（respect）や怖れ（fear）を特徴的な感情とする「権威／転覆（authority/subversion）」基

盤があると仮定されている（Haidt, 2012）。この基盤においては，正当な権威への尊敬は，階層性のもとで上位個体と下位個体が有益な関係を取り結び，秩序を維持するという適応課題に対応するため進化したと仮定され，従順（obedience）や敬意（deference）がこれに関連する美徳とされている。

ハイトは，親や教師，権威者に向ける尊敬の程度には文化差があると仮定しており（Haidt, 2012），このことはリとフィッシャーが，感情尊敬は，西洋文化圏よりも儒教の影響が優勢な中国や日本などの東アジア文化圏で頻繁に経験されると仮定したこととも整合する（Li & Fischer, 2007; 武藤, 2018）。

上記の議論を踏まえ，武藤（2018）は，リとフィッシャーが仮定した自己ピグマリオン過程という機能と，ハイトのいう尊敬の階層秩序維持機能の双方が，階層関係を重視する儒教道徳の影響のある東アジア文化圏において特に顕著であると仮定している。

また，尊敬は文化伝達を促進するという進化心理学的な議論もある。ヘンリックとギル・ホワイトは，文化的に価値づけられた領域において，威信（prestige）を備えた他者は，集団の中で最も優れた役割モデルとして選択的にコピーされやすいと仮定した。そして，威信を備えた他者に追随し，関係性を取り結んで学習を最大化するように動機づけられる性質が進化の過程でヒトに備わり，高度な知識や技術が子孫に伝達されてきたと議論している（Henrich & Gil-White, 2001）。

こうした進化的な仮説を直接的に検証することは難しいが，例えば，「敬愛」の感情状態が対象人物への親和的行動や貢献を動機づけたり，「心酔」の感情状態が対象人物の注視行動や対象人物への敬意の表示を動機づけたりすることが示されている（武藤, 2016b）。

④ まとめ：尊敬と自己・他者

ここまで紹介したとおり，尊敬は自己の成長・発達においても，他者との関係性の構築・維持・調整においても，ポジティブな機能を果たす可能性がある。ただし，日常的に頻繁に使用される「尊敬」という言葉にはさまざまな意味があるため，研究や実践の文脈においてどのような尊敬が問

題とされているのかを，その都度，吟味・判断する必要がある。

　欧米圏では近年，日本語の尊敬に概念的に近い admiration（感心・称賛）や awe（畏敬・畏怖），adoration（崇拝），moral elevation（道徳的高揚：卓越した道徳性に対して生じ，相手を見習おうとするポジティブ感情）といった感情についての研究も盛んであり，今後は尊敬関連感情の文化間の類似性と差異性に関する検討もますます望まれる（現代日本の尊敬関連感情と欧米圏の類似感情の対応関係についての暫定的な結論は，武藤〔2018〕を参照されたい）。

● 文献

- Haidt, J.（2012）. The righteous mind: Why good people are divided by politics and religion. New York: Pantheon Books.／ハイト, J., 高橋洋（訳）.（2014）. 社会はなぜ左と右にわかれるのか──対立を超えるための道徳心理学. 東京：紀伊國屋書店.
- Henrich, J., & Gil-White, F. J.（2001）. The evolution of prestige: Freely conferred deference as a mechanism for enhancing the benefits of cultural transmission. Evolution and Human Behavior, 22 : 165-196.
- Li, J., & Fischer, K. W.（2007）. Respect as a positive self-conscious emotion in European Americans and Chinese. In J. L. Tracy, R. W. Robins, & J. P. Tangney（Eds.）, The self-conscious emotions: Theory and research（224-242）. New York: Guilford Press.
- Markus, H. R., & Kitayama, S.（1991）. Culture and the self: Implications for cognition, emotion, and motivation. Psychological Review, 98 : 224-253.
- Markus, H., & Nurius, P.（1986）. Possible selves. American Psychologist, 41 : 954-969.
- Mayseless, O., & Scharf, M.（2011）. Respecting others and being respected can reduce aggression in parent-child relations and in schools. In P. R. Shaver & M. Mikulincer（Eds.）, Human aggression and violence: Causes, manifestations, and consequences（277-294）. Washington, DC, US: American Psychological Association.
- 武藤世良.（2013）. 尊敬の教育的機能を探る──「自己ピグマリオン過程」の実証に向けて. 東京大学大学院教育学研究科紀要, 52 : 393-401.
- 武藤世良.（2014）. 尊敬関連感情概念の構造──日本人大学生の場合. 心理学研究, 85（2）: 157-167.
- 武藤世良.（2016a）. 現代日本人における尊敬関連感情の階層的意味構造. 心理学研究, 87（1）: 95-101.
- 武藤世良.（2016b）. 尊敬関連感情の行為傾向──大学生の感情エピソードに着目した検討. 心理学研究, 87（2）: 122-132.
- 武藤世良.（2018）. 尊敬関連感情の心理学. 京都：ナカニシヤ出版.

尊敬はどのように看護に活かせるか ──── 秋山美紀

❶ 尊敬と看護との関わり

　筆者個人のことで恐縮であるが，筆者が看護師を目指したのは，マザー・テレサの映画を見て感動し，尊敬し，あのように人の役に立ちたいと思ったからである。このように，看護を目指した理由は，たとえば「ナイチンゲールの伝記を読んで感動した」とか，「救命救急センターを舞台にしたドラマを見て憧れた」など，さまざまであろうが，その多くに共通する背景として，これらに描かれている看護師の姿や看護の使命への「尊敬」があると思われる。

　武藤によると，私たちが日常生活で経験する「尊敬」には，主に「義務尊敬（尊重）」「感情的態度尊敬」「感情状態尊敬」の 3 つがある（p.160-161）。看護を目指した理由となる「尊敬」は，このうちの「感情的態度尊敬」や「感情状態尊敬」にあたる。看護職の継続やモチベーション維持・向上には，これらの感情尊敬が関わってくる。

　また，「看護者の倫理綱領」（日本看護協会 2003）では，看護の使命について，「人々は，人間としての尊厳を維持し，健康で幸福であることを願っている。看護は，このような人間の普遍的なニーズに応え，人々の健康な生活の実現に貢献することを使命としている」と記している。さらに看護者の姿について，「看護者は，看護職の免許によって看護を実践する権限を与えられた者であり，その社会的な責務を果たすため，看護の実践にあたっては，人々の生きる権利，尊厳を保つ権利，敬意のこもった看護を受ける権利，平等な看護を受ける権利などの人権を尊重することが求められる」と規定している。

　このように，人々の「尊厳」を保つこと，「敬意」のこもった看護を行うこと，平等な看護を行うこと，生きる権利を「尊重」することは，看護師として必要かつ不可欠なことである。すなわち，「看護者の倫理綱領」は，

看護者に求められる「義務尊敬（尊重）」を明文化しているといえる。そして，これらのことを満たして看護を行うためには，看護の対象者はもとより，「いのち」そのものへの尊敬や畏敬の念をもつことが大切である。

　このように「尊敬」は，看護を行ううえで基盤となる概念である。看護者にとって，尊敬や敬意の念をもって看護にあたるのは自明のこととともいえるが，ここでは改めてポジティブ心理学による尊敬の様式や機能といった知見をもとに，尊敬がどのように看護に活かされるのかをとらえなおしていく。

② ケアの対象となる人への活用

■ "人間らしさ" を尊重し続けるユマニチュード

　認知症ケアにおいて注目されているユマニチュードは，ジネストとマレスコッティが1995年に定義づけたものである。ユマニチュードは，ケアを受ける人とケアを行う人がともに「自由・平等・博愛・優しさ」を分かち合うために，見る・話す・触れる・立つという4つの要素を同時に複数組み合わせて行うマルチモーダル・ケアコミュニケーション技術である（本田，2019）。

　ユマニチュードでは，さまざまな機能が低下して他者に依存しなければならない状況になったとしても，最期の日まで尊厳をもって暮らし，その生涯を通じて "人間らしい" 存在であり続けられることを支えるために，ケアを行う人々がケアの対象者に「あなたのことを，私は大切に思っています」というメッセージを常に発信する，つまりその人の "人間らしさ" を尊重し続ける状況のことである（本田，ジネスト，マレスコッティ，2014）。ユマニチュードでは，その状況をつくるために，患者と目線を合わせることを徹底し，丁寧に話しかけ，ケアについてきちんと患者に説明しながら行う，拒絶されたらいったんケアを止めるなどの技法が規定されている。

　このユマニチュードに則ってケアをすると，認知症により怒りっぽくて対応が難しいと言われた患者でも，不快な思いや拒絶なく笑顔を引き出し，円滑にケアを行うことができる。なぜ，ユマニチュードに則ったケアでは，

このような認知症患者でも円滑にケアを行うことが可能なのか。

　その理由の 1 つとして，ユマニチュードの技法が義務尊敬（尊重）を徹底し，それを患者が認知できるように規定されていることが考えられる。義務尊敬は，「相手に敬意を見えるように明確に『示す』ことで対人葛藤や怒りを抑制し，円滑でポジティブな人間関係を構築・維持・促進する」と考えられている（p.164：武藤，2018）。これをユマニチュードでは実践していると考えられる。

■対応困難と思われる患者の背景

　前述の「看護者の倫理綱領」にあるように義務尊敬として患者を尊重すべきことは，知識として理解されていても，日常の業務に忙殺され疲れ果てていたり，ルーティーンに慣れ切っていたりしたときには，目の前の人への尊敬を十分に発揮できなくなってしまうこともあるかもしれない。また，人的資源の満たない環境では，やむをえず，患者への尊敬や敬意よりも，安全の確保，時間や効率を優先して，ケアを行う側のペースで援助を進めてしまっていることがあるかもしれない。

　ケアを受ける人，とくに認知機能が低下している患者にとっては，状況の認知に困難があるうえ，さらにケアを行う側からの敬意が十分に伝わらないと，ケアを行う側が自分を害する脅威に感じられる場合があるかもしれない。対応困難と思われる患者は，ケアを行う側に対して「傷つけられたくない」「人として大切にされていない」「こんな状態だけど，私だって人間である」という怒りを表すために，拒絶したり暴力をふるったりしているのかもしれないのである。

　ケアを行う対象に対して，氏名を呼びかけてケアの内容や理由を説明し，ケアを実施する。ケアを行う側が，このような手順に則ってケアをしていれば，それだけでも対象者を十分に尊敬し，敬意をもって接する努力となるであろう。

■義務尊敬（尊重）を明確に示すことが円滑なケアにつながる

　ユマニチュードでは，視線を合わせることを徹底し，患者の注意を十分に引きつけるよう接近して，あたたかみを感じられるように接してケアを

行うなど，義務尊敬（尊重）がより明確に伝わるように技法が規定されている。

その結果，認知機能が低下している患者にも義務尊敬（尊重）が明確に伝わり，対人葛藤や怒りが抑制され，ポジティブな人間関係が構築されることで，円滑なケアを遂行できるようになると考えられる。

■全ての対象者に対して敬意をもったケアを

人としての権利を尊重することがケアにおいて重要であることは，認知症患者や高齢者に限ったことではない。もちろん子どもにも当てはまるであろう。筆者は子どものころ，風邪をひいて病院に行ったときに「注射はしないから，うつ伏せになって」と看護師に言われ，うつ伏せになったところ，注射を打たれたことがあった。筆者は大泣きし，看護師は「痛かったのね」と言った。筆者は痛くて泣いたのではなかった。「注射はしない」と言われ信じていたのに，注射を打たれたことに悔しくて泣いていた。「最初から注射を打つ，と言ってくれれば，それなりの覚悟をして泣かなかったかもしれないのに」と，子どもではあるが，しっかりそう思っていた。

それから10数年後，小児科の看護師になった筆者は，たとえ子どもであっても変なごまかしはせずに，子どもに対して「注射をするけど，がんばろうね」と言える看護師になろうと思った。たとえ相手が年下の子どもであっても，きちんと説明し，その「がんばっていること」「小さな命」に敬意をもとうと思ったのである。

③ ケアを提供する人自身への活用

ここまで，看護の対象への義務尊敬（尊重）について述べてきた。しかし，看護職にとって，他者を尊重することはできていても，「自分自身」を尊重するということは難しいかもしれない。生命を預かる看護職には，些細なミスも許されないことがあるため，ミスをしたときの自分への批判が大きなものになり，自己嫌悪に陥って自分を尊重するのは難しくなる場合がある。

人間は不完全な存在であるから，自分自身を尊敬するのはハードルが高

いかもしれない。しかし，患者の命を尊敬するのと同じく，自分の命を尊敬してほしい。そしてありのままの自分を受け止めることが必要である。そこで提案されているのが，セルフ・コンパッションである（p.112）。患者などの他者を尊重したり，優しくしたりするように，自分自身も尊重し優しくすることが，人をケアする看護職にも必要である。

　本項の心理学的説明の部分（p.165）で，「自尊」という言葉が出てきたが，この自尊は，自尊心や自尊感情とは異なる概念と記載されている。セルフ・コンパッションも自尊心や自尊感情とは異なる。自尊心の高さは，自分が優れた人間であると考えることの結果であり，実際に優れているということを意味していない（Neff, 2014）。一方セルフ・コンパッションは，自分のよい部分もそうでない部分もありのまま受け止める自分への思いやりである。だからといって自分を甘やかすのではなく，自分の成長を考えたうえでの思いやりである。

④ 組織への活用

■ 看護職の成長には尊敬できる先輩看護師の存在が重要

　「尊敬」の概念は，看護組織における人材育成や就業継続支援にも活かすことができる。臨床現場における看護職の成長という視点から「尊敬」の活用を見ていくとどうであろうか。

　新卒看護師の仕事の継続理由についての研究（片桐，坂江，2016）では，看護師としてのやりがいや自覚，同期（仲間）との励まし合いなどとともに，「先輩看護師への尊敬の気持ち」も抽出された。そして，看護に対する前向きな感覚が生まれるようなケアの中でやりがいを感じる経験，それを引き出すモデルとしての先輩の存在や助言などが，就業継続につながる支援であることが示唆された。つまり，看護組織内における人材育成や就業継続には，尊敬され，モデルとなる先輩看護師の存在が重要である。

　先に心理学的解説の部分（p.165）において，自分が感情的に尊敬した他者を役割モデルとしてとらえ，見習い追随することで，将来的に自分自身がその人のように成長するという「自己ピグマリオン過程」が説明されて

いたが，まさにそれが応用できるであろう。

■ 尊敬される先輩看護師の要件

　では，尊敬される先輩看護師の要件とは，どのようなものであるのか。スタッフナースを惹きつける看護師長のリーダーシップ行動を明らかにする研究（野田，2010）では，分析の結果，「説得力のあるメッセージで方針を明確にする」という中核カテゴリと，「先輩看護師として一目置かれる存在となる」「働きやすい環境作り」「スタッフが安心していられるための支援」という副次的なカテゴリが明らかとなった。

　具体的にどのような行動を取ればスタッフナースを惹きつけられるかということについて，野田は，言語的メッセージによって方針を示すことであると述べている。看護師長が，その方針どおりに行動してみせることで，スタッフには「言行一致」として認識される。そして，看護師長の方針がスタッフに理解，納得され，スタッフの実践を導き，病棟全体に浸透していく。そして「先輩看護師として一目置かれる存在となる」という尊敬に近い現象が導かれるのである。

■ 尊敬関連感情の組織への効果

　武藤によると，尊敬関連感情のうち，「敬愛」の感情状態は対象人物への親和的行動や貢献を動機づけ，「心酔」の感情状態は対象人物の注視行動や，対象人物への敬意の表示を動機づけたりすることが示されている（武藤，2016）。一目置かれ尊敬される先輩看護師の存在から，このような感情状態がスタッフに広がると，チームとしての協力体制が強化されるとともに，モデルとなる先輩看護師からの学びの効果も増して，人材育成に有効に働くと考えられる。

■ 相互尊敬によるポジティブな人間関係の構築

　また「尊敬」というと，部下が上司に対してもつものと思われがちであるが，先に述べたように，義務尊敬は，「相手に敬意を見えるように明確に『示す』ことで対人葛藤や怒りを抑制し，円滑でポジティブな人間関係を構築・維持・促進する」と考えられている（武藤，2018）。そうであるな

らば，上司からも部下を尊重し大切にする気持ちを表すことが，部下との関係を良好にするために有効ではなかろうか。

　ミスばかりする，ちっとも仕事をおぼえてくれない新人や部下であっても，その人が「存在すること」そのものへの敬意を払い，一人の人間として大切にしていると示すことができれば，「人として大切にされた」と実感する新人や部下は，その期待に応えるために頑張ることができる。

　このような上司や先輩の姿勢は，組織内のモデルとなり，組織全体の円滑でポジティブな人間関係にもつながってくる。

　手島（2014）が提案している「ポジティブ・マネジメント」では，ポジティブ心理学やポジティブ組織研究の研究成果を活用しながら，雇用者を動機づけ，成果を促進し，創造的で生き生きと，かつ尊重された関係とすることによって組織の目標を達成し維持するという広範囲の方略が示されている。そこでも，相手を尊重することは，ポジティブ・マネジメントにおいて重要なことであると述べられている。

　上司と部下もお互いが尊敬し合うチームをつくることができれば，それが患者への尊敬につながり，その人自身の個別性を大切にした，質の高いケアが提供できるであろう。

● 文献
・本田美和子，イヴ・ジネスト，ロゼット・マレスコッティ．（2014）．ユマニチュード入門．東京：医学書院.
・本田美和子．（2019）．わが国におけるユマニチュード導入の成果と今後の展望「自由・平等・博愛・優しさ」を分かち合う組織の実現に向けて．看護管理，29（2）：100-106.
・片桐麻希，坂江千寿子．（2016）．新卒看護師の離職理由と就業継続に必要とされる支援内容に関する文献検討．佐久大学看護研究雑誌，8（1）：49-59.
・武藤世良．（2016）．尊敬関連感情の行為傾向——大学生の感情エピソードに着目した検討．心理学研究，87（2）：122-132.
・武藤世良．（2018）．尊敬関連感情の心理学．京都：ナカニシヤ出版.
・ネフ，K.D，石村郁夫，樫村正美（訳）（2014）．セルフ・コンパッションあるがままの自分を受け入れる．東京：金剛出版.
・日本看護協会．（2003）．看護者の倫理綱領.
　https://www.nurse.or.jp/nursing/practice/rinri/rinri.html
・野田有美子．（2010）．スタッフナースを惹きつける看護師長のリーダーシップ行動．聖路加看護学会誌，14（1）：1-8.
・手島恵．（2014）．スタッフの主体性を高めチームを活性化する！看護のためのポジティブ・マネジメント．東京：医学書院.

10

Gratitude
感謝

感謝とは ——————————————————————吉野優香

　感謝（gratitude）は，「個人に何かよいことが起きたとき，そこで得られた利益は他の存在のおかげであると個人が気づくことで生じる感情」（Watkins, 2007）と定義されている。

　この定義を「友達がお菓子を分けてくれて，ありがたいと感じた場面」を例に挙げ換言するならば次のようになる。「お菓子を分けてもらった（よいことが起きた）」ときに，「手元にあるお菓子（利益）」は，「友だち（他の存在）」が友だち自身の食べる量を減らしたり，お菓子を分けた相手に喜んでほしいという思いをもったりしてくれたおかげで得られた，と気がつくことで「ありがたみ（感謝）」が生じている。

　先述した定義における「利益」は，お菓子のようなプレゼントだけではなく，誰かが手助けしてくれたときなどの「援助」も含まれる。この他にも，自己の努力では状況を左右できないような場面，例えば自然災害や事故に遭遇したが一命をとりとめたときなどの「神仏の加護や自然の恵み」も含まれる。したがって，先述した定義における「他の存在」に関しても，友人・家族などの「他者」だけでなく「神仏・自然」も含まれることとなる。「感謝」は，幅広い対象に対して経験される感情である。

　心理学において，「ありがたみ」のような状態的な感情である「感謝」は，「感謝感情（状態感謝）」と呼称される。感謝感情が強いとは，ありがたみを強く感じていることを示す。

① 感謝とウェルビーイング

■ カウンティングブレッシングによるウェルビーイングの向上

　日常生活の中で，感謝感情を経験した場面を思い返してみてほしい。友人からのプレゼントや援助，家族からの無償の愛，日々を穏やかに生きていられることなど，さまざまな場面を思い浮かべることで，気持ちが穏やかになったり，心境に変化が生じたりした人がいるのではないであろうか。このような「感謝感情を経験したさまざまな場面を思い出すこと」は，感謝感情を引き起こす訓練として“カウンティングブレッシング（counting blessings）”と呼ばれる。カウンティングブレッシングは，ポジティブ心理学的介入（positive psychological interventions）の１つである。

　カウンティングブレッシングの継続的な実施は，ウェルビーイング（p.50）の向上と関連を示すことが明らかにされている（Emmons & McCullough, 2003）。エモンズとマカローが行った３つの研究のうちの１つでは，カウンティングブレッシングの手法として，１週間に１度，「ありがたい」と感じた場面を５つ書き出すことを参加者に求めた。この介入は他の出来事を思い出す介入と比べ，人生に対する肯定的な評価やポジティブ感情の経験の強さ，体調不良の少なさなどの点でよい効果を示した。また３つの研究の総合的な解釈からカウンティングブレッシングは，日常の煩わしい出来事を思い出す介入や日常の不平に焦点を絞る介入の効果と比べ，ウェルビーイングの向上に効果を示すと結論づけられた。

　感謝の介入にはカウンティングブレッシング以外にも，ありがたい気持ちを手紙に書く「感謝の手紙（gratitude letter）」や感謝を伝えられていない人のもとを訪れ感謝を伝える「感謝の訪問（gratitude visit）」などが存在し（Seligman, Steen, Park, & Peterson, 2005; Watkins, Woodward, Stone, & Kolts, 2003），ウェルビーイングへの効果が示されている。

■ 感謝とウェルビーイングの関係を説明するさまざまな仮説

　感謝の介入によるウェルビーイングへの効果はどのようにして生じてい

るのであろうか。感謝感情がウェルビーイングを促進する効果に関する説明はいまだ検討過程にあるが，さまざまな仮説が挙げられている。それは，感謝感情がポジティブ感情の経験頻度や程度を増加しネガティブ感情の経験頻度や程度を減少させるとする仮説や，感謝感情が対人関係を充足させるとする仮説などである。

前者は，感謝感情が現在生じているよい出来事だけではなく，過去に生じたよい出来事を思い起こす頻度を増加させることによってウェルビーイングを向上させると考える説である。この説は，感謝の介入がポジティブ感情を高めた知見などに基づき主張される。

後者は，感謝感情が個人を取り巻く対人関係を良好にすることによって個人のウェルビーイングを向上させると考える説である。感謝感情が対人関係を充足させるとした説には Find, Remind & Bind Theory（FRB 理論：Algoe, 2012）がある。FRB 理論は，感謝感情が対人関係の形成（Find）・維持（Remind）・発展（Bind）の 3 点に寄与し，良好な対人関係をもたらすと主張する。

感謝感情が対人関係に及ぼす効果は，感謝感情を経験した個人が他の存在へのお返しだけではなく，無関係な他者に対しても親切なふるまいをすること（Bartlett & DeSteno, 2006）や，感謝感情が新入生と上級生の関係形成および関係の深化を促進すること（Algoe, 2012），感謝感情が恋人との関係維持を促進すること（Gordon, Impett, Kogan, Oveis, & Keltner, 2012）が示されている。良好な対人関係はサポート資源の獲得や確保につながるため，良好な対人関係に寄与する感謝感情は高水準のウェルビーイングと関連すると考えられている。

② 感謝の介入効果に関する文化差による課題

カウンティングブレッシングのウェルビーイングへの効果は，欧米文化圏ではさまざま確認される一方で，日本では確認ができていない（相川, 矢田, 吉野, 2013）。相川らはエモンズとマカローの研究を基にした 21 日間の介入実験によって，日本におけるカウンティングブレッシングの効果を検討した。カウンティングブレッシングとして毎日「ありがたい」と感じ

た場面を 5 つ書き出す介入と，比較対象の介入として日常の煩雑な出来事を思い出す介入，日常の出来事を思い出す介入を行った。しかし，身体の不調，運動・睡眠時間，ポジティブ気分，ネガティブ気分，向社会的行動の実行などの指標は，いずれの介入間においても差はみられず，カウンティングブレッシングの効果を再現するに至らなかった。

■感謝の介入効果と負債感情に関する文化差

韓国人と米国人を対象に介入効果を比較した研究においても，韓国人では感謝の介入効果がみられず（Layous, Lee, Choi, & Lyubomirsky, 2013），感謝の介入は，アジア文化圏ではその効果が得られない可能性が言及されている（Watkins, 2014）。

その理由の 1 つが，「負債感情」である。負債感情とは，心理的な負い目である心理的負債（Greenberg, 1980）によって生じた「申し訳ない」や「すまない」といった気持ちである。友人がお菓子を分けてくれたときに，いつももらってばかりであると申し訳なく思ったり，次は自分がお菓子のお返しをしなければならないと思ったりすることがあるだろう。このときに経験しているお返しの義務に関する感情が負債感情である。負債感情は，負い目のようにネガティブな感情経験であるため，ウェルビーイングへは一般的に悪影響であると見なされることが多い。

感謝感情と負債感情は，密接な関係にある。アメリカの文献では，感謝感情と負債感情は，受益場面において同時には経験されず，2 つの感情のうちどちらか一方が経験されるとされている（Watkins, Scheer, Ovnicek, & Kolts, 2006）。他方，日本では，日常生活において，お礼の表現に「ありがとう」と「すみません」をどちらも用いるように，感謝感情と負債感情は同一の場面で同時に経験されている（吉野，相川，2018）。このように感謝感情と負債感情の経験の仕方に関して，文化差が示唆されている（一言，新谷，松見，2008）。

この文化差の存在から，アジア文化圏では感謝の介入の際に，感謝感情だけではなく，負債感情も同時に経験されるため，感謝感情のもつウェルビーイングへの効果を負債感情が相殺すると予想され，感謝の介入の効果が出にくいと考えられている。

■ 良好な対人関係に寄与する負債感情

　負債感情は，アジア文化圏において感謝の介入効果がみられない理由の
1つとして指摘されるが，対人関係において重要な役割を果たしている。
負債感情は，既存の対人関係における貸し借りによって生じた不均衡を解
消することをうながす。

　たとえば，自己と相手との関係がいつも助けてもらってばかりや何かも
らってばかり，またはその反対に，助けてばかりや何かをあげてばかりな
関係は，相手に対して負い目や不満を感じ続けることになり，良好な対人
関係であるとはいえない。この状態は，自己と相手の間で価値とコストが
不均衡になっていることを表す。負債感情の働きが，お返しをうながし，
自己と相手の価値とコストのバランスを保つ。このような持ちつ持たれつ
の関係を維持するためのふるまいを，社会的交換と呼ぶ。

　先述したFRB理論によれば，感謝感情がウェルビーイングを向上させ
る効果は，感謝感情が良好な対人関係に寄与するためという説明が可能で
ある。個人を取り巻く対人関係が良好であることが，ウェルビーイングの
向上と関連するならば，負債感情の喚起もまた良好な対人関係に寄与する
ため，感謝感情と同様にウェルビーイングの向上に寄与する可能性がある。

③ まとめ：感謝の介入の可能性——負債感情の観点から

　ウェルビーイングへの感謝の介入効果はさまざまな研究で支持される一
方で，その顕著な効果は，研究間において一貫せず，介入効果に文化差の
存在が示唆される。

　感謝の介入効果における文化差は，前述したような感謝感情と負債感情
の経験の仕方にある文化差，すなわち両感情の経験は「相反した生起（ど
ちらか一方を経験）」であるか「共起（同時に経験）」であるか，が原因となり
生じると指摘されていた。つまり，感謝感情と負債感情が共起する場合に
は，ウェルビーイングへの効果が相殺されるとする主張である。

　感謝感情と負債感情が共起する文化圏において，感謝の介入効果を得る
ためには，現状の介入方法に工夫を加える必要があるだろう。その工夫に

は，負債感情がネガティブ感情の側面を有することから，負債感情を低減させることが第一に思いつく。しかし，負債感情は，本来の役割である社会的交換の促進の点では，良好な対人関係にとって不可欠なものである。ウェルビーイングにおいて，良好な対人関係の存在もまた重要な役割を担う。

　最近の研究では，感謝感情と負債感情の相反した生起を前提に置くことが多い米国人を対象に，両感情の共起を確認したうえで，両感情の役割の違いを示したものがある。この研究は，欧米文化圏においても両感情が共起するということや，負債感情を取り除くことがウェルビーイングの向上に必ずしも貢献しないという示唆をもたらす。両感情の役割の違いとは，感謝感情の役割は新たな関係性の構築や築く相手の探索であり，負債感情の役割は社会的交換の促進だということである（Peng, Nelissen, & Zeelenberg, 2018）。つまり，負債感情は，ウェルビーイングの向上を妨げる可能性をもつと解釈されてきたが，感謝感情，負債感情はともに，対人関係の形成や維持などの異なる役割を果たすことで，良好な人間関係に寄与しているようである。

　感謝感情と負債感情の共起が指摘される文化圏においては，ウェルビーイングを向上する介入として，負債感情を除くのではなく，負債感情を活かした方法の考案に注力すべきだろう。また，感謝感情と負債感情が異なる対人的な役割を有していることから，両感情が好影響を及ぼすウェルビーイングの側面（PERMA：p.7 など）が異なることも考えられる。介入方法の開発は，感謝研究の進展だけでなく実践への還元にもつながるだろう。

● 文献

- 相川充，矢田さゆり，吉野優香.（2013）. 感謝を数えることが主観的ウェルビーイングに及ぼす効果についての介入実験. 東京学芸大学紀要　総合教育科学系, 64（1）：125-138.
- Algoe, S. B.（2012）. Find, remind, and bind: The functions of gratitude in everyday relationships. Social and Personality Psychology Compass, 6（6）：455-469.
- Bartlett, M. Y., & DeSteno, D.（2006）. Gratitude and prosocial behavior helping when it costs you. Psychological Science, 17（4）：319-325.
- Emmons, R. A., & McCullough, M. E.（2003）. Counting blessings versus burdens: an experi-

mental investigation of gratitude and subjective well-being in daily life. Journal of Personality and Social Psychology, 84（2）: 377-389.

- Gordon, A. M., Impett, E. A., Kogan, A., Oveis, C., & Keltner, D.（2012）. To have and to hold: gratitude promotes relationship maintenance in intimate bonds. Journal of Personality and Social Psychology, 103（2）: 257-274.
- Greenberg, M.S.（1980）. A theory of indebtedness. In K. Gergen, M.S. Greenberg & R. Willis（Eds.）, Social exchange: Advances in theory and research. New York: Plenum Press.
- 一言英文, 新谷優, 松見淳子.（2008）. 自己の利益と他者のコスト. 感情心理学研究, 16（1）: 3-24.
- Layous, K., Lee, H., Choi, I. & Lyubomirsky, S.（2013）. Culture matters when designing a successful happiness increasing activity: A comparison of the United States and South Korea. Journal of Cross-Cultural Psychology, 44（8）: 1294-1303.
- Peng, C., Nelissen, R. M., & Zeelenberg, M.（2018）. Reconsidering the roles of gratitude and indebtedness in social exchange. Cognition and Emotion, 32（4）: 760-772.
- Seligman, M. E., Steen, T. A., Park, N., & Peterson, C.（2005）. Positive psychology progress: empirical validation of interventions. American Psychologist, 60（5）: 410-421.
- Watkins, P. C.（2007）. Gratitude. In R. Baumeister & K. Vohs（Eds.）, Encyclopedia of social psychology（383-384）. Thousand Oaks, California: Sage.
- Watkins, P. C.（2014）. Gratitude and the good life. New York: Springer. doi, 10.1007/978-94-007-7253-3
- Watkins, P., Scheer, J., Ovnicek, M., & Kolts, R.（2006）. The debt of gratitude: Dissociating gratitude and indebtedness. Cognition & Emotion, 20（2）: 217-241.
- Watkins, P. C., Woodward, K., Stone, T., & Kolts, R. L.（2003）. Gratitude and happiness: Development of a measure of gratitude, and relationships with subjective well-being. Social Behavior and Personality: an international journal, 31（5）: 431-451.
- 吉野優香, 相川充.（2018）. 被援助場面で経験される感謝感情と負債感情の生起過程モデルの検討. 心理学研究, 88（6）: 535-545.

感謝はどのように看護に活かせるか —— 秋山美紀

① 感謝と看護との関わり

■感謝のエピソードによる影響

　毎年, 5月12日の「看護の日」に合わせ, 日本看護協会による「忘れられない看護エピソード」というタイトルの文集が発刊される。応募作品の中から選ばれたもので, 看護職だけではなく一般の方々からも寄せられ,

その中には看護職への感謝の言葉がたくさんみられる。

2019 年の入選作品を集めたエピソード集の発刊にあたって，日本看護協会は，下記のように述べている。

「ケガや病気で入院したり，ご家族に付き添ったり。患者さんやご家族にとっても，看護にあたる看護職にとっても，心に残り，ずっと人生を支えてくれるような看護体験があります。その後の人生を生きていく糧となるような，忘れられない言葉をもらうこともあります。看護は，人生を変えることだってあるのです。慌しい生活の中で気づけなかった毎日の小さな喜びや，人のぬくもり。このエピソード集の作品は，忘れていた優しい気持ちを呼び起こしてくれます。看護にまつわる感動のエピソードが，生きる素晴らしさを思い，明日を生きていく力を生み出すきっかけになれば幸いです」(日本看護協会，2019)

看護を続けていくうえで，忙しさのあまり，疲れ果て，自分を見失いそうになることもあるだろう。しかし，この文集にあるような感謝に満ち溢れたエピソードを見ると，少しホッとしたり，元気になったり，初心に戻ることもあるだろう。そして，それが「生きる素晴らしさを思い，明日を生きていく力」を生み出していくのではないか。

■ 看護師が感謝を伝えることによる影響

同年の「忘れられない看護エピソード」には，看護師がケアの対象者（地域で生活する当事者）に感謝の気持ちを伝えた様子を描いたものもあった。

それは「人はいざとなったら私を裏切る」「もとの自分がわからない」と感じていた当事者が，看護師の前でフラッシュバックを起こしたときのエピソードである（三品，2019）。「私（当事者）は，恐怖に耐えきれず，彼女（訪問看護師）の腕の中に飛び込みました。赤ちゃんが母親にしがみつくように，私は彼女にしがみついて泣いたのです。そのときの彼女の言葉は，良い意味で，私の心をぐさりと貫きました。『○○さん（原文では実名）が苦しい気持ちを私の前で表してくれてうれしいです。ありがとう』号泣したことに対して感謝されるとは，驚きでした」とあった（丸カッコ内は筆者）。その後，日頃穏やかな看護師が当事者にきっぱりと「泣きたいときに泣いてよい」ことを伝え，当事者には「人を信頼したいという思い」がもう一

184

度生まれたと記されていた。この事例では，看護師が感謝を伝えたことが，当事者の自己受容につながっていた。

　ケアをする看護職は，ケアをされる患者から「こんなに親切にしてもらって申し訳ない」という負債感情（p.181）をもたれやすい面もある。しかし，このエピソードのように，患者の示した反応や協力に対して看護職が感謝の意を伝えることは，社会的交換（p.181）となり，双方のウェルビーイングの向上につながるかもしれない。

　このように感謝は，患者と看護師の両方にとって，エネルギーの源となりうるものである。

② ケアの対象となる人への活用

　ケアの対象となる人にとって，病気になるのは，もちろん残念なことである。しかし「病気になったからこそ，命の大切さがわかった」「病気になったからこそ，周りの人のありがたみがわかった」「この入院が人生の中でいい経験であった」と，本来つらく悲しい体験にもかかわらず，ポジティブな気持ちを示すことがある（p.265）。

　「感謝」は，このように患者がその経験に意味を見出せるようになるための重要な要素であることが，以下のいくつかの研究からわかっている。

■慢性疾患やがんの受容プロセスにおける感謝

　慢性疾患を抱える人の病の受容プロセスを明らかにすることを目的とした研究（金子，井原，藤沼，大木，2012）では，受容プロセスには「殻に閉じこもる段階」「殻にひびが入り外に目が向く段階」「殻から出る段階」という3つの段階があり，2番目の「殻にひびが入り外に目が向く段階」では，親や友人への感謝の念がきっかけとなって，病を受容できるようになる段階へと移っていった。

　思春期がん患者の病気体験とその思いを明らかにする研究（森，嶋田，岡田，2008）では，「支援してくれる友達と親への感謝」というカテゴリーが抽出された。そこでは複雑な思いを抱きつつも，支援者への感謝の思いが支えとなり，困難を受け入れ成長する姿がみられた。また，病気になる前

は当然と感じていた友達の行為にも感謝し，親から介護や精神的な保護・支援を受けるなかで，親を労い感謝していた。つまり，親しい人からの支援を要する病気を体験したことで，日頃意識されていなかった感謝を顕在化させることになったといえる。このような状況によってもたらされた「感謝」を伴う心理状態が，病気の受容やポジティブな気持ちを引き起こしていくと考えられる。

■ 現存機能への感謝の思いが闘病の支えとなる

神経難病療養者の体験を明らかにした研究（牛久保，2005）では，療養者が，失われた機能に目を向けるのではなく，現存の機能に感謝する思いを支えとして闘病している場合があることがわかった。そして，病状の進行を悲観的にとらえるのではなく，現在残されている機能に感謝し，それを最大限活用するといった，病状進行を前向きにとらえる気持ちへと転換するための支援が必要であることが示唆された。また，療養者は，日常生活動作（ADL）の世話を家族にゆだねることに対して負債感情（p.180）を感じていたが，それが家族への「感謝の思い」に変化していき，その「感謝の思い」を家族が感じることで，家族関係は互いにケアしケアされる関係，つまり社会的交換（p.181）へと変わったことが示唆された。

このように，感謝は，患者の療養上の転機となるものであり，周囲との関係性の潤滑油となり，療養のエネルギーとなっていた。感謝は，病気になったことの意味づけとなり，意味づけは希望にも，そしてウェルビーイングへもつながっていく。

■ 意識的に感謝の気持ちを伝える意義

ペプロウは，看護を有意義な治療的な対人的プロセスとし，トラベルビーは，看護を人間対人間の対人関係のプロセスととらえている。その看護において大切なプロセスに，上記のように感謝が介在するならば，前述のFRB 理論（p.179）が展開され，良好な対人関係を形成できるのではないだろうか。

前述された感謝の定義（p.177）と合わせて考えれば，よいことが起こったときに得られた「利益」は，ものに限らず，症状や不安の軽減，疾病の

軽快，安心感や安楽，自己受容などとなるかもしれない。しかも，感謝を生じさせるのは特別なことではなく，普段看護職が行っていること，すなわち目の前にいる人に必要な看護を行い，かつその人を大切な人であると尊重する姿勢や態度をとることによって起こっている。

　ただ，多くの場合は当たり前と思って意識しておらず，感謝を表現することも努力して行ってきたわけではなかった。これからは感謝の定義やそれに関連する理論を意識して，患者がもつであろう負債感情に対して「ケアをする喜びを与えてくれたこと」「あなたが素直な気持ちを伝えてくれたこと」への感謝を，看護師のほうから患者にフィードバックすれば，社会的交換をもたらし，よりよい患者−看護師関係か形成できるのではないだろうか。

③ ケアを提供する人自身への活用

■ 感謝は日常の中に溢れている

　看護職の中には，仕事だけでなく帰宅後も家事・育児または雑事に追われ，あまりに忙しい毎日を過ごしている人もいる。そのような生活の中で，うまくいかないこと，イライラすることなどがあると，「いいことなど何もない」と思ってしまうときもあるのではないだろうか。しかし，はたしてそうであろうか。

　実は，私たちは日頃何気なく享受しているよいこと，例えば水道の蛇口をひねればきれいな水が出てくることを「あたりまえ」のように思いがちである。世界にはいまだに水道設備がなく，家から遠く離れた川に生活に必要な水を汲みにいかなければならない人もいることを考えると，そのような「あたりまえ」の日常が，実はとても貴重で感謝すべきことであると気づく。他にも，このような感謝の対象を見つけることができると，自分の周りが幸せに満ち溢れていると気づくことができる。「ちょっとした」よいことや幸せを感じ，それに感謝する瞬間ならば，毎日の生活の中にもたくさんある。このように感謝の感情をもつことは，看護職の精神的な安定につながる。

④ 組織への活用

■ 「感謝の手紙」の取り組み

　スチューダーは，その著書『エクセレント・ホスピタル』の中で，素晴らしい病院と評価されるために取り組むべき「サービス」「医療の質」「財務」「人材」「成長」の 5 つの柱と，「最高の病院になることを決意する」「重要な指標を測定し改善する」などの 9 つの原則を提唱している。その 1 つが「成功を認め讃える」であった（Studer, 2003）。そして，成功を認め讃える手段として紹介されているのが，「感謝の手紙」である。

　「感謝の手紙」とは，自分にとって有益なことをしてくれた人を 1 人思い起こして，この人が自分にしてくれたことを具体的に記述し，「なぜその人に感謝したいのか」「その人の行いが自分の人生にどのような影響を与えたのか」そして，「今，自分は何をしてどのようにその人がしてくれたことを思い出しているのか」を手紙に書くことである（Seligman, Steen, Park, Peterson, 2005）。

　スチューダーが自分の病院に感謝の手紙を導入したときも，型にはまった感謝状ではなく，その人が評価されるべき理由を具体的に述べるようにした。その結果，離職率の減少と患者満足度の向上につながった。感謝の手紙を額縁に入れて飾っている職員や，肌身離さず持っている看護師もいたという。これは，自分の行動が人に認められ，感謝されることが，いかにうれしいか，そしてそれが職務への原動力となっているかを示している。その結果が離職率の減少や患者満足度の向上に表れたのである。

■ 新人看護師向け研修プログラムにおける「感謝のカード」の取り組み

　筆者らの作成した新人看護師向けの研修プログラムでは，その終盤で，新人たちの直接の指導者である先輩看護師（プリセプター）からの「感謝のカード」を渡すことにしている。そのカードはあらかじめ看護部の教育担当者に依頼して用意してもらうのであるが，その際にお願いしているのは，その新人看護師が行ったよいことやよいケアを「具体的に」記述してほめ

てほしい，そしてそのことについて感謝の念を述べてほしいということである。具体的に書かずにただほめるだけでは腑に落ちないし，自信を失っている新人看護師には響かない。「あなたのこういうところが素晴らしいと思う」「あなたのこういうケアが素敵だった」と具体的に記入すれば，「先輩は見ていてくれたのだ」と感じ，感謝の言葉がスーッと滲み込んでいく。

　プログラムの最後にいよいよそのカードを渡すのだが，この感謝のカードを渡すときは毎回「きゃー！」という歓声と共ににぎやかになり，中には泣き出す新人看護師もいる。「頑張ってきたからプリセプターに『成長が感じられる』との言葉をいただけたのかなと思いました。人から評価してもらうことで自分の自信にもつながると感じたので，これからは私も，自分のいいところを探して言ってあげられるようになりたいと思います」という新人看護師の言葉は，「ほめられた」「評価された」という経験がいかに本人の自信になるかを表している。

　このように，新人看護師を厳しく教育してきたプリセプターの感謝感情がカードに表現され，そのカードを受け取った新人看護師は，今までのつらさや頑張りが報われたと感じる。そして FRB 理論が示すように，感謝が病棟における良好な対人関係に寄与するのである。感謝は，対人関係を大切にする看護においては，ぜひ常に意識していただきたい概念である。

● 文献

• 金子英明，井原緑，藤沼朋子，大木友美．（2012）．慢性疾患を抱える人の病の受容プロセス　青年期の患者に焦点を当てて．昭和大学保健医療学雑誌，10：21-28.

• 三品麻衣．（2019）．真っ白なジグソーパズル　第 9 回「忘れられない看護エピソード」集　2019 年「看護の日・看護週間」.

• 森浩美，嶋田あすみ，岡田洋子．（2008）．思春期に発症したがん患者の病気体験とその思い　半構造化面接を用いて．日本小児看護学会誌，17（1）：9-15.

• 日本看護協会．（2019）．第 9 回「忘れられない看護エピソード」集　2019 年「看護の日・看護週間」（6）．https://www.nurse.or.jp/home/event/simin/episode/9th/pdf/episode.pdf

• Seligman, M.E., Steen, T.A., Park, N., & Peterson, C.（2005）. Positive psychology pregress: empirical validation of interventions. American Psychologist, 60（5）: 410.

• Studer, Q.D.（2003）．鐘江康一郎（訳）．エクセレント・ホスピタル——メディカルコーチングで病院が変わる．東京：ディスカバー・トゥエンティワン.

• 牛久保美津子．（2005）．神経難病とともに生きる長期療養者の病体験：苦悩に対する緩和的ケア．日本看護科学学会誌，25（4）：70-79.

11 Forgiveness ゆるし

ゆるしとは ——————————————————————————— 沼田真美

　ゆるし（forgiveness）は，社会への適応および健康や生活の質の向上へつながる肯定的な概念である（Griffin, Worthington, Lavelock, Wade, & Hoyt, 2015）。本節では，ゆるしを「自己および他者の被害や罪に対する否定的な内的反応を低減させ，中性的または肯定的な内的反応へ変容させること」（沼田, 2019）と定義する。

　あなたは，「日常生活の中で，他者に対して，ゆるせないと感じた出来事はありますか？」と尋ねられたら，思い当たる出来事はあるだろうか。他者からひどい仕打ちを受けたことについて思い出し，否定的な気持ちがわき上がった人もいるかもしれない。

　ゆるせない，という気持ちは，簡単に水に流すことは難しく，場合によっては，長期間にわたって持続する場合もある。その中で，ゆるせないという気持ちそのものに振り回され，苦しめられている可能性を感じても，なかなか抜け出すことは難しい場合がある。

　このように加害行為が発生し，ゆるせないと感じたことについて，簡単には難しいかもしれないが，ゆるせるようになること（加害行為を引き起こした対象への否定的な気持ちの低減や，温かい気持ちをもてるようになること，思い出したときにも心の痛みを感じなくなること）が，心身の健康においてよい影響をもたらすことを裏づける知見が，一貫してみられている。

① ゆるしに関する研究内容の推移

■ 他者から自己へのゆるしへと拡張された対象

ゆるしは，1990年代から，欧米を中心として，対人関係における心理学的な観点から検討されるようになり，東洋においては，2010年前後から研究数に増加がみられている。

ゆるしの地域差については，人々がどのような環境のルールに触れているか，すなわち文化的な価値観によって，ゆるしやすさが異なる可能性が指摘されている（Perdersen, 2009）。

また，心理学的な研究が進むにつれ，ゆるしの対象は，他者だけに留まらず，自己へも拡張された。すなわち，自己が他者から被害を受けた後のゆるし（以下，他者へのゆるし）だけではなく，ミスなどを犯した自分をゆるす（以下，自己へのゆるし）などの現象も扱われるようになった。

■ ゆるしの介入研究

ゆるしの主要な介入研究においては，ゆるしの理論（Enright & Coyle, 1998；Worthington, 2001, 2006）に基づき，他者へのゆるしを目的としたセラピーアプローチなどが多くみられる。ゆるしの変容の4段階（図2-11：Enright & Coyle, 1998）に基づいた介入モデル（Enright, 2001/2007）や，ゆるしの変容の5要素（表2-15：Worthington, 2001）に基づいた介入モデル（Worthington, 2006）が構築されている。

ゆるしの概念は，介入研究を行う治療者においても重要な概念として着

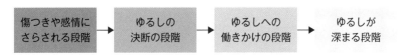

図2-11　ゆるしの変容の4段階

Enright, R. D., & Coyle, C. T. (1998). Researching the process model of forgiveness within psychological interventions. In E. L. Worthington (Ed.), Dimensions of forgiveness: Psychological research and theological perspectives (139-161). Philadelphia, PA: Templeton Foundation Press を基に作成

表 2-15　ゆるしの変容の 5 要素

| a. ゆるしを決断する |
| b. 傷つきを思い出す |
| c. 加害者に対して共感性を高める |
| d. 自分自身の加害体験を認める |
| e. ゆるしにコミットする |

Worthington, E. L., Jr.（2001）. Five steps to forgiveness: The art and science of forgiving. New York: Crown を基に作成

目されている。ゆるしは，心理療法において，憤りや怒りの連鎖を断ち切るために重要とされ（Menahem & Love, 2013），トラウマをもつ患者自身が，被害者役から自分自身を解放するという，トラウマ体験の本当の消化において重要とされている（水島，2015）。

② ゆるしのとらえ方および混同されやすい概念

■ゆるしのとらえ方

　ゆるしが発生するためには，加害行為の発生が前提となっており，加害行為を引き起こした対象（以下，加害対象とする）と，被害を受けた対象が発生する。他者へのゆるしおよび自己へのゆるしは，いずれも，前述したゆるしの変容の 4 段階に沿ってとらえることが可能である。自己へのゆるしの失敗は，不適切な行動に関係した自己を嫌うこと，見下すこと，愛する価値がないと信じることからとらえられるとされる（Wohl, DeShea, Wahkinney, 2008）。

　また，他者へのゆるしは，相手への報復や回避の低減，および慈愛の増加としてとらえられている（McCullough, Root, & Cohen, 2006）。

■他者へのゆるしと混同されやすい概念

　ゆるしは，混同されやすい概念が多く指摘されている。

　他者へのゆるしと混同されやすい概念として，「忘れること（forgetting）」「和解（reconcilation）」「寛容（tolerance）」「大目にみること（condoning）」「起こっ

た出来事を否定すること（excusing）」「許可（permission）」が挙げられている（Worthington, 2005）。以下，順に説明する。

第一に，「忘れること」は，思い出した際に否定的な反応が当初と変化していない可能性があるため，ゆるしとは区別されている。

第二に，「和解」は，ゆるしが生じた結果として生起する可能性はあるが，和解はゆるしていなくとも可能であるため，ゆるしとは区別されている。

第三に，「寛容」や「大目にみること」は，否定的な反応が生じていない場合が含まれるため，ゆるしとは区別されている。

第四に，「起こった出来事を否定すること」は，ゆるしの前提条件である加害行為の発生を満たさないため，区別される。

第五に，「許可」は，目上の人などからの「おゆるし」が該当し，否定的な内的反応が生じておらず，ゆるしとは区別されている。

■ 自己へのゆるしと混同されやすい概念

また，自己へのゆるしと混同されやすい概念として，「自己を容赦すること（self-condoning）」「自己受容（self-acceptance）」「偽の自己のゆるし（pseudo-self-forgiveness）」「苦境逃れ（letting oneself-off the hook）」が挙げられている（Worthington et al., 2014）。以下，順に説明する。

第一に，「自己を容赦すること」や，「偽の自己へのゆるし」は，否定的な内的反応が生じていない場合が含まれるため，ゆるしとは区別されている。

第二に，「自己受容」は，加害対象となった自己以外も受容の対象として含まれるため，ゆるしとは区別されている。

第三に，「苦境逃れ」は，該当の出来事に対する否定的な内的反応は当初と変化していないため，ゆるしとは区別されている。

③ ゆるしと心身の健康との関連

ゆるしは，精神的健康および身体的健康との関連から，心身の健康を維持するうえで適応的な概念として着目されてきた。以下，順に研究例を紹介する。

■ゆるしと精神的健康との関連

　ゆるしは，抑うつ傾向との負の関連（石川，濱口，2007），神経症傾向と負の関連（Griffin, Worthington, Lavelock, Wade, Hoyt, 2015）がみられている。また，ゆるしを用いた介入において，怒りや，苦痛，抑うつ傾向の低減および希望やウェルビーイングの増加に有効であることが明らかになっている（Wade, Worthington, & Meyer, 2005）。他者をゆるしやすい人ほど，抑うつ症状の低減および不安の低減がみられ（Griffin et al., 2015），他者へのゆるしのプログラムを用いて効果測定を行った研究（Lin, Mack, Enright, Krahn, Baskin, 2004）では，ゆるしている人ほど，抑うつ症状の低減および不安や不健康的な怒りが低減し，また，感情面における平静さに回復がみられていた。

■ゆるしと身体的健康との関連

　他者へのゆるし，自己へのゆるしのいずれにおいても，ゆるしている人ほど身体的に健康であることが明らかになっている。具体的には，過去に親密な対象から傷つけられた出来事を想起させ，恨みや復讐願望について尋ねた研究がある（Witvliet, Ludwig, & Laan, 2001）。その結果，加害対象をゆるしていないと考えていた実験参加者においては，心拍数，血圧，発汗が増加し，不安と緊張が高まっていた。

　一方で，加害対象に対し，ゆるすことが正しいと考えるようになっていた実験参加者においては，前述の参加者と比較して，心拍数，血圧，発汗が増加せず，不安と緊張の高まりもみられなかった。

　また，過去に自分の失敗によって傷ついたことを想起させ，心拍数，副交感神経の活性度について測定した研究では（Silva, Witvliet, & Riek, 2017），その後，「自分自身をゆるしてもよいと思う」と他者から助言を受け，そう考えるようになるほど，副交感神経は活性化し，心拍数が低減していた。

④ ゆるしの状況要因および個人差

■ ゆるしの状況要因

　ゆるしに影響を及ぼす状況要因としては，加害対象との関係性，加害対象による謝罪，加害の深刻さ，加害から経過した時間，被害対象の年齢段階が見られる。以下，順に研究例を紹介する。

①**加害対象との関係性**　加害対象との関係性について，親密でない相手よりも親密な相手をゆるすこと（Strelan, Karremans, Krieg, 2017），加害対象が親密な関係性の相手であることが，ゆるしの強力な規定因であることが明らかにされている（Fehr, Gelfand, & Nag, 2010）。また，親密な相手へのゆるしは，ウェルビーイングと結びつくことが明らかにされている（Hill, Heffernan, & Allemand, 2015）。

②**加害対象による謝罪**　加害対象による謝罪は，他者へのゆるしを促進する（Wenzel, Anvari, Vel-Palumbo, Bury, 2017）。同研究では，シナリオを用いて，謝罪の有無とゆるしの関連について検討したところ，加害対象からの謝罪がみられる場合において，ゆるしやすいことが明らかにされた。

③**加害の深刻さ**　加害の深刻さとゆるしとの関連を分析した研究では（Zechmeister, Garcia, Romero, Vas, 2004），屈辱感を感じさせるような深刻な加害条件では，深刻でない加害条件と比べて，ゆるしにくくなることが明らかにされている。

④**加害から経過した時間**　加害から時間が経過したと知覚するほど，加害対象をゆるそうとすることや，時間経過の知覚だけではなく，実際に加害から時間が経過しているほど，加害対象をゆるすことが明らかにされている（Wohl & McGrath, 2007）。

⑤**被害対象の年齢段階**　青年期，成人期，中年期，老人期の異なる年齢段階の協力者を対象とした研究では（Girard & Mullet, 1997），加害対象との関係性や，加害行動の意図の有無を含む情報を操作したシナリオを用いて検討し，全体的な傾向として，年齢段階が上がるにつれて，ゆるしやすいことが明らかにされている。

■ゆるしの個人差

　ゆるしに影響を及ぼす個人差としては，「共感性」「反芻」「成人愛着スタイル」「自尊感情」「自己愛」がみられる。以下，順に研究例を紹介する。
①**共感性**　「共感性」とは他者を思いやる働きであり，他者の心理状態を正確に理解する認知的側面と，他者の心理状態に対する代理的な情動反応を強調する情動的側面がある（鈴木，木野，2008）。ゆるしの主要な理論モデルにおいては，共感性に関わる要素が理論に組み込まれていることが多い（例：加害対象への感情移入を試みる〔Enright & Coyle, 1998〕）。共感性を高くもつ人ほど，他者をゆるしやすい傾向が明らかにされている。
②**反芻**　「反芻」とは，自己への脅威，喪失，不正によって自己へ注意を向けやすい特性であり，これらの対象内容について，持続的に繰り返し想起することである。他者へのゆるし，自己へのゆるしのいずれにおいても，反芻をしやすい人ほど，ゆるしにくいことが明らかにされている（Law & Chapman, 2015；Lucas et al., 2010；沼田，2019）。
③**愛着スタイル**　愛着スタイルとは，愛着の個人差を説明する概念であり，「自己観」と「他者観」の 2 次元からとらえられる（Bartholomew & Horowitz, 1991）。ブレナンらは，前者を見捨てられるかもしれないという不安の程度として，後者を他者との親密性を回避する程度として測定した（Brennan, Clark, & Shaver, 1998）。他者へのゆるし，自己へのゆるしいずれにおいても，愛着スタイルが不安定であるとゆるしにくいことが明らかにされている（Chung, 2014；沼田，今野，2014）。
④**自尊感情**　自尊感情とは，他者と比較した自分自身を「とてもよい（very good）」ととらえることではなく，自分自身を「これでよい（good enough）」ととらえる評価の程度である（Rosenberg, 1965）。他者へのゆるし，自己へのゆるしいずれにおいても，自尊感情が高い人ほど，ゆるしやすいことが確認されている（Greene & Britton, 2013；Yao et al., 2017）。
⑤**自己愛**　自己愛は，「自己価値，自己評価を肯定的なものとして維持しようとするはたらき」（中山・中谷, 2006）と定義され，「誇大型」と「過敏型」の 2 側面の存在を指摘する理論がある（Gabbard, 1994/1997）。
　他者へのゆるしでは，自分自身に夢中であるため他者の反応に注意を向

けにくい特徴をもつ誇大型と比較し，注目の的になることを避け侮辱や批判の証拠がないかといった他者評価を気にしやすい特徴をもつ過敏型の自己愛が強い人ほど，ゆるしにくいことが明らかになっている（Besser & Zeigler-Hill, 2010；沼田，2019）。

⑤ まとめ

　以上の通り，本項では，ゆるしの概念について紹介した。ゆるせないという気持ちを和らげることは難しい場合もあるが，ゆるしが生じるほど心身の健康へのよい影響がみられることを紹介した。ただ，本項冒頭で紹介したゆるしの定義にもあるように，否定的な内的反応から中性的や肯定的な反応へのいずれの変容であっても，ゆるしは生じている。そのため，肯定的な変容が得られていないということで，ゆるしに対する不全感を感じる必要はないことに留意してほしい。

　また，本項で紹介したように，加害から時間が経過するにつれてゆるせるようになることを心にとめて，無理のない範囲で，自身や家族，看護の現場における患者の心身の健康のために，本概念を活用していただければ幸いである。

● 文献

• Besser, A., & Zeigler-Hill, V.（2010）. The influence of pathological narcissism on emotional and motivational responses negative events: The roles of visibility and concern about humiliation. Journal of Research in Personality, 44 : 520-534.

• Brennan, K. A., Clark, C. L., & Shaver, P. R.（1998）. Self-report measurement of adult attachment: An integrative overview. In J. A. Simpson & W. S. Rholes（Eds.）, Attachment theory and close relationships（46-76）. New York: Guilford Press.

• Chung, M.（2014）. Pathways between attachment and marital satisfaction: The mediating roles of rumination, empathy, and forgiveness. Personality and Individual Differences, 7 : 246-251.

• Enright, R. D.（2001）. Forgiveness is a choice: A step-by-step process for resolving anger and restoring hope. Washington, DC: American Psychological Association. 水野修次郎（監訳）.（2007）. ゆるしの選択──怒りから解放されるために. 河出書房新社

• Enright, R. D., & Coyle, C. T.（1998）. Researching the process model of forgiveness within psychological interventions. In E. L. Worthington（Ed.）, Dimensions of forgiveness: Psychological research and theological perspectives（139-161）. Philadelphia, PA: Templeton Foundation Press.

- Fehr, R., Gelfand, M. J., & Nag, M.（2010）. The road to forgiveness: A meta-analytic synthesis of its situational and dispositional correlates. Psychological Bulletin, 136 : 894-914.
- Gabbard, G. O.（1994）. Psychodynamic personality in clinical practice : The DSM-IV edition. Washington DC; American Psychiatric Press. 舘哲朗（監訳）.（1997）. 精神力動的精神医学 その臨床実践［DSM−IV版］③臨床篇──II軸障害. 岩崎学術出版社.
- Girard, M., & Mullet, E.（1997）. Forgiveness in adolescents, young, middle-aged, and older adults. Journal od Adult Development, 4 : 209-220.
- Greene, D. C., & Britton, P. J.（2013）. The influence of forgiveness on lesbian, gay, bisexual, transgender, and Questioning individuals' shame and self-esteem. Journal of Counseling & development, 91 : 195-205.
- Griffin, B. J., Worthington, E. L., Jr., Lavelock, C. R., Wade, N. G., & Hoyt, W. T.（2015）. Forgiveness and Mental Health. In Toussaint, L. L., Worthington, E. L. Jr., & Williams, D. R.（Eds）, Forgiveness and Health（77-90）. New York: Springer.peder
- Hill, P. L., Heffernan, M. E., & Allemand, M.（2015）. Forgiveness and subjective well-being: Discussing mechanism, contexts, and rationales. In Toussaint, L. L., Worthington, E. L. Jr., & Williams, D. R.（Eds）, Forgiveness and Health（77-90）. New York: Springer.
- 石川満佐育，濱口佳和.（2007）. 中学生・高校生におけるゆるし傾向性と外在化問題・内在化問題との関連の検討. 教育心理学研究, 55 : 526-537.
- Law, K. C., & Chapman, A. L.（2015）. Borderline personality features as a potential moderator of the effect of anger and depressive rumination on shame, self-blame, and self-forgiveness. Journal of Behavior Therapy and Experimental Psychiatry, 46 : 27-34.
- Lin, W. F., Mack, D., Enright, R. D., Krahn, D., & Baskin, T. W.（2004）. Effects of forgiveness therapy on anger, mood, and vulnerability to substance use among inpatient substance-dependent clients. Journal of Consulting and Clinical Psychology, 72 . 1114-1121.
- Lucas, T., Young, J. D., Zhdanova, L., & Alexander.（2010）. Self and other justice beliefs, Impulsivity, rumination, and forgiveness: Justice beliefs can both prevent and promote forgiveness. Personality and Individual Differences, 49 : 851-856.
- McCullough, M. E., Root, L. M., & Cohen, A. D.（2006）. Writing about the personal benefits of a transgression facilitates forgiveness. Journal of Consulting and Clinical Psychology, 74 : 887-897.
- Menahem, S., & Love, M.（2013）. Forgiveness in psychotherapy: The key to healing. Journal of Clinical Psychology, 69 : 829-835.
- 水島広子.（2015）. トラウマの現実に向き合う──ジャッジメントを手放すということ. 創元社.
- 沼田真美.（2019）. 加害対象および被害対象別にみた自他へのゆるしの側面──ゆるしの反応の水準に着目して. 筑波大学大学院人間総合科学研究科博士論文
- 沼田真美.（2019）. 誇大型−過敏型自己愛が累積屈辱感を媒介してゆるしに及ぼす影響. 心理学研究, 90（4）: 360-367.
- 沼田真美.（2019）. 自己注目が他者へのゆるしおよび自己へのゆるしへ及ぼす影響──自尊感情の2側面を媒介として. 感情心理学研究, 27（1）: 1-10.
- 沼田真美，今野裕之.（2014）. ゆるしと成人愛着スタイルとの関連. パーソナリティ研究, 23（2）: 113-115.
- Perderson, P.（2009）. Inclusive cultural empathy: A relationship-centred alternative to individ-

ualism. South African Journal of Psychology, 39 : 143-156.
- Silva, S. P., Witvliet, C. O., & Riek, B.（2017）. Self-forgiveness and forgiveness-seeking in response to rumination: Cardiac and emotional responses of transgressors. The Journal of Positive Psychology, 12 : 362-372.
- Strelan, P., Karremans, J. C., & Krieg, J.（2017）. What determines forgiveness in close relationships? The role of post-transgression trust. British Journal of Social Psychology, 56 : 161-180.
- Wade, N. G., Worthington, E. L., & Meyer, J. E.（2005）. But do they work? A meta-analysis of group on interventions to promote forgiveness. In E. L. Worthington, Jr.（Ed.）, Handbook of forgiveness（423-439）. New York: Brunner-Routledge,
- Wenzel, M. Anvari, F., Vel-Palumbo, M., & Bury, S. M.（2017）. Collective apology, hole, and forgiveness. Journal of Experimental Social Psychology, 72 : 75-87.
- Witvliet, C. V. O., Ludwig, T. E., & Vander Laan, K. L.（2001）. Granting forgiveness or harboring grudges: Implications for emotion, physiology, and health. Psychological Science, 121 : 117-123.
- Wohl, M. J. A., DeShea, L., & Wahkinney, L.（2008）. Looking within: Measuring state forgiveness and its relationship to psychological well-being. Canadian Journal of Behavioural Science, 4 : 1-10.
- Wohl, M. J. A., & McGrath, A. L.（2007）. The perception of time heals all wounds: Temporal distance affects willingness to forgive following an interpersonal transgression. Personality and Social Psychology Bulletin, 33 : 1023-1035.
- Worthington, E. L., Jr.（2001）. Five steps to forgiveness: The art and science of forgiving. New York: Crown.
- Worthington, E. L., Jr.（Ed.）.（2005）. Handbook of Forgiveness. New York: Burunner-Rouledge.
- Worthington, E. L., Jr.（2006）. Forgiveness and reconciliation: Theory and application. New York: Burunner-Rouledge.
- Worthington, E. L., Lavelock, C., Witvliet, C. V., Rye, M. S., Tsang, J., & Toussaint, L.（2014）. Measures of Forgiveness: Self-Report, Physiological, Chemical, and Behavioral Indicators. In G. J. Boyle,（Ed.）, Measures of Personality and Social Psychological Constructs（474-502）. New York: Academic Press.
- Yao, S., Chen, J., Yu, X., & Sang, J.（2017）. Mediator roles of interpersonal forgiveness and self-forgiveness between self-esteem and subjective well-being. Current Psychology, 36 : 585-592.
- Zechmeister, J. S., Garcia, S., Romero, C., & Vas, S., N.（2004）. Don't apologize unless you mean it: A laboratory investigation of forgiveness and retaliation. Medical Social Science, 33 : 532-564.

ゆるしは
どのように看護に活かせるか ———— 岡田佳詠

① ゆるしと看護との関わり

　看護の場面では,「ゆるし」と,またその逆の「ゆるせない」あるいは「ゆるさない」という状況にある対象,つまり患者・家族に出会うことがしばしばある。こういうとき,患者・家族の怒りや恨み,落ち込み,絶望感,攻撃的な行動や自傷行為などに遭遇し,看護師として,戸惑いや混乱,無力感に苛まれることもある。

■「ゆるせない」「ゆるさない」状況にある患者・家族

　まず「ゆるし」の前に,「ゆるせない」「ゆるさない」状況にある患者・家族について考えてみたい。病気にかかるきっかけそのものや関連する環境（状況）・出来事,人物といった自己以外に対して「ゆるせない」「ゆるさない」と考える場合もあれば,病気にかかった要因は自分にある,などと自己に対して「ゆるせない」「ゆるさない」と考える場合もある。また病気とは直接関係しないが,患者・家族のそれまでの人生におけるさまざまな葛藤や問題に対して,「ゆるせない」「ゆるさない」といった思いがあり,それが症状と関連する,あるいは回復を妨げ,看護上の問題になりうることもある。

　筆者はこれまで「ゆるせない」「ゆるさない」という思いを抱いた患者・家族に接した経験がある。例えば,出産後の子育ての大変な時期にうつ病を発症した女性患者で,育児を助けてもらえず,自身にも小さいときから厳しかった実母に対して「ゆるせない」という思いが生じ,症状の悪化や回復の妨げにつながっていたケースである。また,若い女性うつ病患者で,自分のつらい気持ちを,同居している父親が理解してくれず,「ゆるせない」思いから暴言を吐く,というケースである。

　もし,このような患者に対して,相手や自分を「ゆるす」ための適切な

ケアができたら，その人の症状の改善や回復の促進だけでなく，人として
の成長，人生への新たな意味づけ，QOL の向上にも貢献できるだろう。

■「ゆるし」による効果

　「ゆるし」とは，先述のように，何らかの自身が受けた被害や罪に対す
る「否定的な内的反応を低減させ，中性的または肯定的な内的反応へ変容
させること」(p.190) で，ポイントは，否定的な受け止め方や解釈の仕方を，
中性的にまたは肯定的なものに変容させることにある。「ゆるせない」「ゆ
るさない」思いに苛まれる患者や家族が，何かをきっかけに「ゆるし」を
得られるようになると，その状況や相手，自身に対して，慈愛や寛大さ，
共感，優しさ，愛情などのポジティブな感情や行動が生じ，それまでの怒
りや恨み，混乱，傷つき，非難，報復，攻撃，不信といったネガティブな
感情や行動が減少する（高田，2014）。

　また，「ゆるせない」「ゆるさない」思いは，身体的な痛み，めまい，血
圧の変化，睡眠の質の悪化，心疾患，身体的愁訴などと関係し，「ゆるし」
により回復や安定につながる。「ゆるし」は，悪化していた対人関係の改
善にもつながり，社会生活への適応や QOL の向上の促進も可能にする。

② ケアの対象となる人への活用

■ 認知行動療法を活用した「ゆるせない」「ゆるさない」状況への介入

　看護の対象になる患者や家族には，「ゆるせない」「ゆるさない」といっ
た思いに苛まれる人が数多く存在し，看護師として，どのように関われば
その人々の回復や成長，人生への意味づけ，QOL の向上などに資するの
かを考えることは重要である。「ゆるせない」「ゆるさない」という思いが，
「ゆるす」という思いにどうしたら変容できるのか。その方法に，認知行
動療法を活用することが可能と考える。

　認知行動療法は認知・行動に注目し検討することで，問題や課題を解決
し，適応を促進することを目指す。認知行動療法は昨今，精神疾患だけで
なく，身体疾患への適用の拡大，メンタルヘルスの増進にも活用されてい

る。実際には，対象とともに認知・行動を見つめ直し，適応的な方向で検討し問題や課題解決に取り組めるようにする。

　さらに，昨今注目されている認知行動療法の第三世代と言われるマインドフルネス（p.91）では，「今，ここ」に注意を向け，認知や行動，気分（感情），身体状態を俯瞰し，あるがままを受け入れられるよう働きかける。最近では，認知行動療法の1つで，この十数年間に開発されてきたコンパッション・フォーカスト・セラピー（p.124）という自己への思いやりを育成・強化するためのアプローチも行われている（鋤柄，石村，小金井，山口，野村，2015）。

■ 認知行動モデルに基づく「ゆるせない」「ゆるさない」状況の整理

　ここでは，認知行動療法のベースにある認知行動モデルに基づき，「ゆるせない」「ゆるさない」という思い，つまり認知と，それに関連する気分，行動，身体状態について整理してみる。先述の筆者の経験した，出産後，実母への「ゆるせない」という認知から怒りや恨みの感情が生じ，症状悪化につながったケースである。

◉ Aさん　30代

　うつ病患者のAさんは30代の女性で，実母に厳しく育てられ，結婚するまで反抗することなく生きてきた。いつも実母の顔色をうかがい，実母が望む娘を演じてきた。第1子の出産後，自宅に戻ったが，夫の帰宅が遅く，体調が戻らないなか，Aさんは一人で子育てをしなければならなくなった。何とかせねば，とはじめは頑張っていたが，睡眠や食事もろくに取れず，限界となった。

　そこで，近隣に住む実母に，助けてほしいと電話をすると，実母に「情けない。あなたを産んだときは私一人でなんとかやった。母親なのだから弱音を吐かずになんとかしなさい」と突き返された。Aさんは絶望感や悲しみを感じるとともに，実母に対して激しい怒りがこみ上げてきた。これまで実母から受け続けた厳しいしつけ場面もありありと蘇り，実母への「ゆるせない」という思いを抱くようになった。

　その頃から，夫の帰宅後，毎日Aさんは大声で泣きわめき，子どもの世話もできなくなったため，夫が付き添って精神科を受診，うつ病と診断された。

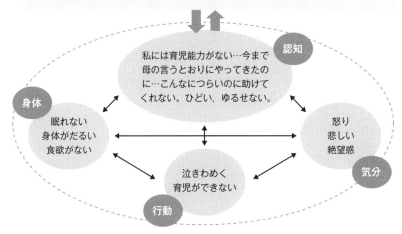

○月○日，○時。母に電話で「眠れなくて身体もつらいから，少し手伝ってもらうことはできませんか？」と尋ねた。母から「情けない。あなたを産んだときは私一人でなんとかやったのよ。母親なのだから弱音を吐かずになんとかしなさい」と言われた。

図2-12　Aさんの「ゆるせない」状況と認知・気分・行動・身体状態の関連

　図2-12は，受診前のAさんが実母に対して「ゆるせない」と思った場面を認知行動モデルで表したものである。Aさんは実母に言い返されたとき，「私には育児能力がない……今まで母の言うとおりにやってきたのに……こんなにつらいのに助けてくれない。ひどい……ゆるせない」と考え，怒り，悲しみ，絶望感を感じていた。それらは，泣きわめき，育児ができないという行動に，また身体のだるさや眠れないなどの身体症状にもつながっていた。さらに，泣きわめき，育児ができないことは，ますます「自分に育児能力がない」「(実母を) ゆるせない」という認知を強め，悲しみや絶望感，怒りがますます募るという悪循環に陥っていた。
　このように，患者・家族が「ゆるせない」「ゆるさない」という状況を整理できると，「ゆるせない」「ゆるさない」という認知がどのような気分・行動・身体状態とつながっているのかを客観的に理解できる。そして，もし患者・家族がそれらの認知を「ゆるす」方向に向けることができたら，怒りや絶望感といったネガティブな気分や不適応的な行動は軽減し，身体状態の改善も期待できるだろう。

■認知再構成による「ゆるせない」「ゆるさない」という認知の検討

そこで，図 2-12 を踏まえ，「ゆるせない」「ゆるさない」という認知に
どう向き合うか，どう対処するかが重要になる。対処には，①それらの認
知をさまざまな視点から検討し，バランスよく整えることで徐々に「ゆる
す」という認知に変容する方法，②それらの認知を無理に変えようとせず，
ありのままを受け入れる方法，の 2 つがあると考える。いずれにしても，「ゆ
るし」という認知が患者・家族に芽生えるのは時間のかかることが多い。
看護師は，さまざまな可能性を探りながら，あきらめず根気強くかかわる
ことが大切である。

ここでは，①の方法の 1 つを紹介する。これは，認知行動療法でよく用
いられる認知再構成法で，「ゆるせない」「ゆるさない」という考え（認知）
を検討し，別の考え方を見つけることで気分を楽にするものである。具体
的な場面を取り上げ，検討していくため，患者は別の考えを見つけること
で気分の変化を実感しやすい。

表 2-16 のようなコラムを使い，まず「ゆるせない」「ゆるさない」と
思う状況を整理する。「1. 状況」は，いつ，どこで，誰と，どうしたなど
の 5W1H を意識して，状況がありありと浮かぶように具体的に記載する。

次に，そのときの気分とその強さを「2. 気分（%）」に記載する。気分は，
「怒り」「悲しい」「落ち込み」「不安」など，一言で言い表せるもので，そ
の状況で感じたものをすべて書き出す。またその強さは，自身の心の中に
0 ～ 100%の物差し（過去にその気分を最大に感じたときを100%，まったく感じ
なかったときを0%と設定）をつくり，この状況のとき，この気分はどれくら
いの強さか，と自身に問いかけ，数値化する。

次は，「ゆるせない」「ゆるさない」という「3. 気分を引き起こした考え」
を書き出す。怒りなどを感じたとき，何を考えていたかを自身に問いかけ，
すべて書き出す。このとき，「～ではないか」という疑問形よりも，「～だ」
という言い切り型で書くように心がける。ここまで整理すると，「ゆるせ
ない」「ゆるさない」と思った状況とそのときの気分と強さ，考えが明確
になり，客観的に眺めることができる。これがまず「ゆるせない」「ゆる
さない」という考えから解放され，「ゆるす」考えに方向づけるための第

表2-16 Aさんの「ゆるせない」という考え（認知）の検討と気分の変化

1. 状況	○月○日，○時。母に電話で「眠れなくて身体もつらいから，少し手伝ってもらうことはできませんか？」と尋ねた。母から「情けない。あなたを産んだときは私一人でなんとかやったのよ。母親なのだから弱音を吐かずになんとかしなさい」と言われた。
2. 気分（％）	怒り（95），悲しい（80），絶望感（90）
3. 気分を引き起こした考え	・私には育児能力がない ・今まで母の言うとおりにやってきたのに…こんなにつらいのに助けてくれない ・ひどい…ゆるせない
4. 別の考え	・育児能力がない，というのは行き過ぎだ。子どもは順調に育っていると健診で保健師さんに言われた。 ・母は昔からこうだった。いつも厳しかった。でも，母も祖母に同じように厳しくされ，陰で泣いていたことがあった。 ・母も私と同じだったかも。ゆるせないとは思うけど，母のつらさもわかる気がする。
5. 結果（％）	怒り（70），悲しい（60），絶望感（80），慈しみ（20）

一歩と言える。

　次の「4. 別の考え」，つまり「ゆるせない」「ゆるさない」という考えとは異なる考えを案出する作業は，患者・家族にとっては難しい。これが簡単にできないから，これまで苦しんできたのである。そこで，表2-17のような質問を自身に問いかけるよううながし，頭に浮かんだ考えをまずは書き出してみる。すぐには受け入れられない考えが浮かんできても否定せず，それも1つの考え方だ，ととらえて，書き出すことが大切である。受け入れるかどうかは後回しにし，いろんな視点の考えを出せるとよい。

　最後に，その結果，気分の程度がどう変化するかを「5. 結果（％）」に書き出す。2のときと同様に，こころの中の物差しで，何％になるかを測ってみる。2では挙がっていなかった気分が生じることもある。たとえば，慈しみを感じたら，その程度も％で表現する。

　このように「ゆるせない」「ゆるさない」といった考えは，認知再構成法を用いることで変化が期待できる。しかし，このような考えは別の場面でも生じやすく，長年蓄積されてきたものであるほど，簡単に変えられる

表 2-17　「ゆるせない」「ゆるさない」考えとは別の考えを案出するときの問いかけ

❶ どうしてこのように考えたのか，証拠を探してみよう

❷ この考えとは異なる事実や証拠はあるかを探してみよう

❸ これまでに似たような経験をしたとき，どう考えたら楽になったかを考えよう

❹ 今よりももっと元気なときなら，この状況をどう考えるかを考えよう

❺ もう一度，この状況を思い出し，何か見逃している点はないかを探そう

❻ 相手あるいは自分ばかりを責めすぎていないかを考えよう

❼ もしこの考えが正しいとすると，将来，最悪どんなことが起こるか，最良は何か，一番現実的に起こりうることは何かを考えよう

❽ もし同じことで親しい人が悩んでいたら，どんなアドバイスをするかを考えよう

❾ もしこの考えを，親しい人に話したら，どうアドバイスしてくれるかを考えよう

ものではない。そのため，繰り返しこの方法に取り組むこと，さらに 4 で案出した「別の考え」を裏づけるための行動実験，つまり「別の考え」が正しいかどうかを観察する，あるいは日常生活で「別の考え」の正しさを確かめる試みも行うとよい。

③ ケアを提供する人自身への活用

ケアを提供する人，例えば看護師が医療現場の中で「ゆるせない」「ゆるさない」という認知に縛られることは少なからず存在する。例えば，「ゆるせない」「ゆるさない」対象は，同職種の看護師の場合もあれば，医師や心理職などの他職種，看護の対象となる患者・家族の場合もある。特に，専門職の立場として問題が生じやすいのは，患者・家族に対する「ゆるせない」「ゆるさない」という思いであろう。患者・家族の言動で心身を傷つけられることがあると，「ゆるせない」「ゆるさない」という思いが生じやすく，克服されないと，その後の看護に支障をきたす可能性がある。看護に集中できず，患者・家族への言動が攻撃的になり，十分なケアを提供せず，結果的に患者の回復を妨げることにつながる。

これを防ぐために，看護師は，図 2-12 のような視点を用いて，日ごろから自身の認知や気分，行動，身体状態を振り返り，「ゆるせない」「ゆるさない」という認知が生じる場面について，表 2-17 を用いて，「別の考え」

を検討してみるとよい。

　また，一人で抱え込まず，信頼できる上司や同僚に相談したり，カンファレンスで検討したりすることも大切である。最終的に，看護師にとって，「ゆるせない」「ゆるさない」状況が「ゆるし」を得て好転することで，看護師としての，また人としての成長につながることが重要である。

❹ 組織への活用

　管理者の立場としても，部下が期待通り動けず，結果的に仕事上でミスが生じたり，患者に不利益が生じたりすると，「患者に多大な損失を与えたのは，この部下のせいだ。簡単にはゆるさない」といった「ゆるせない」「ゆるさない」思いが生じることがある。このような場合も，前述の❸で示す方法で自身に対処することが可能である。

　一方，管理者の立場として，そのような「ゆるせない」「ゆるさない」思いに苛まれる看護師にどう手を差し伸べるか，ということも重要になるだろう。その看護師が自ら相談に来る場合は介入しやすいが，そうでない場合，周囲からの情報を得ながら，管理者側から本人に二次的被害を与えないよう配慮しつつ，声をかけることが大切である。その際，管理者側から無理に「ゆるす」ことを求めたり，安易に「大丈夫」と励ましたりすることは避けたほうがよい。「ゆるす」というのは簡単ではないことを理解し，まずは丁寧に話を聴くことから始める。十分に理解したうえで，どう対処するとよいかを当該の看護師と一緒に考えていくことが大切である。

● 文献
• 鋤柄のぞみ，石村郁夫，小金井希容子，山口正寛，野村俊明．（2015）．自己への思いやりを育成・強化するコンパッション・フォーカスト・セラピー・プログラムの試行．日本医科大学基礎科学紀要，44：61-77.
• 髙田菜美．（2014）．ゆるし研究の概論．心理学叢誌，12：23-31. http://hdl.handle.net/10112/10008

12 Hope
希望

希望とは ——————————————— 竹橋洋毅，島井哲志

　仕事，事故，災害，大病などの困難に直面したときに，それを乗り越えられるものとして明るい見通しをもつ人々がいる。将来に対する明るい見通しのことを希望（hope）という。目も見えず耳も聞こえないという困難を乗りこえ，教育と福祉に尽力したヘレン・ケラーは次の言葉で希望の重要性を語っている。「希望は人を成功に導く信念である。希望がなければ何事も成しとげられない」（Keller, 1903）。

　この言葉と同様に，心理学や精神医学では目標を達成できるというポジティブな期待として希望をとらえる。希望は，目標を達成するかが曖昧な状況で生じる。心理学や精神医学では，希望をもつことが適応上のよい結果につながると想定してきた。本節ではスナイダーの希望理論（Snyder, 1994）に焦点を当て，希望とその効果を説明する。

❶ スナイダーの希望理論

■道筋と主動感

　スナイダーの希望理論では，希望が「道筋（pathway）」と「主動感（agency）」という2つの要素からなるとしている。道筋とは，望む未来にたどり着くプロセスを見出すことができるという感覚である。たとえば，健康のために減量しなければいけないとき，そのための方法をいろいろと思いつくこ

とができることである。ある方法がうまくいかなかったとき，別の方法を見出せることも道筋の思考と関連する。主動感とは，自分が目標達成の道筋を進むことができるという感覚である。たとえば，減量のために毎日5 km を走るという方法を思いついたとして，自分が実行できると感じるかである。希望をどれほど強くもつかを道筋と主動感の思考の程度から測定する日本語版尺度も開発されている（加藤，Snyder, 2005）。

　スナイダーは，希望をもつうえでは道筋と主動感のどちらもが必要であるとした（Snyder, 1994）。なお，道筋と主動感は相互に影響しあうとも考えられている。例えば，多くの道筋を描くことができれば，自分が歩みやすい道筋を選べるため，目標への主動感が高まりやすくなる。逆に，目標への主動感が高ければ，目標のことをよく考えるため，目標達成の道筋を複数思いつきやすくなる。主動感は，目標への道筋を遮る困難に直面し，うまく行かなくなったときに重要になるといえる。

■ 希望思考の形成過程

　世の中には，希望を強くもつ人もいればそうでない人もいる。この個人差はどのように形成されるのだろうか。スナイダーは希望理論のモデルとして希望思考の形成過程と影響を示している（図2-13）。まず，幼少期

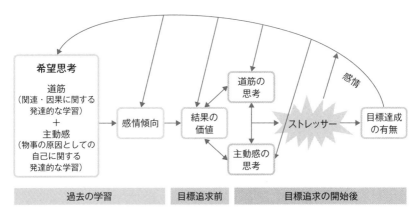

図2-13　スナイダーの希望理論のモデル

Rand, K. L., & Cheavens, J. S.（2009）. Hope theory. In S. Lopez & C. R. Snyder（Eds.）, Oxford handbook of positive psychology（2nd ed.）（323–333）. Oxford: Oxford University Press に基づき作成

からの学習によって，目標全般に対して希望をもった考え方をしやすいかという希望思考が形成される。希望思考は，どのような感情を経験しやすくなるかという感情傾向に影響する。過去の学習により形成された感情傾向は，ある目標追求によってどのような結果が得られそうかという価値の見積もりに影響する。そして，結果の価値，道筋の思考，主動感の思考は相互に影響し合いながら，ストレッサーを乗りこえる原動力となり，目標が達成されるかどうかに影響を及ぼす。目標の追求や達成によって生じた感情は，その後の希望に関する思考傾向を強化・弱化させる。

② 関連概念との違い

　希望に似た概念としては「楽観性（optimism）」と「自己効力感（self-efficacy）」が挙げられる。スナイダーによれば，楽観性は過去に起きたネガティブな事象の原因をどのようにとらえるかについての傾向であり，未来に焦点が当たっていない点で希望とは異なる（Snyder, 1994）。

　自己効力感は，特定の目標を達成するために必要とされる行動を遂行する力が自分にはあるという感覚であり，希望（特に主動感）と類似している。ただし，自己効力感はどうすれば目標達成できるかという道筋の思考が強調されない点で，希望とはやや異なる。

③ 希望をもつことの効果

■ 希望とパフォーマンス

　希望は目標達成への道筋を描き，自分が到達できるという感覚である。このことから，希望をもつ人のほうがそうでない人よりも目標遂行が優れると予測される。実際に，希望を強くもつほど，学業成績が良好になりやすいことが小学生，高校生，大学生を対象とした複数の研究において報告されている（Rand & Cheavens, 2009）。また，無力感などのリスクのある学生に対して，希望を高める介入を行うことで学業成績が向上できるという知見も報告されている（Rand & Cheavens, 2009）。

　希望がパフォーマンスを向上させる効果は，運動でも確認されている（Curry, Snyder, Cook, Ruby, & Rehm, 1997）。希望を強くもつ陸上競技者はそうでない競技者よりも，記録が良好であった。この効果は，コーチからみた競技能力の影響を取り除いた場合にもみられた。運動能力が同じくらいなら，希望をもつ人々のほうがそうでない人々よりも優れた運動パフォーマンスを発揮しやすいといえる。

■ 希望と身体的健康

　身体的に健康であることは，人生における重要な目標である。スナイダーらは，希望をもつ人々が将来の健康上のリスクを避けるだけでなく，疾病になった後や障がいへの対処行動をより多く行うのではないかと考えた。

・希望は健康リスクの予防を促進する

　まず予防行動については，希望をもつ人はそうでない人よりもがんの知識を多くもち，予防への活動意図が高いことが示されている（Irving, Snyder, & Crowson, 1998）。他に，希望をもつ人はそうでない人と比べて，疾病の予防のための重要な因子である運動をより多く行うこと，性病のリスクとなる行動を避けることを示す知見が報告されている（Rand & Cheavens, 2009）。このように，希望をもつことは健康リスクの予防を促進するといえる。

・希望と疾病や障がいへの対処行動との関連

　疾病になった後や障がいへの対処行動として，希望を強くもつことは脊椎損傷などの重篤な状態への対処と関連することが報告されている（Elliott, Witty, Herrick, & Hoffman, 1991）。脊椎損傷からの機能回復では，地道なリハビリテーションが重要な役割を果たすが，希望はこの努力の支えとなる。これと関連して，希望を喚起された人はそうでない人と同じくらい痛みを感じていても，痛みに対して我慢強くなることが明らかにされている（Berg, Snyder, & Hamilton, 2008）。

　また，希望をもつ人はそうでない人よりも，疾病に関する有益な情報に注意を向けやすく，そのことが疾病への対処行動を促進するという可能性も考えられている（Rand & Cheavens, 2009）。

■ 希望と精神的健康

　希望は目標追求を好調にさせ，日々の感情経験を良好にすることを通じて，精神的健康を向上させると考えられる。実際に，希望をもつ人はそうでない人よりもポジティブ感情を経験しやすく，ネガティブ感情を経験しにくいこと，目標のことを考えることで意欲が高まりやすいこと，人生満足感が高く，抑うつ得点が低いことが，大学生や高齢者を対象とした研究において報告されている（Rand & Cheavens, 2009）。高齢者におけるこの精神的健康のよさは身体的な健康や機能から説明できるものではなく，希望をもつという心的状態の重要性が明らかにされている。

　また，希望はストレッサーや困難へのとらえ方を変容させる。希望をもつ人はそうでない人よりも，直面しているストレッサーに対処することに意義を見出しやすい（Affleck & Tennen, 1996）。例えば，希望をもつ学生はそうでない学生よりも，定期試験の結果をコントロールできると考え，試験に対して積極的に努力し，抑うつ得点が低い（Chang & DeSimone, 2001）。このように，希望はストレッサーや困難を前向きにとらえることを助け，対処を促進することで，精神的健康を向上させると考えられる。

　希望をもつことは，健康に関連するさまざまな活動への動機づけにつながり，心身の健康を改善する。希望を高めるうえでは，目標への道筋を描き，前進する意欲を高めるように働きかけることが有効である。

● 文献

- Affleck, G., & Tennen, H.（1996）. Construing benefits from adversity adaptational significance and dispositional underpinnings. Journal of Personality, 64 : 899-922.
- Berg, C. J., Snyder, C. R., & Hamilton, N.（2008）. The effectiveness of a hope intervention in coping with cold pressor pain. Journal of Health Psychology, 13 : 804-809.
- Chang, E. C., & DeSimone, S. L.（2001）. The influence of hope on appraisals, coping, and dysphoria: A test of hope theory. Journal of Social and Clinical Psychology, 20 : 117-129.
- Curry, L. A., Snyder, C. R., Cook, D. L., Ruby, B. C., & Rehm, M.（1997）. Role of hope in academic and sport achievement. Journal of Personality and Social Psychology, 73 : 1257-1267.
- Elliott, T., Witty, T., Herrick, S., & Hoffman, J. T.（1991）. Negotiating reality after physical loss Hope, depression, and disability. Journal of Personality and Social Psychology, 61 : 608-

613.
- Irving, L. M., Snyder, C. R., & Crowson, J. J. Jr．(1998). Hope and the negotiation of cancer facts by college women. Journal of Personality, 66 : 195-214.
- 加藤司，Snyder, C. R.（2005）．ホープと精神的健康との関連性——日本版ホープ尺度の信頼性と妥当性の検証．心理学研究，76（3）: 227-234.
- Keller, H.（1903）. Optimism: An essay. New York: Crowell.
- Rand, K. L., & Cheavens, J. S.（2009）. Hope theory. In S. Lopez & C. R. Snyder（Eds.）, Oxford handbook of positive psychology（2nd ed.）,（323-333）. Oxford: Oxford University Press.
- Snyder, C. R.（1994）. The psychology of hope: You can get there from here. New York: Free Press.

希望はどのように看護に活かせるか ── 筒井千春

1 希望と看護との関わり

　ポジティブ心理学における希望に関する研究の発展を受け，看護においても病を抱えながら生きる人のネガティブな側面だけでなく，希望というポジティブな側面に目を向け，ケアに活用するための研究が行われるようになった。

　トラベルビーは，「絶望を避け，希望をもち続けられるよう病気の人々を援助することは看護の重要な職務である」と述べている（Travelbee, 1971/1974）。さらに，フランクルは「希望は生きる意味や価値を与える要素であり，たとえ死が避けられなくとも与えられた環境でいかにして生きるかという人間としての最後の自由は奪えない」と述べている（Frankl, 1947/1956）。これらのことから，希望は健康障害や苛酷な環境下にあっても，その人の内側に存在し続けることが可能な，生きる力を支えるものであり，ケアの重要な要素であるといえる。

　一方で，希望が感じられなくなると，抑うつや希死念慮が生じることが指摘されている（勝俣，1990；Lester, 1998）。

■ 希望を看護実践に活用するための研究

看護においては 1980 年代頃から希望を看護実践に活用するための研究が行われている。希望について理解するために，希望には精神的エネルギーや絶望のレベルにより補完される 3 つのレベルがあるとするミラーの希望モデル（Miller, 1992）や，希望は「特定化された希望」と「漠然とした希望」の 2 つの円と，情緒的，認知的，行動的，関係的，時間的，状況的な 6 つの側面により構成されるとするデフォルトとモルトッキオの希望モデルなども開発された（Default & Mortocchio, 1985）。ハースはデフォルトらのモデルから希望のレベルを測定するスケール Herth Hope Index を開発し，日本語版も作成，活用されている（小泉，伊藤，森，宮本，1999）。

コッターらは，終末期にあっても希望のレベルが減少するわけではないが，希望の性質は死にゆくプロセスを通して変化すると述べている（Cotter, Faxwell, 2015）。ファンスローらは，このプロセスを 4 つの希望のステージ（表 2-18）として説明し，熟練看護師は "何がなされうるか" に着目することを通して，これらの局面の移行を支えると述べている（Fanslow-Brunjes, Schnider, Kimmel, 2012）。終末期にある人々が何によって希望を育むのか，希望の源となるものは人によりそれぞれ異なるが，おおむね共通するものとして，家族や友人からの愛，スピリチュアリティや信念，目標設定と自立の維持，ケア提供者との良好な関係性，ユーモア，気分が向上するような思い出などが明らかにされている（Buckley, Herth, 2004）。

■ 臨床看護の現場における「希望」の 2 側面

臨床看護の現場でも，「希望」という言葉はしばしば耳にすると思うが，看護師の言う「希望」には 2 つの側面があると考えられる。1 つは「患者

表 2-18　4 つの希望のステージ

❶ 治療に対する希望
❷ 行われている治療に対する希望
❸ 余命の延長に対する希望
❹ 穏やかな死に対する希望

Aさんは自宅退院を希望しているそうです」などという場合である。これは前述のデフォルトとモルトッキオの希望モデルの「特定化された希望」にあたる。もう1つは，「漠然とした希望」にあたり，北村（1983）は「特定の目的の実現や，特定の目標への到達を目指すものではないが，人生の特定されない価値や意義が実現される視界または領域としての未来が信頼できるという明るい感情」と説明している。

　看護師は文脈に応じて，希望がもつこれら2つの側面を使い分けている。

■ 身体との関連から希望をとらえる

　看護においての希望は，身体との関連を重視してとらえていることが特徴的である。重症慢性閉塞性肺疾患患者の希望について調査した松本らは，患者らは呼吸そのものに多くのエネルギーを費やすため，希望をもつための活動に要する心身のエネルギーが不足していると述べている（松本，土居，2006）。また，希望は身体状態の悪化，コントロール困難な痛み，不快によって脅かされるため，痛みや不快な状態を取り除く看護ケアが，希望を育てるために重要である。

　看護において希望を活用した介入を考える場合，希望は内的なエネルギーであるがゆえに，その創出や維持は身体の状態に影響されるという前提を理解しておく必要がある。

② ケアの対象となる人への活用

　先に述べた「特定化された希望」は，看護の対象となる人々（以下，対象者）にとっても看護師にとっても比較的言語化されやすく，希望の具体的内容を聞き取り，その実現に向けたケア，といった展開につながりやすい。しかし，「漠然とした希望」は，対象者から明確に言語化されることは少なく，ともすれば多忙な急性期医療の現場では見過ごされやすいのではないかと思われる。まずは看護師が「この人の希望とは何なのか」に関心を向けることが重要である。

　希望はライフイベントのような大きな出来事だけでなく，毎日の生活の中で育まれ，変化すると言われている（柏木，大橋，恒藤，2003）。希望を育

てる看護について，筆者が経験した事例を紹介したい。

◉ 80 代，女性。膵臓がん

急性胆管炎で入院，本人は以前に膵臓がんについて告知されていた。入院前から栄養状態も悪く，仙骨部には褥瘡も形成されていたが，自宅では身の回りのことは「なんとか」できていた。入院後に誤嚥性肺炎を発症して食事を中止。呼吸状態が不安定な状態が続き，もともと寡黙だったのがますます気力を失ったかのように終日何もすることなく，無言で臥床するようになった。

ある日，女性が珍しく「お通じが出そうだ」と訴えてきた。臥床生活が続いていたものの，抗生剤治療により呼吸状態はよくなってきていたため，看護師の私は「今だ」と感じて，不安定な歩行を支え酸素ボンベを引きながら，病室の前のトイレに行き，なんとか間に合って排便することができた。女性は「うれしい……トイレで便ができるなんて，本当にうれしい！」と今までに見たことのない笑顔を見せた。

その後，女性は徐々に他の身の回りのことも自分でするようになり，「また家に帰れたらねぇ」といった言葉が聞かれるようになった。

振り返ってみると，トイレに行くという瑣末（さまつ）なことのように感じられる日常生活の中の出来事が，女性の自尊心を取り戻し，自信を高め，「私はまだ自分のことはできる，大丈夫だ」という希望を育てたのではないかと考える。オルソンらも，希望を育てる介入方法の1つに「日常生活を維持すること」を挙げている（Olsson, Ostlund, Strang, Jeppsson-Grassman, Friedrichsen, 2010）。

もちろん，初めから希望をもってもらうことを意図してトイレに行くという援助をしたわけではなく，女性の「うれしい！」という予想外の反応に筆者も驚いたわけであるが，「今だ」という直感の裏には，何の希望ももてないまま臥床しているように見える女性への常日頃からの気がかりがあったと思う。おぼろげにも「この人に，もう希望はないのだろうか」という関心が，排泄の介助という日常生活援助につながり，それが自立という「人生の特定されない価値が実現される未来への信頼」としての希望を育てたと推察する。

「希望を看護に活用する」というと，「実存的な問い」「スピリチュアリティ」などがイメージされ，「難しい」「特別な介入が必要」といった印象

を抱きやすいかもしれない。しかし，同様な経験をしたことのある看護師は多いのではないだろうか。日々の関わりの中で，対象者にとっての日常生活行為の意味，看護師が行うケアの意味を考えることも，希望を育てることにつながるのだと考える。

③ ケアを提供する人自身への活用

■看護師にとっての希望とは

　ケアの対象者にとっての希望に対しては，言語化されないものも含め，実にさまざまなケアが実践されていると想像する。しかし皮肉なことに，看護師が対象者の希望を明確に意識するときというのは，看護師にとっては精神的ストレスが高い状況が多い。なぜなら「希望」が看護師の中で話題になるのは，しばしば対象者の希望が見えない，あるいは実現が難しいといった，ケアの実践が困難な厳しい局面だからである。看護師が対象者の希望を大切にしようと，頑張れば頑張るほど疲弊していくこともある。

　一方で，看護師自身の希望について情報を集めようと，あるインターネット検索エンジンに「看護師」(and)「希望」と入れてみたところ，出てきたのは"転職""勤務希望"といった，非常に現実的なトピックばかりであった。厳しい勤務環境の中で，より自分に合った働き方について暗中模索している看護師が多いことを反映しているのかもしれない。看護師が内的なエネルギーを維持し，長期的なキャリア構築に関する「希望」を育てるためには，何が必要なのであろうか。

■ロールモデルとの出会いが希望の維持につながる

　中島（2012）は，職業的熱意の維持に重要な因子として，キャリア早期のロールモデルとの出会いを挙げ，「ロールモデルはその人に希望と勇気と生きる力を与える」，さらにロールモデルとなるのは「看護技術の優劣よりも本当の意味でのワークライフバランスの取れた生き方をしている人物である」と述べている。多くの看護師に，「○○先輩のようになりたい」と思った経験があるのではないだろうか。モデルとなる存在が身近になけ

れば，本やテレビなどで活躍が紹介されている看護師でもよいと思う。その看護師のどのような考えや態度，行動，キャリアデザインやライフスタイルに共感し，見習いたいと思うのか，分析してみることで自分の課題が見えてくる。

　このとき重要なのは，「できていないこと」に焦点を当てるのではなく，モデルとなる看護師との対比において近づくことができた部分，つまり「できていること」に焦点を当てることである。キャリア早期には高みにいるように思われた存在が，いつしか同等あるいはそれに近い能力を獲得できたと思えたり，またその人とは違う強みをもっていると発見できるときもある。自分のポジティブな側面に目を向け，成長を認めることが，やる気や意欲といった内的なエネルギーを高め，希望を維持することにつながると考える。

❹ 組織への活用

　近年，ポジティブ・マネジメントという管理手法が注目されている。ポジティブ・マネジメントは，ポジティブ心理学やポジティブ組織研究の成果を活用しながら，雇用者を動機づけ，成果を促進し，創造的でいきいきと，かつ尊重された関係によって組織の目標を達成し維持する方略である（手島，2018）。本項では，ポジティブ・マネジメントの視点から，看護師の希望の力を活用してよりよい組織にしていくための方法について紹介したい。

■ 組織の強みや価値に着目しながら改善を図る AI

　ポジティブ・マネジメントの手法の 1 つに，Appreciative Inquiry（AI）がある。AI は組織のメンバー 1 人ひとりの希望，自信，信頼などのポジティブ感情を組織的に高めるプロセスを通して，当事者自ら組織を変革，改善していく組織開発の手法である。AI は，組織の問題点に着目し改善を図ろうとする従来の問題解決型アプローチとは異なり，対話を通して現実の意味づけを変化させ，組織の強みや価値に着目しながら組織を改善していくアプローチで，4D（Discovery, Dream, Design, Destiny）サイクルと呼ばれる

表 2-19　4D（Discovery, Dream, Design, Destiny）サイクル

4つのD	組織参加者によるアプローチ
Discovery	実現させたい理想の状態をポジティブな言葉で表現する
	過去の"最高の体験"を話し合う中で組織の強みや価値を認識する
Dream	発見した強みや価値が最大限に発揮された理想の状態を共有する
Design	理想が実現するためにどのような仕組みや行動が必要か考える
Destiny	理想を実現させるための取り組みを実践する

Cooperrider, D. L. & Whitney, D. 本間正人（監訳）．（2006）．AI「最高の瞬間」を引きだす組織開発—未来志向の"問いかけ"が会社を救う．東京：PHP エディターズ・グループを参考に作成

プロセスからなる（表 2-19）。

　すなわち，参加メンバーはまず実現させたい理想の状態をポジティブな言葉で表現する。続いて，過去の"最高の体験"を話し合う中で組織の強みや価値を認識する（Discovery）。さらに，発見した強みや価値が最大限に発揮された理想の状態を共有し（Dream），理想が実現するためにどのような仕組みや行動が必要か考え（Design），理想を実現させるための取り組みを実践する（Destiny）（Cooperrider, 2005/2006）。

　このプロセスを通して，過去や未来に対するポジティブなイメージを構成・共有することで，メンバー間につながりがもたらされる。また，メンバーが組織の潜在的な可能性を発見することで自信や希望といったポジティブ感情をもてるようになる。その結果として，メンバー自ら組織の改善に向けた行動をとることが期待できる（北居，多湖，池邊，二艘船，2017）。

■日常的に AI を取り入れていくための工夫

　国内において，AI にもとづく看護師の組織開発に関するいくつかの介入研究がすでに行われている。これらは興味深いが，研究者やファシリテーターを置いて長期的にプログラムを実施していたり，院内研修など日常的な業務以外の時間での実施であるため，相応の資源が必要となり，より日常的に AI を取り入れていくための工夫が必要となりそうである。これに関して，筆者には，病棟看護スタッフとして勤務していたときの次のような経験がある。

> 　他のある看護師との日常会話の中で「患者 B さんの退院支援はうまく展開できたよね」「あのときは（病棟看護師）〇〇さんが地域連携室に連絡して，その後△△さんが本人・家族と話して……というのがよかったよね」「またあんな風にできるようになるには，どうしたらいいかな」といった話をした。このことが発端となり，他のスタッフを雪だるま式に巻き込んで "同様なケースがあった場合，患者・家族にとって満足で，円滑な退院支援を行うために今の仕組みをどう変えるとよりよくなるか" に取り組んでいくことになった。

　これは，管理責任者からタスクとして課されたわけではなく，スタッフ自らが自分たちのよかった点を振り返り，病棟の中の退院支援システムを変化させた事例で，振り返れば 4D サイクルのプロセスそのものだったのではないかと思う。スタッフ間でこのことについて話し合うときには，うまく支援ができた自分たちの力を認め，また次も同じようにケアできそうだ，という自信や希望が感じられた。

　AI をプログラムとして，日常業務とは別に特別な時間を設けて実践するのもよいが，なかなかそういった機会を得られない場合も多いと推察する。毎日のカンファレンスや病棟会などの機会を少しずつ活用して，自分たちの理想像やよいところを語り合う，そのきっかけづくりやファシリテーションを管理責任者が行う，といったところからも，AI を始められるのではないだろうか。

⑤ おわりに

　メイヤロフ（Mayeroff, 1971/1987）は「種々の可能性に満ち満ちている現在の表現としての希望，これはエネルギーを発揮し，私達の能力に活力を与えてくれる。これは，（中略）単に他者に希望をかけることなのでもなく，私のケアを通じて相手が自己実現していくのを希望することなのである」と述べている。ケアの対象者，自分自身，組織にとっての希望を支えることは，究極にはそれらの自己実現を支えることにつながる。ケアの対象者，自分自身，組織がよりよく在るために，看護の日常の中にある希望に焦点を当てることが重要である。

● 文献

- Buckley, J. & Herth, K.（2004）. Fostering hope in terminally ill patients. Nursing Standard, 19（10）: 33-41.
- Cooperrider, D. L. & Whitney, D.（2005）. Appreciative Inquiry : A positive revolution in change. San Francisco : Berrett-Koehler Publishers. 本間正人（監訳）.（2006）. AI「最高の瞬間」を引きだす組織開発——未来志向の"問いかけ"が会社を救う. 東京：PHP エディターズ・グループ.
- Cotter, V. T. & Foxwell, A. M.（2015）.The meaning of hope in dying. Oxford Text Book of Palliative Nursing. New York: Oxford University Press.
- Default, K. & Mortocchio, B. C.（1985）. Hope: It's Spheres and Dimensions. Nursing Clinics of North America, 20（2）: 379-391.
- Fanslow-Brunjes, C. & Schneider, P. E., Kimmel, L. H.（2012）. Using the Power of Hope to Cope with Dying: The Four Stages of Hope. California: QuilDriverBooks.
- Frankl, V. E.（1947）. 霜山徳爾（訳）.（1956）. 夜と霧——ドイツ強制収容所の体験記録 フランクル著作集 1. 東京：みすず書房.
- 柏木哲夫, 大橋明, 恒藤暁.（2003）. 希望に関する概念の整理——心理学的観点から. 大阪大学大学院人間科学研究科紀要, 29：100-124.
- 勝俣暎史.（1990）. 希望の心理学. 教育と医学, 38：309-314.
- 北居明, 多湖雅博, 池邊美佳, 二艘船浩子.（2017）. AI（アプリシエイティブ・インクワイアリー）を通じた看護管理者のリーダーシップ効力感向上の試み, 組織開発研究, 1：28-38.
- 北村晴朗.（1983）. 希望の心理——自分を生かす. 東京：金子書房.
- 小泉美佐子, 伊藤まゆみ, 森陽子, 宮本美佐.（1999）. 日本語版 Herth Hope Index の開発——日本の高齢者におけるスケールの信頼性・妥当性の検討. 北関東医学雑誌, 49（4）: 277-282.
- Lester, D.（1998）. Helplessness, hopelessness, and haplessness and suicidality. Psychological Reports, 82：946.
- 松本麻里, 土居洋子.（2006）. 重症慢性閉塞性肺疾患患者の希望を脅かす要素. 日本看護科学学会誌, 26（2）: 58-66.
- Mayeroff, M.（1971）. On caring. New York : Harper Collins Publishers. 田村真, 向野宣之（訳）.（1987）. ケアの本質——生きることの意味. 東京：ゆみる出版.
- Miller, J. F.（1992）. From coping with chronic illness : Overcoming Powerlessness. Pennsylvania: F. A. Davis Company.
- 中島美津子.（2012）. 看護管理なんてこわくない　看護管理（5）組織は人で 8 割決まる. かんかん！　http://igs-kankan.com/article/2012/10/000671/
- Olsson, L., Ostlund, G., Strang, P., Jeppsson-Grassman, E. & Friedrichsen, M.（2010）. Maintaining hope when close to death: insight from cancer patients in palliative home care. International Journal of Palliative Nursing, 16（12）: 607-612.
- 手島恵.（2018）. 主体性を高めチームを活性化する！——看護のためのポジティブ・マネジメント. 東京：医学書院.
- Travelbee, J.（1971）. Interpersonal aspects of nursing（2nd ed.）. Philadelphia : F. A. Davis Company. 長谷川浩, 藤枝知子（訳）.（1974）. 人間対人間の看護. 東京：医学書院.

13 Flow
フロー

フローとは ——————————————————石村郁夫

　フロー（flow）とは，目の前のことに夢中になり，没頭しているときに生じる，まさに流れ（flow）に乗っている体験のことである。「無我夢中」や「一心不乱」などの四字熟語にみられるような体験であり，目の前のことが非常に楽しいので，その活動以外の時間，悩み，自分のことが意識に上らなくなり，数多くの人に幸せな体験として報告されている。

① フローが生じる場面と特徴

　チクセントミハイは，至福となる幸せや楽しさを解明するために，ロッククライマー，作曲家，ダンサー，チェスプレイヤー，バスケットボールプレイヤーに対して面接調査を行った（Csikszentmihalyi, 1975/2000）。彼らは，その活動自体を楽しんでおり，他にも新しいことをしているとき，旅行に出かけているとき，人と交流しているときなどと同じように，目の前のことに夢中になり，フロー体験を感じやすいことを報告した。この面接調査において「流れ（flow）に乗っている」と頻繁に報告されたことからこの体験をフローと命名した。

　その後の研究において，フローが生じやすい前提条件として，図2-14のように目の前のことに「挑戦（チャレンジ）している」ことと「うまくやれる能力（スキル）がある」ことの2つが同時に満たされているとフローが生じやすいことがわかってきた（Csikszentmihalyi, 1990/1996）。

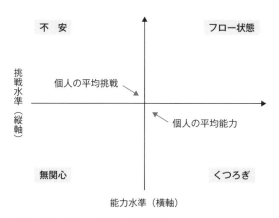

図2-14　フローモデルの4分図

石村郁夫. (2014). フロー体験の促進要因と肯定的機能に関する心理学的研究 (13). 東京：風間書房.

　図の縦軸が目の前のことにどのくらい挑戦（チャレンジ）しているかの程度であり，横軸がそのことにどのくらいうまくやれる能力（スキル）があるかの程度を示している。それらが高い状態でバランスが取れた場合に，目の前のことに夢中になり，フローが生じやすいとされる。

　例えば，新しいことを始めるときに，はじめから本人の能力を超える難易度が高いものから取り組んだら，面白くないので次第に興味を失っていく。本人にとって能力以上の高すぎる目標は不安状態に陥らせてしまい，やる気を削ぐことになる。何事においても，自分の現在の能力を若干，成長させる最適な最近接領域である目標に向かって努力し，成果を収めることがフローを生じさせる条件となっている。

❷ 不安を感じやすい人がフローを生じさせるには？

　図の左上にある不安状態に陥っている人に対しては，どのような支援が考えられるだろうか？　不安状態にいる人がフローを生じさせるには，①挑戦水準（取り組む課題の難易度）を下げること，②うまくできるという自己肯定感をもつために練習してスキルアップをはかることが必要である。①は，今いる位置から目標があまりにもかけ離れていると目の前のことが

脅威に映るため，最終目標をスモールステップにして今できる目標に切り替えるということである。②は，人は何回も反復練習すれば，慣れるので次第に不安が下がり，徐々にうまくなっていくようになる。

　両者ともにまずは自分が最適の水準に居続けることが大事となるので，途中で諦めてしまったり，難易度の高い目標に果敢に挑んだりすることは禁物となる。

❸ フローのアセスメントツール

　フローに伴って生じるさまざまな体験は人それぞれではあるが，チクセントミハイは2つの前提条件と6つの主観的経験から成り立っていることを報告している。それを踏まえて，石村は日常生活においてフローが生じているかどうかを判定するフロー体験チェック・リストを開発した（図2-15）。図に示すように，日常生活において取り組んでいる主な5つの活動を思い浮かべてもらい，その活動中の体験がフローと類似しているかどうかを問うものとなっている。

❹ フローを感じやすい人の特徴は？

　日常的にフローを体験しやすい人は，上述したフロー体験チェック・リストで，5個のうち3個以上がフロー活動に該当している人である（石村，2014）。すなわち，さまざまな活動場面で，「目の前のことに挑戦（チャレンジ）し，うまくやれる能力（スキル）がある」と報告する傾向にある。このような人たちのことをオートテリック（自己目的的）・パーソナリティと呼んでいる（浅川，2003）。

　オートテリックな人は，色んな場面で自分の能力を伸ばすような活動に没頭し，うまくなるまで専念する人たちのことである。この人たちは，一見，無計画に他のことを忘れ，没頭する人のように見えるが，実は，目の前の目標だけではなく大きな目標やヴィジョンをもち，その目的を実行するために計画的に時間を配分していることがわかっている（Ishimura & Kodama, 2009）。ただ単に，目先のことに没頭するのではなく，学ぶことで「最

Part 1 :
　あなたの好きな活動のうち，完全に没入することができ，行うこと自体が楽しいものを思い浮かべてください。その活動がうまくいっているときのあなたの考えや気持ちをできるだけ思い出してください。例えば，他の人たちはそのような体験を次のように説明しています。

A. 完全に集中しているので，他のことは何も考えていません。行っていることは自然とうまくいきます。その世界に入り込んでいるため，まわりの音が聞こえなくなり，自分のことや普段の悩みは気になることはありません。

B. 自分のやっていることに夢中になっているので，まわりのことは気になりません。すごく充実しているため，時間があっという間に過ぎてしまいます。うまくいっているときは，無心になっていることが多いです。

C. 目標に対して，自信を持ってやっています。やりがいがあるので，本当に楽しんでいます。

【質問】
　日々の生活で，あなたはこのような体験をどのくらいしますか？　あてはまるものに○をつけてください。

　　1．まったくない　　2．ほとんどない　　3．あまりない　　4．どちらともいえない
　　5．ややある　　6．よくある　　7．すごくある

Part 2 :
　日々の生活であなたは日常的にどのような活動に取り組みますか？　日常的に取り組んでいる活動を5つすべて教えてください。また，例に示してあるように，具体的に書いてください。

　　例：マラソンすること　週に（　2　）時間
　　例：映画鑑賞すること　週に（　1　）時間

　　　　　　　　A. ＿＿＿＿＿　B. ＿＿＿＿＿　C. ＿＿＿＿＿
　　　　　　　　D. ＿＿＿＿＿　E. ＿＿＿＿＿

【質問】
　以上の5つの活動に取り組んでいる時，あなたの考えや気持ちにどの程度あてはまるかを7段階から1つ選んで，数字を記入してください。

　1．全く当てはまらない　　2．当てはまらない　　3．あまり当てはまらない
　4．どちらともいえない　　5．少し当てはまる　　6．当てはまる　　7．非常に当てはまる

	A	B	C	D	E
1. チャレンジ（挑戦）している	（　）	（　）	（　）	（　）	（　）
2. うまくやる自信がある	（　）	（　）	（　）	（　）	（　）
3. 目標に向かっている	（　）	（　）	（　）	（　）	（　）
4. うまくいっている	（　）	（　）	（　）	（　）	（　）
5. 完全に集中している	（　）	（　）	（　）	（　）	（　）
6. 思いのままに動いている	（　）	（　）	（　）	（　）	（　）
7. 我を忘れている	（　）	（　）	（　）	（　）	（　）
8. コントロール（うまく対応）できる	（　）	（　）	（　）	（　）	（　）
9. 時間を忘れている	（　）	（　）	（　）	（　）	（　）
10. 楽しんでいる	（　）	（　）	（　）	（　）	（　）

【採点方法】
　項目1と3の合計得点（挑戦水準）が8点以上，項目2, 4, 6, 8の合計得点（能力水準）が16点以上の両方を満たす時に，フローが生じる活動として判定される。

図2-15　フロー体験チェック・リスト

石村郁夫.（2014）. フロー体験の促進要因と肯定的機能に関する心理学的研究(264-265). 東京：風間書房を参考に作成.

終的にこうになりたい」という本当の自分が望んでいる目標やヴィジョンに向かっている人たちのことである。そのため、例えば、同じようにゲームに没頭していたとしても、オートテリックな人は罪悪感や後悔の念が生じにくい。本来の目標に向かうためにリフレッシュしたり、次に頑張る英気を養っていると考えているからである。

⑤ オートテリックな人のストレスコーピング

　フローモデルの 4 分図からも、フローは無関心とは正反対の概念であり、フロー状態は抑うつ・不安状態からは概念上かけ離れている。実際に、石村（2014）はフロー体験を促進させる介入によって、抑うつ状態が軽減することを示した。フローが生じれば生じるほど、抑うつや不安状態は同時に生じにくいために、結果としてそれらの不快感情からは遠ざかることができる。日常生活において取り組んでいる主な 5 つの活動のうち、1 つでもフローが生じる活動さえあれば、抑うつ・不安障害のリスクが低下することが示されている（Ishimura & Komazawa, 2012）。
　また、オートテリックな人ではストレス反応は低く、ストレスに対して特徴的なコーピングを使用するとされている（Csikszentmihalyi, 1990/1996）。通常、ストレスコーピングの Goodness of Fit 仮説（Lazarus & Folkman, 1984）では、コントロール可能な状況であれば、積極的に対処することがよしとされ、コントロール不能な状況であれば、情緒的に対処することがよしとされるが、オートテリックな人はコントロール不能な状況でさえも、積極的に対処することが示されている（Ishimura & Kodama, 2007）。これは、がんサバイバーが病気や苦難に対して無力ではなく希望を失わず、「何かやれることはないか」と積極的な意味を発見し、前向きにセルフ・ケア行動をしようとする積極的対処とも類似している。

⑥ フローによるさまざまな恩恵

　フローは単にストレス反応を低めるだけではなく、さまざまな恩恵が生じうる。フローは「今、ここで」生じているポジティブ感情である。その

ため，フレドリクソンが提唱した「ポジティブ感情の拡張-形成理論」(p.39, Fredrickson, 2001) と同じように，オートテリックな人は，より開かれた人間関係を形成しやすく，積極的な人間関係を結んでいることが示されている (石村，河合，國枝，山田，小玉，2008)。また，フローによってポジティブ感情が生起されるので新たな目標に向かって自分を高めたいという自己形成意欲が高まり，目の前のことに夢中になることで，より自分らしさ (本来感) を形成するきっかけとなることが示されている (石村，2014)。このように，ポジティブな自己概念との関連も見てとれる。

さらに，創造性 (クリエイティビティ)，発明，ひらめき，イノベーションに対しても影響を及ぼすことが示されていることから (Csikszentmihalyi, 1996/2016)，さまざまな恩恵が生じる土壌となっているといえる。

⑦ フロー研究の発展の経緯と今後の展望

フローは 1975 年にチクセントミハイによって提唱されていたが，再度注目を浴びるようになったのは，セリグマンがフローの提唱者であるチクセントミハイと 2000 年に執筆した『American Psychologist』において初めてポジティブ心理学を提唱したことが契機だった (Seligman & Csikszentmihalyi, 2000)。

■ フローは現在のポジティブ感情

特に，フローはポジティブ感情の一種であり，過去，現在，未来のうち，現在の感情に位置づけられ，現在のポジティブ感情の積み重ねで過去に対してもポジティブ感情をもつことができ，さらに，将来に対しても，未来志向性や楽観的にとらえられることがわかっている (石村，2014)。

また，現在 (「present」は贈り物の意味も含まれるが) は万人にプレゼントされた平等な瞬間であり，この現在を幸せに生きることこそが過去や将来を明るくする可能性を示している。

■ フローは外的環境を整えるなどにより生成できる

他の動機づけの理論と異なって，フローは外的環境を整えるなどして生

起条件をコントロールすることで生成できると考えられている。すなわち，学校の教師やコーチなどが生徒の動機づけを高めるために，生徒にとって本人の能力を伸展させる挑戦的な課題を与えて，うまくできているとフィードバックすることで，生徒は安心して目の前のことに没頭できるようになる。そういう意味で，誰しもがやり方次第で，体験することのできる至福の体験であるといえる。

■フロー体験は新しい目標への発動力を培う

　フローがいったん生じると，次の活動に取り組みたいという動機づけが高まることがわかっており（石村，2014），フロー体験の連鎖が生まれる。そのため，フローは治療に消極的な人にやる気を起こさせ，新しい目標に向かう発動力を培ってくれる機能も有している。

　現在，脳神経科学においては，フローにおいてドーパミンが放出されることや島皮質が活性化することとの関連が示されており（Ulrich, Keller, & Grön, 2016），脳科学の分野から裏づけが進められている。

● 文献

- 浅川希洋志．（2003）．フロー経験と日常生活における充実感．今村浩明, 浅川希洋志（編）．フロー理論の展開（177-213）．京都：世界思想社．
- Csikszentmihalyi, M.（1975）. Beyond Boredom and Anxiety: Experiencing Flow in Work and Play. San Francisco: Jossey-Bass. チクセントミハイ, M., 今村浩明（訳）．（2000）．楽しみの社会学．東京：新思索社．
- Csikszentmihalyi, M.（1990）. Flow: The psychology of Optimal Experience. New York: Harper and Row. チクセントミハイ, M., 今村浩明（訳）．（1996）．フロー体験——喜びの現象学．京都：世界思想社．
- Csikszentmihalyi, M.（1996）. Creativity: Flow and the psychology of discovery and invention. New York: Harper Collins. チクセントミハイ, M., 浅川希洋志（監訳），須藤祐二，石村郁夫（訳）．（2016）．クリエイティヴィティ——フロー体験と創造性の心理学．京都：世界思想社．
- Fredrickson, B. L.（2001）. The role of positive emotions in positive psychology: The broaden-and-build theory of positive emotions. American Psychologist, 56 : 218-226.
- 石村郁夫．（2014）．フロー体験の促進要因と肯定的機能に関する心理学的研究．東京：風間書房．
- 石村郁夫，河合英紀，國枝和雄，山田敬嗣，小玉正博．（2008）．日常生活におけるフロー体験と対人関係性の検討．日本健康心理学会第 21 回大会発表論文集（195）．

- Ishimura, I., & Kodama, M.（2009）. Flow experiences in everyday activities of Japanese college students: Autotelic people and time management. Japanese Psychological Research, 51 : 47-54.
- Ishimura, I. & Kodama, M.（2007）. The role of flow experience on stress response. Proceedings of the 3rd Asian Congress of Health Psychology（42）.
- Ishimura, I., & Komazawa, A.（2012）. Positive psychological resources among Japanese university students with deep depression and anxiety: A study of flow experience and strength-awareness. International Journal of Psychiatry in Clinical Practice, 30-31.
- Lazarus, R. S. & Folkman, S.（1984）. Stress, appraisal, and coping. New York: Springer.
- Seligman, M. E. P. & Csikszentmihalyi, M.（2000）. Positive psychology: An introduction. American Psychologist, 55 : 5-14.
- Ulrich, M., Keller, J., & Grön, G.（2016）. Neural signatures of experimentally induced flow experiences identified in a typical fMRI block design with BOLD imaging. Social Cognitive and Affective Neuroscience, 11（3）: 496-507.

フローは どのように看護に活かせるか ——— 喜多島知穂

① フローと看護との関わり

　フロー体験は，前述の通り（p.226）ポジティブ感情や幸福感を高めることに影響している。それにより，自身や状況を楽観的にとらえることができ，より今後に対して明るい活路を見出そうと思考し行動するようになる。つまり，自発性や持続性が生成されるのである。しかし，体験したいと思ってもすぐに体験できるわけではないフロー体験と看護が，どのように関わるのだろうか。まずはそれを考えていきたい。

■ 患者はフロー状態とは離れた位置にあることが多い

　生命維持や治療・療養を優先する状況において，患者やその周囲の人は，現状の急激な変化や先が見えない状況により，自己の能力が低下したと感じることが多い。また，疾病や障がいを抱えることにより，「自分自身にどのような能力があり，どのように挑戦すればよいのかわからない」「意欲もわかない」など，抑うつ・心配・不安・無気力・退屈を感じることも少なくない。フローの8チャンネルモデル（図2-16）にも明らかにされ

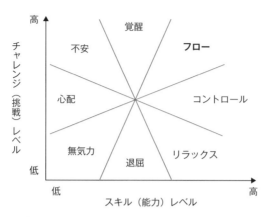

図 2-16　フローの 8 チャンネルモデル

Nakamura, J. & Csikszentmihalyi, M.（2002）. The concept of flow. In C.R.
Snyder & S. J. Lopez（Eds.）, Handbook of Positive Psychology（89-105）.
Oxford : Oxford University Press を基に作成

ている通り，能力を見いだせず挑戦もできていない無気力状態，能力に見
合った挑戦ができていない退屈状態，挑戦水準が能力よりも高すぎる心配
や不安状態が，医療の現場における患者には生じやすい。つまり患者は，
能力が一番生かされ挑戦できている状態であるフロー状態とは離れた位置
にあることが多い。

■患者がフロー体験できるための環境を整える

あらゆる状況とともにいることが多い看護の現場において最も大切なこ
とは，フロー体験をしたか，していないかを自他に問うことではない。前
述したようにフロー状態から離れ，抑うつ・心配・不安・無気力・退屈を
感じている患者がフローを体験できるように環境を整えることが，看護に
おいては重要であると考える。

前述の通り（p.227），フローは外的環境を整えることなどにより生成で
きることが明らかにされている。さらに，フローは，優秀な結果からのみ
得られるのではなく，本人が十分に能力を発揮し，自律感や統制感を得る
過程によって得られる（Shernoff & Csikszentmihalyi, 2009）。つまり，疾病や障
がいを抱えた患者やその周囲の人が，自分が取り組んでいる行動の重要性

や意味を自覚し，受動的ではなく能動的な行動ができるように環境を整えることが，患者にフロー体験を導くうえでの看護としての関わりであると考える。

② ケアの対象となる人への活用

　フロー体験に共通する構成要素として，明確な目標があること，挑戦していること，明確なフィードバックがあることなどが明らかにされている（Nakamura & Csikszentmihalyi, 2002）。本節では，フロー体験の構成要素と患者の安全・安楽・自立をサポートできる環境づくりの側面から説明する。

■ フローを生みやすい環境づくり

①目の前の目標と大きな目標やヴィジョンをもっていること

　治療や療養やリハビリが，患者の目標と一貫していることを自覚することが必要である。そのことにより，行動の意味を見出し，自主性や自律性へとつながる。たとえば，健康の回復や維持・向上のみならず，自分が人生を通して行いたいことを全うするという大きな目標やヴィジョンを意識的に掲げることもよいだろう。

　筆者が看護師として関わった事例を紹介する。

◉ 70代　男性

　　肺がんで急遽，入院となった。家族の意向により病名は未告知のもと治療開始となった。本人は突然の入院に驚くものの，早期に退院し長年勤めている宮司として仕事に復帰することを望んでいた。しかし，本人は入院する意味を見出しておらず，次第に無気力な状態となり，起き上がることも避け，ほぼ寝たきりの状態が続いた。筋力低下を避けるためにもできる限り自ら日常生活動作を行うことが必要であった。しかし清拭や移動など日常生活の中で少しでも自力で行うように声かけしても，「それが何のためになる，やったって無駄じゃ」と答えることが多かった。

　　そこである日，入院中の日常生活動作を宮司の仕事と関連して説明するようにしてみた。以前は「体の清潔を保つために清拭が必要」という説明であったが，「宮司に戻ったときにすぐに以前と同じように正座できるように，試しに起き上

> がってお身体を拭きませんか？」と声をかけた。するとすぐに起き上がり正座の姿勢をとったが，筋力の低下もあり以前と同じように正座を維持することは難しく，思っていたことができずショックを隠しきれない様子であった。
> そこで，宮司として復帰したときの生活を一緒に想定して日々過ごすことを提案した。たとえば，宮司としてご祈祷を想定して自力座位で過ごすように声かけしたり，神社の参道を想定して歩行器の力を借りて病棟の廊下を少しずつ歩くようにしたりと，入院中の日々の生活動作を患者の本来の望みであるものと関連づけた。その結果，患者本人が積極的に自ら行うようになり，一日中ベッドの上で寝たきりで過ごすことが少なくなっていった。

　療養中は本人の望みを実現することは難しい場合が多いが，その本来の望みと療養中の生活のつながりを見出すことはできる。本来の望みを細分化すると，起き上がる，移動する，体の清潔を保つ，食べる，排泄する，寝るといった療養中の行動との関連が見えてくる。看護職は患者の本来の望みを叶えることは難しい。しかし，看護職がサポートできる患者の生活は，患者の本来の望みにつながると考えるため，患者の本来の望みと日々の生活とのつながりについて考慮することも，看護ケアの１つの方法であろうと考える。

②挑戦していること

　挑戦水準を自分の能力よりも少しだけ高いものにすることで，うまくできるという自己肯定感は高まる。その挑戦と能力のバランスを取るための難易度設定として，時間や量などの視覚化できるもので行うことが取り掛かりやすい。リハビリでの目標作業時間の設定や食事での摂取量設定などは，日常で挑戦達成感を得られやすい取り組みだろう。

③集中できていること

　フロー状態に入っている時は，集中力が極限まで高められており，感覚が研ぎ澄まされ，高いパフォーマンスを発揮する。しかし外部からの刺激が入ると，集中が途切れてしまいフローに入りにくくなる。たとえば，患者がリハビリなど作業に集中しているときに，他者が執拗に話しかけたり，不必要な接触があると，集中することができなくなってしまい，フロー状

態に入りにくくなることもある。周囲の状況が患者の集中を阻害しないように，作業しやすい状況をアセスメントし，その患者が集中しやすいよう環境を整える必要がある。

　一方で，極度的な集中が続いて身体的に無理してしまうことや，集中した後は心理的にも疲労感が大きくなることもあるため，体調の悪化につながらないように，適度に休憩を挟みながら取り組めるように関わることも大事である。

④即時的なフィードバックがあること

　行動に対して，即時的に判断し，肯定・修正・改善して取り組むことが，フローにつながる。行動に対して自らフィードバックしたほうが，即時的かつ主体的に行動できることもあるが，ケアを受ける人にとっては，病状など身体的・精神的状態から，状況を正しく把握し調整することが難しく，できていないところに目がいき，自らの日々の努力の効果を感じられずにやる気を失い，時には喪失感ばかりが大きくなることもある。そのため，前回と比較してできていることや目標に近づいていることなどを，前向きに取り組めるようにケアする側からフィードバックすることにより，自分自身では気づかなかった変化を自覚できるようになり，自己肯定感を高めることにもつながると考える。

■あらゆる条件が与える心理的な影響

　フロー状態だけが求められる状態なのだろうか。あらゆる条件での心理変化に対する調査がある（Hektnen & Asakawa, 2000）。挑戦と能力の関係をもとに不安・フロー・リラックス・無気力の4条件を設定し，集中力・将来目標への重要性・自尊心・楽しみ・活動継続の意思の心理的な5項目がどのように変化するかを調査した結果が図2-17である。無気力条件ではすべての項目において平均を下回るが，不安条件では集中力と活動継続の意思は高まり，リラックス条件では楽しみ・自尊心・活動継続の意思が高まった。そしてフロー条件では，5項目すべてにおいて平均を上回ることが示された。

　この結果から，フロー条件は心理的にポジティブな変化が多いことが分

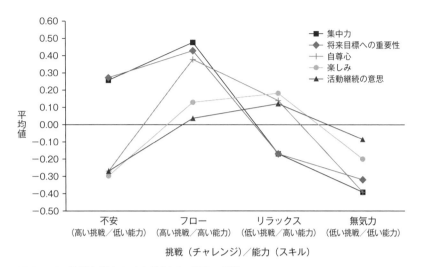

図 2-17　挑戦と能力の 4 条件別での経験の特徴

Nakamura, J. & Csikszentmihalyi, M.（2002）. The concept of flow. In C.R. Snyder & S. J. Lopez（Eds.）, Handbook of Positive Psychology（89-105）. Oxford : Oxford University Press を基に作成

かり，本人の主体性や自立性などを高めると考えられる。一方，それだけではなく，無気力や不安の状態があるからこそ，フロー状態のよさに気づくことができるとも考えられる。さらにリラックス状態では，フロー状態以上の楽しみを感じることもできている。時には挑戦水準を調節して，フローやリラックス状態につながるように関わることも必要であろう。

■あらゆる状態を丁寧に重ねることで QOL を高めるケアへ

　療養においては，フローだけが常に求めるべき状態なのではなく，不安や無気力などのネガティブ感情の状態も，その後の QOL を高める影響を与えることがある。つまり，不安や無気力を感じている現状や，そう感じている理由を患者自身が俯瞰してとらえなおすことが，その苦悩を受容し，その苦悩から本来の自らの望みや新たな意味づけを見出すことにつながるのである。

　しかし，心身の痛みや不自由を抱える患者本人や周囲の人にとっては，現状を俯瞰しポジティブに意味づけすることは難しく，今の苦悩が一生続くように思い，今後の生活を悲観することもあるだろう。その苦悩を誰に

も言えず，誰にもわかってもらえないと感じる状況では，ネガティブ感情は増大し，孤独感が強まり，状況を俯瞰することは難しい。そのため，一人で抱え込まないように，抱いている思いを言葉や態度で表出するサポートが必要である。日々患者や周囲の人に関わり，かつ，さまざまな疾病と向き合った患者の実例を知る看護職だからこそ，患者の微細な変化を汲み取り，患者の思いに耳を澄ませ，共感しながら患者に寄り添うことで，苦悩を表出する機会を提供でき，患者がその苦悩を違う視点から意味づけできるきっかけになる。

　このようにフローを体験しやすい環境を整えることと共に，フロー以外のあらゆる状態についても患者の回復や QOL 向上にとって無駄なものではなく，その 1 つひとつを丁寧に積み上げられるように関わることが，QOL を高めるケアへつながるのである。

③ ケアを提供する人自身への活用

■ フローが与える影響

　ケアを提供する人にフロー体験があると，視点が広がり，より状況を多角的に把握でき，急変対応など想定外の対応もスムーズになるだろう。さらに，ストレスも解消され，ポジティブ感情や幸福感が高まる。ポジティブ感情や幸福感が高まることにより，より創造性が高まり，患者の生活や社会背景を把握した個別性を生かした看護を行うことにつながると考える。

■ 日常生活を振り返る

　それでは，ケアを提供する人がフロー体験できるようにするにはどうすればよいのか。フロー体験をするためには，日々の業務やプライベートにおいて，自分の能力よりもさらに少しだけ高い水準の挑戦をすることが必要であるが，何に挑戦すればよいのかわからないことも多い。そこで，日常生活を振り返ることから始めて欲しいと考える。ケアを提供する人は，自分のことよりも相手を優先することが習慣化されており，患者の状態観

察や環境作りに対するスキルは高いが，自らに対する感度は低いことが多い。そこで，フロー体験チェック・リスト（p.225）を元に，日頃の生活から振り返り，フロー体験に至ることができると考えられる挑戦を見極めることも有効である。

　筆者自身もハードな勤務時のストレスを，暴飲暴食や買い物により発散しようと試みたことは幾多ある。しかし，この方法による効果の持続性は低く根本解決には至っていなかった。そこから脱却できたきっかけは，日常生活を振り返り，自分が時間を忘れ取り組み，「理由は何かよくわからないが楽しかった！」と感じた自分に気づき，その経験の理由を深く掘り下げようと行動を起こしたことが影響している。

　仕事のみならず，看護という領域を超えプライベートも含めて，今の自分が置かれている状況を把握し，自分の気持ちを感じることから自分へのケアが始まると考える。

④ 組織への活用

■組織が個人のフロー体験を支えられるように

　組織が，個人のフロー体験を阻害したり，ストレスを高め，ポジティブ感情や幸福感を下げたりすることは避けたいものである。では，組織が個人のフロー体験を支えるために，どのような取り組みができるだろうか。

　個人のフロー体験を引き出すためには，①明確な目標をもつこと，②その目標達成について即時的かつ継続したフィードバックがあることが必要である。目標は個人でももてるが，フィードバックは他者がいなければ成り立たない。組織という他者がいる環境だからこそ，継続したフィードバックを行うことができるのである。

　この継続したフィードバックとは，形式張った面談や会議，上司からの評価だけとは限らない。同僚との日常の何気ない一言も，フローに欠かせないフィードバックになる。つまり，日頃から組織内でコミュニケーションを重ねることが大切なのである。何気ないコミュニケーションの中にある言葉が，フローに欠かせない即時的かつ継続したフィードバックとなり，

個人のフロー体験に貢献すると考える。

■何気ない会話から「グループ・フロー」を目指す

フローは，集団など複数人での作業においても体験することができる。ソーヤーは「グループ・フロー」として明らかにしている（ソーヤー，2009）。これは，スポーツでのチーム戦や音楽のセッションなどで体験されているが，医療現場においては，急変対応時の医療保健スタッフの「阿吽の呼吸」による対応などの体験もグループ・フローに含まれるだろう。

ソーヤーは，グループ・フローが生じるための条件も示している。グループ・フローが起こるためには，個人作業でのフローと同様に，明確な目標をグループ内で共有していることが重要とされている。加えて，目標に向かいながらも，メンバーは自主性をもち，目標達成へ向かうプロセスにおけるあらゆる状況に柔軟に対応していることも挙げられる。また，個人のあり方だけでなく，チームのコミュニケーション方法に対する条件も示している。チームメンバー同士のフォーマル／インフォーマルな会話があるとともに，チームの親密性も重要な条件としている。

ケアを提供する人において，コミュニケーションは重要とされているが，患者やその周囲との会話や，スタッフ間における報告・勉強会・委員会は，情報を与え・得ることに注力することが多い。必要な情報交換のための形式に則ったコミュニケーションも重要であるが，何気ない日常においてもケアを提供する人同士で対話を重ねてお互いを知ることが，チームの親密性の構築にもつながるだろう。つまり，グループ・フローを起こす条件は，単にフロー体験を導き出すだけでなく，チームの一体感を高めることにつながるものである。その結果，お互いをフォローし合いながら，よりよいケアを探求できると考えられる。

● 文献

- Hektnen, J., & Asakawa, K.（2000）. Learning to like challenges. In Csikszentmihalyi, M., & Schneider, B.（Eds.）, Becoming Adult: How Teenagers Prepare for the World of Work（95-112）. New York: Basic Books.
- Nakamura, J., & Csikszentmihalyi, M.（2002）. The concept of flow. In C.R. Snyder & S. J.

Lopez（Eds.），Handbook of Positive Psychology（89-105）. Oxford: Oxford University Press.
- Shernoff, D. J., & Csikszentmihalyi, M.（2009）. Flow in schools: Cultivating engaged learners and optimal learning environments. In R. C. Gilman, E. S. Heubner, & M. J. Furlong（Eds.）, Handbook of positive psychology in schools（131-145）. New York: Routledge.
- ソーヤー，K., 金子宣子（訳）.（2009）. 凡才の集団は孤高の天才に勝る──「グループ・ジーニアス」が生み出すものすごいアイデア. 東京：ダイヤモンド社.

14 Meaning
意味

意味とは ————————————— 浦田悠，島井哲志

❶ 意味という概念

　私たちは，何かの人生の危機に直面したとき，あるいは，ふとしたときにも，自分や他者の人生の意味を問うことがある。人が生きていることに意味（meaning）はあるのか，自分や他者の病気や死に，どのような意味を見出すことができるのかという問いは，患者だけでなく，医療従事者自身もしばしば直面するものだろう。

　この意味という概念は，セリグマンがウェルビーイングの5つの構成要素である「PERMA」に「意味（Meaning）」を含めているように，現在のポジティブ心理学で最も重要とされるキーワードの1つである。セリグマンは，意味を，「ウェルビーイングに寄与する」「そのもののよさのために求められる」「ポジティブ感情やエンゲージメントとは独立して定義され測定される」という3つの基準を満たすものとしている（Seligman, 2011/2014）。

　意味という語は幅広い文脈で使うことができ，心理学では，「自分と他者や事物や世界などを，一貫した形で関係づけようとする心理的な働き」と考えることができるだろう。このように，意味には，ポジティブとネガティブの両側面があると考えられるが，ポジティブ心理学では，「一貫性があること」「目的をもっていること」「意義深いこと」などのポジティブな側面が強調されることが多い。ここでは，意味について，これまでどのような研究や理論が発展してきたかを解説する。

② 意味と心身の健康

■ 意味は心身の健康を高める

　フランクルは，人間の最も根本的な欲求に，意味への意志（der sille zum sinn）があると考えた。それは，「意味と目的を発見し充足する人間の基本的努力」（Frankl. 1969/1979）であるとされる。現代の心理学においても，人間には，物事に意味を見出し，維持しようとする基本的な欲求があると考えられている。

　心理学的な研究から，人生に意味や目的をもつことが，心理的健康だけではなく，身体的健康や寿命にまで，さまざまなよい影響を与えることが明らかになっている。それらの研究では，人生の意味と幸福感や楽観主義，ウェルビーイングなどと正の関連がある一方で，抑うつや不安，自殺念慮，ワーカホリックなどとは負の関連があることや，意味をもっていることによって，ストレスフルな状況でも身体症状が出にくいことが示されている。

■ 意味の保有と探究

　人は，自分の人生には確固たる意味があると感じることもあれば，まだ意味をもっていない，あるいは意味を喪失したと感じ，現在は探索中という場合もあるだろう。これまでの心理学的研究では，人生の意味をどのくらい保有しているかという研究が多く，意味の探究についての研究は少なかった。

　そこで，スティーガーら（Steger, Frazier, Oishi, Kaler, 2006）は，意味の保有（presence）と意味の探究（search）の両側面を測定する，人生の意味尺度（Meaning in Life Questionnaire：MLQ）を作成した。この尺度は日本を含む世界中で用いられており，現在のポジティブ心理学の意味研究の標準となっている。表 2-20 の日本版 MLQ を使って一度自身の得点を算出してみていただきたい。❶❹❺❻❾が保有，❷❸❼❽❿が探究の項目である。ただし，9番のみ逆の聞き方をしているので，点数の配分を逆にする必要がある。大学生の平均では，意味の保有が 19.7，意味の探究は 25.8 という結果が得

表2-20　日本版「人生の意味」尺度（MLQ）

あなたの人生や生活の意味や目的について考えてみてください。以下の質問にできるだけありのままにお答えください。それぞれの項目は，あなたがどのように思っているかをお聞きするもので，正しい答えはありません。自分にあてはまると思う数字に１つ○をつけてください。

1：まったくあてはまらない　　2：ほとんどあてはまらない
3：あまりあてはまらない　　4：どちらともいえない　　5：少しあてはまる
6：だいたいあてはまる　　　7：非常によくあてはまる

❶ 私は自分の人生の意味を理解している	1	2	3	4	5	6	7
❷ 私は人生を有意義なものにする何かを見つけたいと思っている	1	2	3	4	5	6	7
❸ いつも人生の意味を見つけたいと思っている	1	2	3	4	5	6	7
❹ 私の人生にははっきりとした目的がある	1	2	3	4	5	6	7
❺ 自分の人生が有意義なものであると十分に感じている	1	2	3	4	5	6	7
❻ 私は充実した人生の目標を見出している	1	2	3	4	5	6	7
❼ 私はいつも自分の人生を有意義にする何かを探している	1	2	3	4	5	6	7
❽ 私は自分の人生の目的や目標を探している	1	2	3	4	5	6	7
❾ 私の人生にははっきりとした目標はない	1	2	3	4	5	6	7
❿ 私は自分の人生の意味を見つけようとしている	1	2	3	4	5	6	7

©University of Minnesota，原版は Steger, M.F.，日本版は島井，大竹，Steger, M.F. による．

られている。

　現在までの研究では，意味の保有は，青年から成人にかけて増加すること，また意味を安定して保有していることがさまざまな心身の健康と関連していることが示されている。一方，探求についてはウェルビーイングとは負の関連あるいは無関連とされているが，アメリカでは保有と探求には負の関連があるのに対して，日本では，保有と探求に正の関連が見られることも興味深い（島井，2009；島井ら，2019）。

③ 意味の心理学研究

■ 意味の要素と必要な数

　あなたにとって，「私の人生には意味がある」と思えるために必要な要素はどんなものだろうか。また，いくつ必要なのだろうか。これまで，世界各国の人々を対象に，意味の要素（sources of meaning）の調査が行われてきており，喜び，成長，関係，奉仕，信仰などが主な要素として示されている（浦田，2013）。これらには，個人的な快楽や自己実現の領域から，対人的な関係の領域，さらに社会的な目的への奉仕やスピリチュアリティの領域まで，さまざまな領域のものが含まれている。

　その中でも中心的な要素は，人との関係性であるようだが，意味に必要な要素の数はさまざまである。全般的傾向としては，自分の快適さや快楽のみを要素とする人よりも，人や社会との関係などの意味の要素を重視する人のほうが，意味を感じる経験をより多くしており，多様な関係性を多く含む意味の要素の数が多い人のほうが，ウェルビーイングが高く，ストレスが低いことが明らかになっている。

■ 意味の生成プロセス

　重い病気にかかり，入院や治療などで，それまで通りの生活を送ることが難しくなったときや，大切な人を喪ったとき，人はこれまで当たり前と思っていた日常の意味が失われてしまったと感じることがある。その際，どのように意味を取り戻し，作り直したりするのかについて，大別すると2通りの方法があるとされてきた。

　1つは，これまでもっていた意味の枠組み，つまり日々の活動や優先順位，対人関係，世界に対する見方を基に，その出来事を意味づけることである。もう1つは，それまでの意味の枠組み自体を，新しい出来事を意味づける形に作り直すことである。前者は大きな価値観の変更を必要としないが，後者は喪失とともに生きる自分というアイデンティティを形成し，未来についての新しい見通しを作り直さなければならず，大きな価値観の

変更を迫られる。しかし，つらい経験にも有益な意味を見出すことや，アイデンティティが変化することが，結果としての成長につながることもある。

④ 対人援助職と意味

■ 対人援助職における意味の重要性

　あなたは，なぜ，何のために対人支援の仕事に就いているのだろう。その答えは，先ほどの意味の要素がいくつか結び合わさったものになるかもしれない。これまでの研究では，意味を保有している援助職は，ワークライフバランスの葛藤や仕事への不適応が少なく，ワーカホリック傾向が低く，ウェルビーイングが高いことが示されており，健康的に仕事に従事するうえで，意味を保有することが大切なことは確かである。

　終末期医療など，人の生死に関わる看護現場で働くうえで，仕事の意味を感じられていることは，不安やストレスなどの心理的な苦痛やバーンアウトなどを減らす（Barnett, Moore, Garza, 2018）ことに加え，意味を保有する看護師は，患者のニーズによりよく応えられることも示されており（Vachon, Fillion, Achille, Duval, Leung, 2011），対人援助者自身が意味をもっていることの重要性は高い。

　これまでの心理学の研究から，抽象的・大局的な視点に立って目の前の具体的な目標をとらえることができれば，自分自身が果たすべき役割を見失わずに動機づけを維持できることが明らかになっている。日々の業務の目標を見失いそうになったときには，患者のウェルビーイングの向上のために質の高い看護を提供する，というような究極的な意味を思い起こすことによって，ポジティブな意味を感じることができるであろう。

　そのような究極的な意味を自覚するために，例えば日々の仕事をする理由について，それはなぜかという問いを，それ以上答えられないところまで問い続ける，究極的意味技法（ultimate meanings technique）という方法もある（Leontiev, 2007）。その答えの連鎖の中で，あなたが重視する意味の要素やそのつながりが見えてくるので，一度自分で試してみてもよいかもしれ

ない。

■ 意味を高める方法

　看護師が意味を保有するためには，メンバーで実存的な問題について共有する機会を設けることや，メンタルヘルスの専門家と連携することなどが有効であるとされる。現在，海外では，精神障害やがん，依存症などの患者を対象として，意味の創造や発見を促す多様な心理療法が行われるようになっている。その効果についても検証が進んでおり，看護現場で意味の理解や支援を考えるうえで参考になるだろう。

　例えば，がん患者のための精神療法として開発されたミーニング・センタード・サイコセラピー（Breitbart & Poppito, 2014/2017）では，まず人生の意味に関する基本原理の理解を踏まえた後，がんと人生の意味の関連について，がんになる前後でどのようなアイデンティティの変化があったかを検討する。次に，時間をかけて，人生の意味の要素としての歴史，態度，創造，体験などを省察し，最後にこれからの人生について考えるという形で実施されている。

⑤ ポジティブ心理学における意味研究の動向

■ ポジティブ心理学 2.0

　意味は，エウダイモニックな（内在する資質や美徳の発揮による）ウェルビーイングを考えるうえでは非常に重要な概念といえる。最近は，より成熟したポジティブ心理学を目指して，ポジティブ心理学 2.0，あるいは第二波のポジティブ心理学が提唱され，そこでは，意味が核となる概念として取り上げられることが多い。また，マインドフルネスの重要性も，その文脈の中で強調される。

　これらの新たなポジティブ心理学で重視されるのは，「ポジティブ-ネガティブ」という軸と，「意味がある-意味がない」という軸は異なるという点である。私たちは，ポジティブであっても意味を経験しないときもあれば，ネガティブなことにも意味を見出すときもある。

　たとえば，病気や死といったネガティブな人生の出来事に直面したとき，自分や他者がそのような目にあうことの意味が自分の中で納得できれば，それは心身の苦しみに耐える力（レジリエンス）になるだろう。起こってしまったこと自体は変えられなくても，起こってしまったことの意味をとらえ直すことは可能なのである。そして，そのような意味の再構成によって，喪失感や悲しみとともに生きる自分の人生を，ありのままに受容できるようになることもある。

■ 意味の保有を超えて

　ここまでに見てきたように，意味は心身にポジティブな影響を与えることが多いが，人は時には意味に縛られてしまうこともあるかもしれない。1つの意味に固執することは，他の意味を否定することや，その意味の喪失によって大きなダメージを受けることにもつながる危険性がある。

　最近の研究では，トラウマティックな出来事に遭遇しても，ポジティブな感情をもち続けたまま適応する人がいることも指摘されている（Bonnano, 2004）。いわゆる悟りの境地も，意味を積極的に手放すことで達するとすれば，対人援助職においても，無理に意味を見出すことをうながす必要はないのかもしれない。

● 文献

- Barnett, M. D., Moore, J. M., & Garza, C. J.（2018）. Meaning in life and self-esteem help hospice nurses withstand prolonged exposure to death. Journal of Nursing Management. 27（4）: 775-780. doi: 10.1111/jonm.12737
- Bonanno, G. A.（2004）. Loss, trauma, and human resilience: Have we underestimated the human capacity to thrive after extremely aversive events?. American Psychologist, 59（1）: 20-28. doi: 10.1037/0003-066X.59.1.20
- Breitbart, W. S., & Poppito, S. R.（2014）. Individual meaning-centered psychotherapy for patients with advanced cancer: a treatment manual. Oxford University Press. 大西秀樹（監訳）.（2017）. ミーニング・センタード・サイコセラピー——がん患者のための集団精神療法. 東京：河出書房新社.
- Frankl, V.（1969）. The will to meaning: foundations and applications of logotherapy, New York: Meridian. 大沢博（訳）.（1979）. 意味への意志——ロゴセラピイの基礎と応用. 東京：ブレーン出版.
- Leontiev, D. A.（2007）. Approaching worldview structure with ultimate meanings technique.

Journal of Humanistic Psychology, 47（2）: 243-266. doi: 10.1177/0022167806293009

- Seligman, M. E.（2011）. Flourish: A visionary new understanding of happiness and well-being. Simon and Schuster. 宇野カオリ（監訳）.（2014）. ポジティブ心理学の挑戦――"幸福"から"持続的幸福"へ. 東京：ディスカヴァー・トゥエンティワン.
- 島井哲志.（2009）. ポジティブ心理学入門――幸せを呼ぶ生き方. 東京：星和書店.
- 島井哲志, 有光興記, Steger, M. F.（2019）. 日本人成人の発達段階による人生の意味の変化――得点レベルと関連要因の検討. Journal of Health Psychology Research, 32（1）: 1-11.
- Steger, M. F., Frazier, A., Oishi, S., & Kaler, M.（2006）. The Meaning in Life Questionnaire: Assessing the presence of and search for meaning in life. Journal of Counseling Psychology, 53（1）: 80-93. doi: 10.1037/0022-0167.53.1.80
- 浦田悠.（2013）. 人生の意味の心理学――実存的な問いを生むこころ. 京都：京都大学学術出版会.
- Vachon, M., Fillion, L., Achille, M., Duval, S., & Leung, D.（2011）. An awakening experience: An interpretative phenomenological analysis of the effects of a meaning-centered intervention shared among palliative care nurses. Qualitative Research in Psychology, 8（1）: 66-80. doi: 10.1080/14780880903551564

意味はどのように看護に活かせるか ──千葉理恵

① 意味と看護との関わり

■つらい経験への意味づけの意義

　病気や災害などのつらい経験をして，自分が思い描いていたものとは違う人生や暮らしになったと感じたときに，人は，今までの価値観や生活習慣を変化させざるをえなくなり，自分らしさが傷つく経験をする。人はそうしたことが自身に起きた理由を理解しようとしたり（sense making），その経験に何らかの意味づけをしたりする（meaning making）。さらには，そうした状況をポジティブに解釈しようとする中で，その経験から得られたものがあったと感じることもある（benefit finding）（Park, 2012 ; Samios, Pakenham, Sofronoff, 2004）。

　つらい経験に意味づけすること（meaning making）が，その人のウェルビーイングや適応にどのような変化や影響をもたらすかについては，これまでに多くの研究が行われているが，一致した見解は得られていない（Bonanno,

2013；Park, 2010；2016）。しかし，そのプロセスは，逆境とともに生きる人生の再構築を助け，成長をもたらすものであると論じられている（Park, 2016）。すなわち病の体験を意味づけることは，苦難を乗り越え，新たな自己の構築に向かうプロセスをうながすものであると同時に，病とともに歩む生き方，あるいは治療後の生き方に強い影響を与えるものなのである（田邉，神田．2010）。逆境の経験への意味づけのプロセスは，その人のこれまでの生き方や価値観，人や社会とのつながりなどが関連する個人的なものであり，さまざまな疾患の患者やその家族が，闘病を通した自身の経験にどのような意味づけをしているかを明らかにした研究は，国内でもこれまでに多く報告されている。

また，逆境の経験から得られたものがあったと感じる benefit finding は，ウェルビーイングとの関連が示唆されている（Helgeson, Reynolds, Tomich, 2006）。筆者らがかつて行った精神疾患を有する人を対象とした質的な調査からは，疾患を経験したことにより得られた変化として，「人間関係の深まりや人間関係での気づき」「内面の成長や人生の価値観の変化」「健康関連の行動変容や自己管理」「精神の障害に関する関心や理解の深まり」「社会の中で新たな役割を見出すこと」「宗教を信じること」など，心理，身体，社会，さらにはスピリチュアルな面にまでわたる多彩な内容が含まれていた（千葉，宮本，船越，2010）。これらの回答の中には，たとえば，「今年で病気になって20年，今思い起こせば，色々な経験が肥やしとなったと思う。失敗は成功の母（道のり）と考えられるようになった」「同じ病気で苦しんでいる人たちのためになる仕事をして，1人でも多くの人の助けになりたい」など，疾患の経験を人生の糧として前向きに生きようとする多くの言葉が語られている。

■ 意味づけのプロセスを理解して支援する

その人にとって大きな影響をもたらすような病を経験している患者やその家族に出会ったときに，対象者が傷ついたアイデンティティを取り戻し，社会との関わりも再構築しながら，そうした病や逆境とともに自分らしく生きられるように関わることは，看護職者ができる支援の1つである。そのためには，つらい経験は，苦痛や困難といったネガティブな変化をもた

らすだけではなく，意味づけのプロセスを通して，その経験の中に自分なりの意味を見出させ，さらなるポジティブな変化さえも生じさせうることを看護職者が理解していることが大切である。

❷ ケアの対象となる人への活用

■ 患者や家族による意味づけのプロセスを後押しする

患者やその家族と最も長く時間を共有する職種の 1 つである看護職者は時折，患者や家族が自ら語る，自身の経験への意味づけの物語に触れることがある。そうした語りに接するときに，敬意をもって共感的に耳を傾け，その思いに寄り添うことは大切なケアの 1 つとなる。

筆者は以前に，精神疾患をもち入退院を繰り返している人から，このような語りを聞いたことがあった。

> 　思いがけず病気になって，これまでにいろんなことがあった。だけど，家族がいつも自分のことを見放さずにいてくれて，何度目の入院でも，毎週面会に来てくれる。世の中には，健康でも一人ぼっちの人もいるけれど，自分には，いつも自分のことを心から気にかけて心配してくれる家族がいて，そのありがたさを感じている。病気にならなかったら，今ほどは家族の優しさに気づいていなかったかもしれないと思う。

筆者の印象では，こうした語りは，改まった面接の場というよりはむしろ，何気ない会話の中でしばしば聞かれる。また，対象者はそれを，自身にとって大きな意味をもつかもしれない変化であるとは認識していないこともある。そのような語りを聞いたときに，対象者が感じている変化に関心を寄せ，その思いについて意図的に尋ねることは，対象者の意味づけのプロセスを後押しすることにもなるだろう。

はじめはわずかな語りであっても，そうした会話を通して少しずつ意味づけが形成され，それが対象者の中で強化されていくこともある。語りを

聞く際には，対象者のペースを尊重するとともに，ポジティブ思考を押しつけるようなことのないよう，十分な配慮が必要である（Lechner, Tennen, Affleck, 2009）。

■新たな意味づけへの傾聴

また，語りの内容は時間の経過とともに変化し，新たな意味づけの物語が紡がれていくこともある。精神科病棟への入院を経験した人が，退院後に語ってくれたのは，次のようなことであった。

> 　退院してからは，調子がいい日もそうでない日もあるけれど，できるだけ毎日施設に通い，仲間たちと一緒に草花の手入れをしたり，野菜を育てたりしている。そういった作業をしながら，ときには同じ病気をもつ仲間の相談に乗ることもある。同じような病気を経験している人に，自分の経験が少しでも役に立っているとしたら，それが今の生きがいだと感じている。

筆者らがこれまでに行った精神疾患をもつ人々を対象とした研究では，疾患をもった自身の人生を再構築していく道のり（パーソナル・リカバリー）が進んでいる人は，そうでない人に比べて，病の経験を通して得られたものが多くあったと回答し，その種類も多彩であった。また，自身の人生に希望をもてないでいる時期や，希望を見出し始めている時期の人においては，家族などの身近な人との関係性の中に，何らかの得られたものを見出す傾向があった。一方，人生の再構築に向かう時期にある人においては，よりさまざまな人間関係や自身の価値観などにおいて，ポジティブな変化を見出す傾向があった。さらに，人生の再構築が進んでいる時期にある人においては，社会の中での役割を見出すことなども含むより幅広い内容を，病の経験を通して得られたものとして回答していた（Chiba, Miyamoto, Funakoshi, 2014）。

時間の経過とともに変化していく物語に耳を傾け続けることは，その時その時の対象者の意味づけを強化し，適応を高めていくことにも寄与すると考えられる。

　また，対象者の意味づけの過程やポジティブな変化に着目することは，従来の問題解決志向型のケアのあり方を見直し，対象者のストレングスを生かしたケアを提供することにもつながるであろう。

❸ ケアを提供する人自身への活用

■ 患者や家族の意味づけに寄り添うことは自己の看護観を深める

　患者やその家族が自身の経験の中に意味を見出していくプロセスに寄り添うことは，対象者のストレングスやレジリエンスといったポジティブな側面に気づくことにつながり，それは，対象者への理解をより多面的で深いものとする。そうした他者理解を通して謙虚な姿勢で対象者や看護と向き合うことは，自己の看護観を深めることにもつながると考えられる。

■ ケアや患者との関わりの意味づけで自己効力感を保つ

　患者の病状に思うような回復がみられなかった場合や患者に急変が生じた場合，看護職者をはじめとする専門職者や家族介護者は，真摯にケアをしていたとしても，時として「もっとこうしたらよかったのではなかったか」と後悔したり，無力感を感じたりすることがある。そのようなときには，自責感などのネガティブな感情に包まれやすい。しかし，自身がそれまでに行ったケアや患者との関わりを振り返り，そこに意味を見出すことは，自身ができていたことを認め，自己効力感を保つことにもつながると考えられる。終末期医療など，生死に関連する重要な意思決定や死に立ち会う場面の多い環境においては，特に大切なことであると考えられる。同僚や上司，あるいは他職種などから客観的なフィードバックを受けることは，自身が行ってきたケアの中に意味を見出しやすくなる 1 つの方法であろう。

　また，家族介護者においては，看護職者や身近な理解者，同じ境遇にある家族などにその思いを語り，受け止められると感じられる経験をすることで，介護の経験の中に意味を見出しやすくなると考えられる。

④ 組織への活用

■ケア対象者の意味づけや価値観のチームでの共有

　専門職者はともすれば，患者や家族が失ったものや，もたらされている症状，ネガティブな変化に目が向きやすく，それらの変化をどのように軽減させるかに重点を置いた医療やケアを行う傾向がある。しかし，そうした問題解決志向型のアプローチに偏りすぎると，対象者が自分らしく生きていくために本当に望んでいるケアを見過ごすことになるかもしれない。患者やその家族への治療やケアを行う際には，対象者の語りの傾聴を通してとらえることができた逆境の経験への意味づけやその過程，その背景になっている対象者が大切にしている価値観などの情報を組織やチーム全体で共有したうえで，対象者のもつ力を生かした支援をチームで提供していくことが大切であると考えられる。

■組織的な意味づけの促進

　また，看護職者を含む専門職者が，自身らが提供したケアや医療に対して不全感や無力感を抱いたときには，カンファレンスなどでリフレクションの機会をつくり，対象者やその家族に行ったケアをさまざまな視点から振り返ることにより，行ったケアに意味づけする過程が促進されるだろう。組織としてそうした風土を醸成していくことは，組織全体のケアや医療の質を高め，看護職者をはじめとする専門職者のモチベーションを維持することにも寄与すると考えられる。

●文献
- Bonanno, G. A.（2013）. Meaning making, adversity, and regulatory flexibility. Memory, 21（1）: 150-156. doi: 10.1080/09658211.2012.745572.
- 千葉理恵，宮本有紀，船越明子.（2010）. 精神疾患をもつ人におけるベネフィット・ファインディングの特性. 日本看護科学会誌，30（3）: 32-40. https://doi.org/10.5630/jans.30.3_32

- Chiba, R., Miyamoto, Y., & Funakoshi, A.（2014）. The concept of "benefit finding" for people at different stages of recovery from mental illness; a Japanese study. Journal of Mental Health, 23（1）: 20-24. doi: 10.3109/09638237.2013.841872
- Costa, R.V., & Pakenham, K. I.（2012）. Associations between benefit finding and adjustment outcomes in thyroid cancer. Psycho-Oncology, 21（7）: 737-744. doi:10.1002/pon.1960
- Helgeson, V. S., Reynolds, K. A., & Tomich, P. L.（2006）. A meta-analytic review of benefit finding and growth. Journal of Consulting and Clinical Psychology, 74（5）: 797-816. doi: 10.1037/0022-006X.74.5.797
- Lechner, S. C., Tennen, H., & Affleck, G.（2009）. Benefit-finding and growth. In S. J. Lopez & C. R. Snyder（Eds.）, Oxford handbook of positive psychology（2nd ed）.（633-640）. New York: Oxford University Press.
- Park, C. L.（2010）. Making sense of the meaning literature: an integrative review of meaning making and its effects on adjustment to stressful life events. Psychological Bulletin, 136（2）: 257-301. doi: 10.1037/a0018301.
- Park, C. L.（2012）. Meaning and meaning making in cancer survivorship. In Wong, P. T. P.（Eds.）The human quest for meaning: Theories, research, and application（2nd ed.）.（521-538）, New York: Routledge.
- Park, C. L.（2016）. Meaning Making in the Context of Disasters. Journal of Clinical Psychology, 72（12）: 1234-1246. doi: 10.1002/jclp.22270
- Samios, C., Pakenham, K. I., & Sofronoff, K.（2004）. Sense making and benefit finding in couples who have a child with Asperger syndrome: an application of the Actor-Partner Interdependence Model. Autism. 16（3）: 275-92. doi: 10.1177/1362361311418691.
- 田邉美佐子，神田清子.（2010）. 造血幹細胞移植を受けた子どもを持つ母親が療養体験を意味づけるプロセス. 日本看護研究学会雑誌, 33（2）: 23-33. https://doi.org/10.15065/jjsnr.20091126001

15 Posttraumatic Growth (PTG) 心的外傷後成長

心的外傷後成長（PTG）とは ── 宅香菜子，廣岡佳代

　心的外傷後成長（posttraumatic growth : PTG）とは，アメリカの心理学者であるカルフーンとテデスキによって提唱された概念であり，「危機的な出来事や困難な経験との精神的なもがきの結果生ずる，ポジティブな心理的変容の体験」と定義されている（Calhoun, Tedeschi, 2006/2014）。本節では，PTGの特徴やその理論，研究動向について紹介する。

① PTG が見られる場面と特徴

　人が生きていく中で外傷的な出来事に遭遇することがある。例えば，事故や大切な人との死別，大きな病気やけが，いじめ，パワーハラスメント，離婚，転居，震災，戦争などが挙げられる。このようなつらい出来事が，人間としての成長のきっかけになり得ることが報告されている。つらい出来事に引き続く精神的な葛藤やもがき，悩みのあとに生じる成長をPTGという。PTGにおける成長は，具体的には主に5つの領域でみられる。

■PTGの5領域

　PTGの5領域には「他者との関係」「新たな可能性」「人間としての強さ」「精神性的かつ実存的な変容」「人生への感謝」が挙げられる。ここでは，がんによる死別を経験した遺族を対象とした著者らの研究（Hirooka, Fukahori, Taku, Izawa, Ogawa, 2019）で示されたPTGを基に，5領域について

示す。

・他者との関係

　友人や家族などの他者とのつながりや関係性のなかでみられる成長である。たとえば,「その出来事を通じて家族の絆が深まった」「人は 1 人では生きてはいけないと改めて感じた。たくさんの人の力を借りて生かされていると思う。他人の力を頼ってみることも人生において必要だと感じた」「それまでは何と思わなかったのに,その出来事を通じて,自分と同じようなつらい経験をした人にとても共感するようになった」などの成長が挙げられる。

・新たな可能性

　新たな目標を見つけたり,新しい人間関係を築いたりといった,これまで経験したことのない事柄を見出すといった成長である。たとえば,「新しく習い事や資格取得に向けての勉強を始める」「自分と同じ経験をした人のためにボランティア活動を始めたいと思う」「積極的にできる範囲で挑戦するように心がけている」などがある。また,がん患者や遺族を対象とした調査では,「それまでの生活と異なり,健康的な食事習慣や運動を心がけるようになった」,「検査を受けるようになった」などの健康的な行動を取るようになることも報告されている。

・人間としての強さ

　自分自身の強さに気づいたり,困難さに向き合えるようになったりするなかでみられる成長であり,「その出来事を経験して,自分自身が弱くなるだろうと思っていたけれど,思ったより自分が強い人間でびっくりした」「すべてを受け入れてやっていけるような気がした」といった経験がみられる。

・精神性的かつ実存的な変容

　人間の力を超えるようなスピリチュアルな事柄や,神秘的な出来事などについて,より理解が深まるといった成長である。例えば,「故人に守ら

れているように感じる」「仏壇の前で，一日の出来事などを報告して，会話をして眠りにつく」「両親が私の守護神であると感じる」といった変化がみられる。さらに，自分の死に対して気がつくこと，死後の世界に対する興味をもつことといった「死や生に対する視点の変化」も著者らの研究で示されている。

・人生への感謝

人生そのものや毎日の生活に対する感謝の気持ちが深まるといった成長である。このなかでは，「一日一日を大切に過ごしたいと思う」「皆に感謝して，毎日を過ごしていきたい」などの成長が示される。

■PTG 尺度日本語版

PTG を測定するために開発された PTG 尺度（PTG Inventory ; PTGI）は 5領域，21 項目で構成されている（Tedeschi & Calhoun, 1996）。その後，この PTGI は「精神性的な変容」を測定する質問が 2 項目に限られているという点を考慮して，精神性的な変容に実存的内容を反映させ，より内容を充実させた PTGI-X と呼ばれる 5 領域 25 項目の尺度が開発された（Tedeschi, Cann, Taku, Senol-Durak, Calhoun, 2017）。

日本語版は，成人用 PTGI-J（宅, 2010），その改訂版である PTGI-X-J（Tedeschi et al., 2017），および 9 歳から中学生の子どもを対象とした子ども版である PTGI-C-R-J（Taku, Kilmer, Cann, Tedeschi, Calhoun, 2012）が作成されており，国内における心理や医療・看護分野の研究において使用されている。

一方，開（2016）は，PTG を理解するためには，量的研究のみならず，質的な研究で，トラウマを経験せざるを得なかった人の独自の表現でPTG の語りを聞くことの重要性を指摘している。

❷ PTG と心身の健康

次に，ストレスと健康関連 QOL（クオリティオブライフ：生活の質）とPTG の関連について見ていく。

■ ストレス

　先行研究からは，PTG とストレス反応の両方を同時に経験することのほうが，どちらか一方のみを経験するよりも多いことが知られている（副島，大城，上別府，2016）。一般的にストレス反応は一時的なものであり，時間経過に伴って回復するが，PTG と回復は同義ではなく，成長と苦悩は切り離せないものとして体験されることが多い（宅，2016）。

■ 健康関連 QOL との関連

　QOL は，身体的・精神的な健康，幸福感，経済状態など非常に広い領域を含む概念である。QOL の中には健康状態に関連のあるものとして，健康関連 QOL と呼ばれるものがあり，この健康関連 QOL と PTG を検討した研究が数多くある。

　特に，縦断的なデータ，つまり同一対象を継続的に調査した研究では，PTG が健康関連 QOL（身体的健康）の向上に貢献することが示されている（Tomichi, Helgeson, 2012）が，PTG と健康関連 QOL との関連は複雑であり，PTG が QOL の向上にどう貢献するかについては今後の研究が待たれる。

③ PTG 理論

■ PTG 理論の紹介

　図 2-18 は，PTG の理論をモデル化したものである。このモデルが示すように PTG は，トラウマ的なつらい出来事を体験したからといって，自動的に経験されるものではなく，起こった出来事に対するその人なりの精神的なもがきを通じて経験される。PTG 理論にもとづくこのプロセスには，図に示すようにさまざまな要因が関連する。

■ PTG に関連する要因

　PTG は，出来事の衝撃度，および，その人がもっている個人的な要因，認知的なプロセス，自己分析・自己開示，社会的文化の影響などにより生

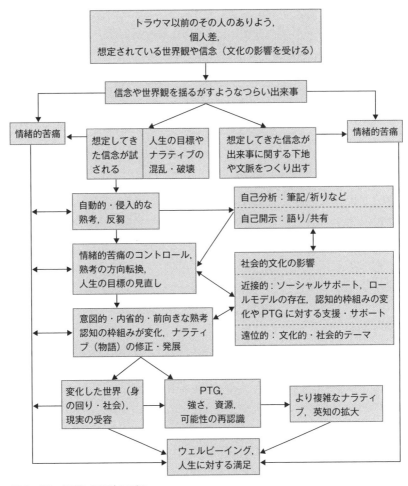

図2-18 PTG の理論モデル

Calhoun, Cann, & Tedeschi.（2010）. The posttraumatic growth model : Sociocultural considerations. In T. Weiss & R. Berger（Eds.）, Posttraumatic growth and culturally competent practice : lessons learned from around the globe. New Jersey : Wiley より作成

じる。以下にそれぞれについて述べる。

・出来事の衝撃度

つらい出来事に遭遇したからといって，すべての人が PTG を経験する

わけではない。PTG を経験するかどうかは，その人が置かれている状況
や出来事が起こるタイミング，出来事の衝撃度に対するその人の解釈に
よって異なってくるからである。

　人は，その人なりの価値観や信念をもって生きている。PTG モデルでは，
つらい出来事によって，このような価値や信念が大きく揺さぶられること
が，出来事の大きさに関連すると考えられている。たとえば，これまでの
研究では，経験した出来事を「ストレスが高い」ととらえている人ほど，
PTG を経験する傾向にあることが示されている。

・個人的な要因

　PTG に関連する個人的な要因として，年齢，性別，宗教，つらい出来
事が起こってからの期間などがある。出来事が起こってからの期間（時間）
は，研究によって結果が異なり，一概に期間が短い（あるいは長い）ほうが
PTG に関連するとはいえない。

・認知的なプロセス

　つらい出来事に引き続いて生じる認知的なプロセスには，主に侵入的熟
考と意図的熟考がある。

　侵入的熟考とは，自動的で，侵入的な思考であり，例えば，フラッシュ
バックのように突然思い出したくない出来事が鮮明に思い出される，出来
事を夢に見る，などがある。一方，意図的熟考とは，解決策を考えようと
したり，出来事の意味を見つけようとしたりする内省的な思考である。た
とえば，自分にその出来事が起こった意味を考える，といったことが挙げ
られる。

　PTG 理論では，出来事の直後に侵入的な熟考が起こり，その後，後述
するように，安心して話ができる相手に自己開示したり，筆記によって考
えを整理したりするなかで，徐々に意図的熟考が生じると考えられている。
PTG の程度は，この認知的なプロセスと関連する傾向にあり，PTG には
侵入的熟考と意図的熟考の双方が必要である。

・自己分析，自己開示

　自己分析とは，苦しみやつらい出来事に関連して，それが現在どういった状況にあるのか，それをとらえようとしたり，どう対処していくかを考えたりすることである。自己開示とは，出来事や自分の気持ち，考えを他者に話すことである。

　特に，信頼できる他者に出来事や経験していることを話し，じっくり聞いてもらえたという経験をすることで，気持ちが楽になることもあるし，ありのままの自分を認めてもらえることで，意図的熟考がうながされるということも考えられる。

　しかしながら，一般的に話すことがよいといっても，話したくない人に無理やり話してもらうのは，逆に苦痛をもたらしかねない。また，「話す」には「聞き手」が必要であり，その人との相互作用によって，もたらされる効果がある。

・社会的文化の影響

　社会的文化は，大きく，近接的文化と遠位的文化に分けられる。近接的文化には，その人が直接影響を受ける家族や友人，地域の団体，グループなどが含まれる。遠位的文化には，その人が間接的に影響を受けている，自治体の政策，または国のような大きな社会があげられる。

　例えば，アメリカ人と比較して，日本人はPTGIの合計得点が低い傾向にあるといわれている（Taku et al., 2012）。これは，おそらく，日本人と比べて，アメリカ人には自分が経験したことについて他者にポジティブに表明する文化があるということが関連するだろう。このように，ある国や地域でのある出来事に対する解釈や表現は，他の国や地域によるものとは異なるといったことが，遠位的文化の影響としてあげられる。

④ PTG に関する研究の動向（看護・医療分野における）

　医療・看護分野におけるPTGに関する研究は著しく増加している。がん，AIDS，心不全，難病など，さまざまな疾患をもつ人を対象とした研究がこれまで行われているが，なかでも，がん診断や再発をトラウマ体験と位

259

置づけたがん患者を対象とした研究が圧倒的に多い。併せて，がん患者の家族や遺族を対象とした調査も行われており，患者との PTG 得点の比較や，介護や看取り経験からの PTG が検討されている。

　筆者らは，がん患者の在宅看取りを行った遺族を対象に，看取りの質と意図的熟考，侵入的熟考，PTG の関連を検討した（Hirooka et al., 2017）。看取りの質は，がん患者の望む終末期の望ましい死のあり方を示したもので，「からだの苦痛が少なく過ごせた」「患者さんは望んだ場所で過ごせた」などの項目で構成されており，合計得点が高いほど看取りの質が高い（よい看取り）と評価される。

　筆者らの研究では，看取りの質が高かったと認識している遺族ほど，PTG 合計得点が高い傾向にあった。特に，看取りの質が高いととらえている遺族ほど，死別直後から意図的熟考を行っており，PTG につながっていた。つまり，質の高い看取りは PTG を促進させるであろうこと，また，遺族が質の高い看取り（よい看取り）だったと認識できたことで，死別直後から意図的に看取り体験を振り返ることができ，PTG につながったと考えられる。

　今後，さまざまな疾患をもつ人や，医療者などを対象とした，PTG の研究が期待される。

⑤ まとめ

　ここに述べた PTG は，トラウマとなるようなつらい出来事を経験した後の精神的なもがきの結果生じる成長である。しかし，PTG はトラウマを経験した人すべてが経験するものではなく，なかには PTG を経験していても，その自覚が全くない人もいる。また，PTG と治癒，そしてトラウマの解決は，すべて同義ではない点に留意すべきであろう。

　清水（2016）は，特に緩和ケアにおける医療者の心得の 1 つに，患者や家族が困難に向き合うことを助けることを挙げている。そして，その考え方は，疾患モデルよりは成長モデル，ひいては PTG の理論に重複する点があると指摘している。

　今後，PTG のプロセス，その条件，ないしは促進要因および阻害要因，

そして援助や介入の効果についてのさらなる解明が待たれる。

● 文献

- Calhoun, L. G., Tedeschi, R.G.（2006），宅香菜子，清水研（監訳）．（2014）．心的外傷後成長ハンドブック——耐え難い体験が人の心にもたらすもの．東京：医学書院.
- 開浩一．（2016）．成長の旅路を伴走する——サバイバーの語りから学んだこと．宅香菜子（編著）．PTG の可能性と課題．東京：金子書房.
- Hirooka, K., Fukahori, H., Taku, K., Izawa, S., Ogawa, A.（2019）. Posttraumatic growth in bereaved family members of patients with cancer: a qualitative analysis. Support Care in Cancer. 27（4）: 1417-1424. doi: 10.1007/s00520-018-4440-6
- Hirooka, K., Fukahori, H., Taku, K., Togari, T., Ogawa, A.（2017）. Quality of death, rumination, and posttraumatic growth among bereaved family members of cancer patients in home palliative care. Psychooncology, 26（12）: 2168-2174.
- 清水研．（2016）．がん医療における PTG 研究と臨床への活用．宅香菜子（編著）．PTG の可能性と課題．東京：金子書房.
- 副島克史，大城怜，上別府圭子．（2016）．がん患者や，きょうだい・家族を対象とした PTG 研究．宅香菜子（編著）．PTG の可能性と課題．東京：金子書房.
- 宅香菜子．（2010）．がんサバイバーの Posttraumatic Growth: 特集　がん患者のサバイバーシップ．腫瘍内科，5（2）: 211-217.
- 宅香菜子．（2016）．PTG の可能性と課題．東京：金子書房.
- Taku, K., Kilmer, R. P., Cann, A., Tedeschi, R. G., & Calhoun, L. G.（2012）. Exploring posttraumatic growth in Japanese youth. Psychological Trauma: Theory, Research, Practice, and Policy, 4: 411-419.
- Tedeschi, R. G., Calhoun, L. G.（1996）. The posttraumatic growth inventory: Measuring the positive legacy of trauma, Journal of Traumatic Stress, 9（3）: 455-471.
- Tedeschi, R. G., Cann, A., Taku, K., Senol-Durak, E., Calhoun, L. G.（2017）. The Posttraumatic Growth Inventory: A Revision Integrating Existential and Spiritual Change, Journal of Traumatic Stress, 30: 11-18.
- Tomich PL, Helgeson VS.（2012）. Posttraumatic growth following cancer: links to quality of life. Journal of Traumatic Stress, 25（5）: 567-573.

心的外傷後成長（PTG）はどのように看護に活かせるか————加藤星花

本節では，PTG における看護の関わりについて述べたいと思う。

① PTG と看護との関わり

■PTG のきっかけとなる「トラウマティック」な出来事

　ほとんどの人にとって生きている以上，逆境は避けられないものである。研究によれば，75％の人がその人生において，病気，離婚や離別，大切な人の受難や喪失，事故や暴行，自然災害などのトラウマ体験に見舞われるという (Joseph, 2013)。そして，一般的に「トラウマ」は唐突に訪れる。トラウマは私たちにとって予測できず，コントロール不可能なものである。トラウマを経験すると，人の肉体は衝撃を受け，心は打ちのめされる。長時間激しい精神的苦痛を感じ続ける人は，「心的外傷後ストレス障害 (PTSD)」と診断されるかもしれない。そして，そのトラウマが職場や家庭での日々の営みを損なっているのは，明らかである。しかし，一方でPTG のきっかけとなる「トラウマティック」な出来事は，そういったトラウマに限定されない。

　たとえば，宅 (2014) によると，自分が心の底から信頼していた人に裏切られること，入学試験や資格試験の不合格通知を受け取ること，死ぬまで隠しておきたかった秘密が曝露されること，家族が障がいをもつことなどが，PTG のきっかけとなりうる。言い換えれば，人にとって何らかのストレスを伴うような出来事は，ほぼ PTG のきっかけとなりうるのである。そして，その出来事が，その人の価値観や信じてきたことを揺さぶるような経験となるかどうかが，その後の人間としての成長につながるとされている。

■PTG とベネフィット・ファインディングとの違い

　このような PTG は 1980 年代終わりごろから注目をされ始めた。つらい出来事はほとんどの人にとって，悲惨な結果や負の結果をもたらすことは十分に報告され，理解されている。しかし同時に，ストレスに関連した成長や恩恵がみられること，または心的外傷に関連した正の変化がみられることも注目されてきた。

そういった PTG に近い概念としてベネフィット・ファインディング（Benefit Finding）という，逆境から得られる恩恵という概念がある（p.246）。

しかし，このベネフィット・ファインディングが，「ベネフィット（得られたものやポジティブな変化）があった」と感じるのとは異なり，PTG では「何か得られるものはあったか」と聞かれても，とくにはっきりと見つかるものでもなく，変化も見えづらいかもしれない。つまり，PTG はトラウマティックな出来事を経たことで，結果的に「人間として成長」している実感があることに焦点を当てている。

■PTG が実感されるために必要なこと

このトラウマティックな出来事とは，起きた出来事の影響が自分にとって非常にストレスや苦悩の元となるもので，体だけではなく心にも影響を及ぼすものである。その影響がずっと続いているときに，その人に精神的なもがきが引き起こされ，その結果として PTG がもたらされるとされている。

しかし，ただその苦悩の中にいるだけでは PTG は実感されないため，いくつかの手助けが必要なことが明らかになっている。つまり，ストレスコーピングとあわせて以下の 4 点を行うことが大切である。

・徐々に起きた出来事に向き合っていくこと
・人と話すこと（自己開示）
・自分に起きた出来事がどんな意味をもつのか自問自答すること（意図的熟考，建設的反芻）
・出来事を振り返ること（自己分析）

■PTG をもたらす看護職の支援

疾患や障害，治療といった医療に関わるトラウマティックな出来事に対しては，それらの専門的な知識を背景にした支援が重要となる。そして，医療の現場において看護職は，医師よりも患者や家族と接触する機会が多い身近な存在として，PTG をもたらすための前述の 4 点の支援を行いやすい医療専門職である。つまり，看護職は PTG の概念を踏まえてケアを

行うことで，疾患や障害，治療の経験から患者や家族が PTG を果たすよう関わることができる。

　例えば，武富らのがん患者遺族の PTG の研究では，がん患者遺族の PTG に影響する要因として，情動焦点型コーピングや問題解決型コーピングが明らかになっている（武富，田淵，藤田，2016；武富，田淵，熊谷，坂本，牧原，2018）。情動焦点型コーピングは，感情を調整し物事の明るい面を見て肯定的解釈を行う対処パターンである。また，問題焦点型コーピングは，ストレスに対して現状を聞いてもらう対処パターンである。

　これらの対処パターンを通して，遺族は上記の 4 点を実施しているのではないだろうか。よって，家族を失ったという状況と少しずつ向き合い，心的外傷を受けた体験や体験による心的変化の過程を話したりして，自己開示することが遺族の PTG には必要である。

　しかし，死別後の時間経過に伴い，遺族は気持ちを話す場を失っていることが多いため，看護師は，話しやすい環境づくりを心がけ，遺族を気づかい，苦悩に耳を傾けるよう心がけることが必要である。

❷ ケアの対象となる人への活用

　ここでは，ケアの対象となる人に PTG の概念がどのように活用されるか，今まで行われてきた研究をもとに述べたい。もともと PTG は遺族の死別研究から発展した概念であるが，現在では，がん体験者を対象としたもの，HIV 患者を対象としたもの，そして災害の影響による PTG 研究などが行われている（Calhoun & Tedeschi, 2006）。

■ がん体験者の PTG

　がんの診断を受けることは，予期せぬ恐ろしい出来事である。それは，自分を取り巻く世界についての信念や自己の意味づけ，物事をコントロールしているという感覚や自尊心が脅かされるトラウマティックな出来事である。治療の進歩により日本のがんの 5 年相対生存率は 62.1％と上昇しているものの，がん患者は診断・治療とともに未来に対する恐れや不確実性，侵襲的な医学的処置や副作用，痛み，社会的役割や対人関係の変化な

どさまざまな障害を体験する。うつ病などを併発する患者も少なくない（が
ん研究振興財団，2017）。

　しかし一方で，ほとんどの場合は，このような苦悩や不安は長期に及ぶ
ものではなく，多くの患者は医学的治療を終えた1年後には，正常な心的
状態と機能を回復しており，さらに自分自身や対人関係，その他の生活面
において，がんの体験後に大きなポジティブな変化があったと語る人もい
るとされている。

　例えば，テイラーは，乳がん患者の53％が診断後にポジティブな変化
について語ったことを報告しており（Taylor, 1983），サーズらは，乳がん患
者の83％が自分の体験からある種の恩恵を得たと語ったことを報告して
いる（Saers, Stanton, Danoff-Burg, 2003）。また，小児がん体験者を対象とした
研究では，対象の60〜95％が自らの体験から恩恵を得たと語っている
（Calhoun & Tedeschi, 2006）。

　国内では，清水らが日本人のがん体験者を対象にPTGに関する研究を
行っており，PTGを促進する因子として「宗教的・哲学的な背景」「困難
との直面」「ロールモデルの存在」「ソーシャルサポート」「環境の整備」「積
極的姿勢」「意味の探索」の7つをあげている（宅，2016）。

■ HIV/AIDS と PTG

　HIV感染はレトロウィルス療法を用いれば長期の生存が可能になった
が，いまだ疾患に関連して多くのストレッサーを伴う慢性疾患であり，そ
の心理的影響には抑うつ，不安，おそれ，無力，罪の意識などが見られる。
しかし，HIV/AIDSの診断を受けた人やHIV/AIDSとともに生き抜く人
にはポジティブな変化が生じ得ることが明らかになっている。

　いくつかの研究によると，HIV/AIDS患者の59〜83％が診断以降にポ
ジティブな変化を体験すると報告されており，地域や社会の一員であると
いう帰属意識が強まること，「今，現在」に焦点を当てる感覚が強まること，
来世を信じたり利他的な行動を取るようになることが述べられている。ま
た，PTGと，食事改善や運動といった健康行動とのポジティブな関連も
生じることが報告されている（Calhoun & Tedeschi, 2006）。

■ 被災した人へのケア

　わが国は，噴火災害や 1995 年の阪神・淡路大震災，2011 年 3 月 11 日の東日本大震災，2016 年の熊本地震など，多くの災害に見舞われ，各地に甚大な被害がもたらされてきた。自然災害，特に大規模な地震によって引き起こされる精神ストレスは地震直後にとどまらず，一部の被災者においては被災後数年にわたり持続する。その中で，災害と PTG の関連が明らかになっている。

　開（2003）の研究では，1990 年に発生した雲仙普賢岳噴火災害の被災者にインタビューを行い，被災者間の絆の高まり，郷土愛の芽生え，高齢農家の重労働からの解放，新たな道の模索，逆境を切り抜けた強さの獲得，社会性の向上といった変化が生じたことが明らかになった。

　また，子どもの災害によるストレス反応研究も多く実施されている。菅井ら（2019）は，東日本大震災が子どもに与えた心理的影響と発達的変化について調査を行い，震災から 6 年半後の高校生には，人生観や他者への意識の変化や将来に対する意識の変化があることが明らかになった。また，震災の経験をプラスにとらえ直し，自分自身や周りの人との関係，将来について見つめ直すことへとつながっている一方で，不安・恐怖を継続して抱えていることも明らかになった。しかし，時間が経過するにつれて，「話す場がない」，「今さら話せない」と悩みを抱える子どもが増えてくるため，今後も体験を語り合う場を継続的に設けながら，発達支援をしていく必要性が示唆されている。

　被災者へのケアではレジリエンス（p.131）が重要であるが，レジリエンスは逆境下からの回復（もとの状態に戻ること）である。PTG では逆境との奮闘による再構成が強調され，レジリエンスと区別される。トラウマに適応し将来起こりうる心的外傷に備えるために，認識や信念および行動を再構成するという変化を引き起こす。

　看護師は，被災者と関わるときは一時的に関わるに過ぎないことを自覚し，PTG につながるような被災者自身の力の回復を目指すことが重要となる。成人にしろ子どもにしろ年齢にかかわらず，被災者の状況を把握し，被災者の感情を受け止め，話を聞き，必要時は心の問題以外にも相談に乗

ることが必要である。

■PTG の活用への示唆

いくつかの慢性疾患と PTG との関連を述べてきたが，PTG と疾患への適応プロセスには関連があることの可能性を含め，心理的に有益な影響が明らかになりつつある。よって疾患という過酷な体験をした人々をケアする場合には，心のありようを，PTG モデルに基づいて理解することは有用である。その場合，看護師には自分が何かを変えようとする（Doing）のではなく，そばにいて支持する（Being）ことが求められる（宅，2016）。

患者が過酷な体験をしているということは，精神的にもがいているときである。そのようなときには，問題を取り除いて解決を図ることではなく，その状況に患者が自らのペースで少しずつ向き合うことを助け，ストレスに対してより適切に対処できるように図ることが大切である。すなわち，その人が逆境やもがきに対処していく力を信じて寄り添うべきなのである。

また，PTG を実感できるためには，人と話すことも有用であることが明らかになっている。ゆえにそれを臨床で活用する場合には，まず看護師と患者が安全な関係を築くことが大切である。患者が体験に圧倒されている場合，自らの感情を言語化することすら難しい状態にあるかもしれない。その心情に大きく配慮し，患者に対する心づかいを常に伝えつつ見守ることが重要であり，もし患者が語ることができるようになった場合には，あたたかく関心を寄せつつ傾聴する姿勢が大切である。

③ ケアを提供する人自身への活用

ここではケアを提供する人自身の PTG に関する研究から，活用の示唆に関して述べたいと思う。

看護師などの対人援助職は，職務におけるストレッサーが多く，職務量の多さ，職務の質的困難さ，患者との関係性，職場の人間関係などが挙げられる。それらのストレッサーが心身の健康に影響を及ぼすことも多く，バーンアウト，うつ病による離職・休職者の増加などが問題となっている。

■助産師の PTG に関する研究

　麓らの助産師を対象とした研究では，対象の 84.4％が心的外傷体験を経験しており，その内容は，妊産褥婦や胎児，新生児の急変や死といった「分娩に関連した母子の不測の状態」，助産師が倫理観や職能を改めて問われる「助産師の辛労を引き起こした状況」，妊産褥婦や同僚が心的外傷体験後に悲しむ様子を目撃する「対象者の悲しみとその光景」，医師や母親，家族からの不本意な発言や態度といった「自分に向けられた不本意な発言や苛酷な環境」の 4 つに分けることができた（麓，堀内，2017）。さらに 15.0％がその体験を機に退職を検討していた。

　一方で，母親が傷つきショックを受けている姿や，母親を亡くした家族の悲しむ姿を目撃することが，助産師の心的外傷体験となるだけではなく，PTG となることも示唆された。これは，産科特有の「生」が常態化した中で起こりうる「死」という相反する体験をすることで，距離感の近い対象者の悲しみや，残された家族の存在は，生命の大切さというメッセージを与えてくれる体験として印象に残り，それが助産師としてのアイデンティティの確立や成長をもたらすとともに，「人生に対する感謝」が生まれて PTG となることを示唆している。

　また，職場内サポートと PTG にも関連が認められ，自分の思いを表出できる存在があると実感している助産師は，PTG が高いという報告がみられた。さらに，トラウマ体験時にサポートを得ることができた助産師ほどレジリエンスが高いことが示され，レジリエンスを高める教育の必要性と，人間関係を基盤とした職場環境の改善の必要性が示唆された。

■精神科看護師の PTG に関する研究

　患者から暴力を受けた精神科看護師の PTG に関する研究も，いくつか発表されている。木村らの研究では，精神科看護師が患者から暴言・暴力を受けた場合，大きな心理的衝撃を受けるが，そこには性格特性や配偶者の有無，看護経験年数が関連していることが明らかになっている（木村，井上，2017）。その中で，感情を表出できる環境の調整が必要だと示している。

井上らの研究では，患者からの暴力が強いストレス体験になるだけではなく，PTGをもたらす機会となることが示唆された（井上，畦地，2016）。成長には，「怒り，恐怖などの情緒的反応や理不尽さ，羞恥心を抱きながらも看護師として踏みとどまる」「状況や自己についての認識の変化を遂げる」「その人のこれまでのキャリアに融合して看護師として成長を遂げる」「人としての在り方に変化が起こる」という4つの局面があると示唆され，新たな責任感や役割を身につけて看護師として成長につながっていく可能性が考えられた。

　大江らは，精神科看護師の二次的外傷性ストレスの回復支援について文献検討を行っているが，精神科看護師の精神保健に焦点を当てたプログラムや二次的外傷性ストレスに焦点を当てた研修の少なさを指摘している（大江，入江，2009）。そして，二次的外傷性ストレスの主観的経験を看護師自らの言葉で安全に語ることが可能になれば，その体験による苦痛が，回復のために再構築されるであろうと示唆している。

■ 自己成長感に反映される要因

　看護師はその専門性ゆえに，量的労働負荷や役割葛藤，認知的要求などの仕事のストレスが高く，無力感を多く感じていることも指摘されている。また，対人援助職として感情労働の負担も大きい。しかし，ストレス体験が多くても，自己成長感につながる要因がいくつか報告されている。

　奥野（2011；2013）の研究では，職務や役割の特徴が自己成長感に反映されることを示しており，助産師は新しい生命の誕生に立ち会う機会が多いため「人間についての確信」を強めることができ，看護師長や主任などの管理職に就くと，部下や部署の業務を取り仕切ることで「自己の発展」を強めると推測している。また，自己の性格として周囲の状況をコントロールできると考えること，仕事を自分のペースでできていること，働き甲斐を感じていること，同僚からのサポートがあることも関連が認められたと報告している。

④ 組織への活用

■PTG を促進する組織の在り方

　例えば，医療事故や患者の自殺事故など予期せぬ事態が生じたとき，事故に直接的・間接的に関与した看護師は強い衝撃を受けて，トラウマ体験になり得ることが明らかにされている。そして，事故後の心の回復や業務継続のためには，看護管理者と組織の支援が重要であると指摘されている。

　福田（2018）によると，看護師長の支援のポイントは，「当事者看護師への目配り」「チームで支える体制づくり」「事故に対する当事者看護師の反応の把握」「心の回復の見守り」「事故の乗り越えの後押し」の 5 つである。

・当事者看護師への目配り

　PTG を促進するためには，看護師の精神的ダメージを早く適切にキャッチすることが重要である。生活面や業務の遂行への影響を鑑み，声かけなどの働きかけを行う。事故による心理的影響は長期にわたることを念頭に置き，定期的に自己の話題を出すなどしてフォローをして継続していく。

・チームで支える体制づくり

　PTG を促進するためには，プライバシーに配慮しながら当事者看護師のつらさを周囲に伝え，勤務や業務の調整への協力などを仰ぐことが重要である。また，周囲のスタッフにも支援が必要であり，不安や負担感に配慮し，愚痴にも耳を傾ける，協力への感謝の気持ちを伝えるなどの対応をあわせて行う。看護部やリエゾンナースの支援も必要となってくる。このように組織が十分に団結して機能していることと，外傷的な出来事に備えて訓練を行うことで，ストレス反応に対して適切な対応をとることができるようになり，成長につながるのではないかと思われる。

　リーサックとルースによれば，組織やメンバーが成長できる組織であるためには，「水平型組織」とする必要があると述べられている（Lissack, Roos 1999/2002）。水平型組織とは，「調整・協力」を重視したコミュニケーショ

ン・モデルであり，水平方向の情報の流れによってメンバー同士の情報交換や相談などが行われる。このモデルでは，メンバー間の協働が見られ，自発的，相互作用的，創発的な動きがもたらされる。このような組織の中で，メンバーの PTG が促進されるのではないかと思われる。

・事故に対する当事者看護師の反応の把握

　医療事故のようなトラウマ体験になりえる重大な出来事に遭遇したとき，人は，否認，反動形成，合理化といった防衛機制を無意識に発動させる。そのため，PTG を促進するには，当事者看護師の防衛機制を念頭に置き，表出された感情と事態の受け止め状況を把握することが重要である。

・心の回復の見守り

　PTG を促進するためには，時間をとって本人のつらい話を聴く，休暇を与える，軽症の患者を担当させる，夜勤を外すなど業務負担を軽減することが必要である。

・事故の乗り越えの後押し

　PTG を促進するためには，安全に仕事を継続できる環境を整え，普段通りの対応をとることで，日常を回復させ，事故の経験から学びをうながすような働きかけをすることが求められる。

■PTG を促進する管理者の役割

　トラウマティックな出来事を受けたチームメンバーが，その後の成長を果たすためには，管理者が他メンバーの外傷性ストレスを認識できるようにすることが重要である。そのために，早期スクリーニング，観察，評価，産業医やカウンセラーの治療などを積極的に実施するべきである。

　例えば，災害現場で活動したメンバーがストレス反応を示しているのを認識した場合は，最善を尽くしたとメンバーが納得できるように振り返りや評価を行う。もしそれが十分な効果を上げることができなかったと思うときは，メンバーのせいではなく状況の制約のためであると考えられるようにうながしたり，必要に応じて産業医やカウンセラーとの面談や治療を

勧めたりする。

　このような関わりや取り組みによりメンバーが抱える罪悪感を減らすことができれば，メンバーはトラウマティックな出来事を受け止めることができるようになり，そこから PTG を遂げることができるのではないかと思われる。

　このような災害看護活動に限らず日頃の看護の現場においても，各看護師がストレスを PTG につなげていけるようにするためには，臨床現場の看護管理者が管理者自身と看護師の関係性を再検討する必要がある。そして，協働する看護師達がストレスに対処できるように関わるとともに，職場環境の見直しをしていく必要があると考えられる。

● 文献

- Calhoun, L. G. & Tedeschi, R. G.（2006）．宅香奈子，清水研（監訳）．（2006）．心的外傷後成長ハンドブック．東京：医学書院.
- 福田紀子．（2018）．看護師長による医療事故当事者への支援．看護展望．45（3）：18-23.
- 麓杏奈，堀内成子．（2017）．混合研究法による助産師の心的外傷体験の実態：PTSD，レジリエンス，心的外傷後成長との関連．日本助産学会誌．31（1）：12-22.
- がん研究振興財団．（2017）．がんの統計 '17.
- 開浩一．（2003）．逆境から得たもの．雲仙普賢岳噴火災害から 12 年を迎えて——被災地区を事例として．長崎ウェスレヤン大学現代社会学部紀要．1（1）：21-30.
- 井上さや子，畦地博子．（2016）．患者から暴力を受けた体験後の精神科看護師の成長．高知女子大学看護学会誌．41（2）：51-59.
- Joseph S. 北川知子（翻訳）．（2013）．トラウマ後成長と回復　心の傷を超えるための 6 つのステップ．東京：筑摩書房.
- 木村幸生，井上誠．（2017）．精神科看護師の患者から受けた経験年数による暴言・暴力に対する心理的衝撃の要因．日本産業・災害医学会会誌．65（43）：137-142.
- Lissack, M., Roos, J.（1999）．The Next Common Sense: Mastering Corporate Complexity Through Coherence. 酒井泰介（訳）．（2002）．ネクスト・マネジメント——創発型マネジャー 12 の心得．東京：ダイヤモンド社.
- 大江公子，入江拓．（2009）．精神科看護師の二次的外傷性ストレスの回復支援に関する課題．聖隷クリストファー大学看護学部紀要．17：39-49.
- 奥野洋子．（2011）．対人援助職におけるポジティブな変化について——看護師の自己成長感の特徴について．近畿大学臨床心理センター紀要．4：19-30.
- 奥野洋子，萬羽郁子，青野明子，東賢一，奥村二郎．（2013）．対人援助職のストレス体験が 1 年後の自己成長感に与える影響に関する縦断的研究．近畿大学医学雑誌．38（3-4）：115-124.
- Saers, S. R., Stanton, A. L., & Danoff-Burg, S.（2003）．The yellow brick road and the emerald city: Benefit-finding, positive reappraisal coping, and posttraumatic growth in woman with ear-

ly-stage breast cancer. Health Psychology, 22 : 487-497.

- 菅井遥，熊田昂，高橋智．（2019）．東日本大震災が子どもに与えた心理的影響と発達支援の課題：震災 6 年後の岩手県沿岸部の高校生調査を通して．東京学芸大学紀要，70 : 281-310.
- 宅香菜子．（2016）．PTG の可能性と課題．東京：金子書房.
- 武富由美子，田淵康子，藤田君支．（2016）．がん患者遺族の心的外傷後成長の特徴とストレスコーピング・ソーシャルサポートとの関連．日本看護研究学会雑誌，39（2）: 25-33.
- 武富由美子，田淵康子，熊谷有紀，坂本麻衣子，牧原りつ子．（2018）．一般病棟で家族を失ったがん患者遺族の心的外傷後成長（posttraumatic growth: PTG）の特徴と関連要因．Palliative Care Research, 13（2）: 139-145.
- Taylor, S.E.（1983）. Adjustment to threatening event:A theory of cognitive adaptation. American Psychologist, 38 : 1161-1173.

第3章

ポジティブ心理学の看護への応用

　第3章では，第2章の各節にて説明してきた概念や技法を，「セルフケア」「患者へのケア」「公衆衛生」「看護教育」「看護管理」にどう活かすか，という観点から述べていきたい。

　ここまで順番に読んできた読者は，各節を読んで，一通り，ポジティブ心理学の概念を活用する方法のイメージがついたであろう。多少重複する部分はあると思うが，この章をこれまでのまとめに役立ててほしい。

1 ポジティブ心理学を看護師のセルフケアに活かす

秋山美紀

　厚生労働省（2017）は，職場におけるメンタルヘルスケアは，「セルフケア」「ラインによるケア」「事業場内産業保健スタッフなどによるケア」「事業場外資源によるケア」の4つのケアが継続的かつ計画的に行われることが重要であるとしている。

　このうちセルフケアは，看護職が看護という「職業」を遂行することにおいても非常に重要である。まだまだ看護職は「患者へのケア」のみに目が行きがちであり，「自分へのケア」に目を向けるのは，どこか後ろめたい気持ちが起こるかもしれない（そのような気持ちになったらセルフ・コンパッションの項〔p.112〕を読んでいただきたい）。しかし，看護職が自分自身をケアして，看護を遂行するための活力をもつことが，専門職としての責任の1つであることを，心にとめておきたい。

ポジティブ心理学を用いたストレス対策の特徴

　看護職の教育には，指導者が「あなた（学習者）のためを思って」できないところや至らないところを指摘し，直面化させ改善する，という方法がとられてきた。しかしそのアプローチだけでは萎縮してしまい，至らないところを改善するどころか，自信をなくす看護師もいる。

　いまあるその看護師の「ありのまま」「もっている力」を認めて，さらに本人の気づかない素晴らしいところを発見できる，というアプローチが

あってもよいと思う。ポジティブ心理学の介入法を用いたプログラムは，その一手法となる。

その特徴は，「前向きになれる」「元気になれる」「明日の活力を得られる」ことである。看護職がより元気になれば，自分は満たされている分，視点は自然に患者のほうに向いてくる（秋山，2018）。そうすればより質の高いケアを患者に提供することができるであろう。

看護師のセルフケアへのポジティブ心理学の活用の仕方としては，第2章で取り上げた概念を各人の状況や課題に合わせて応用していくこともできるし，いくつかの概念を組み合わせて活用することもできる。以下に後者の例を示す。

レジリエンスプログラムの活用によるセルフケア

■ レジリエンスプログラムの大枠

ここでは，ポジティブ心理学をセルフケアに活用するための手法の1つとして，筆者らの研究グループが開発したレジリエンスプログラムを紹介する。このプログラムは，フレドリクソンの「ポジティブ感情の拡張-形成理論」（p.39）をベースに，ボニウェルの SPARK レジリエンス（Boniwell & Ryan, 2009）（p.142）で紹介された技法を採用した構成となっている。

平時にポジティブな感情を培い備えておき，そしてストレスフルな出来事や逆境が発生したときはネガティブな感情に対処できるように，またネガティブな感情が積もってネガティブ・スパイラル（後述）になったときにはスパイラルを止められるようにして，ポジティブ感情を育む，という構成である（図3-1）。

筆者らは，このプログラムを2病院の新人研修で実施し，プログラム介入前後の比較を行った。その結果，人生満足度，ポジティブ感情，資質的レジリエンス，セルフ・コンパッションが有意に上昇するという結果を得た（秋山他，2018）。このプログラムはその後，病院の新人研修のほか，県の看護協会主催の研修，認定看護管理者のフォローアップ研修でも行って

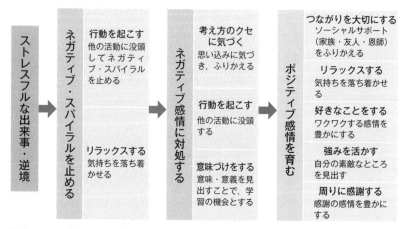

図3-1　レジリエンスプログラムの大枠

いる。以下にプログラムの内容を図3-1に沿って紹介する。

■ ネガティブ・スパイラルを止める

　不安やイライラなど，ネガティブな感情は，どちらかといえば，「もってはいけないもの」と思われがちであり，そんな思いを抱いた自分を責めてしまうことも多い。ネガティブ感情がどんどんわき上がると底なし沼にズブズブとはまってしまうようになることがある。これをネガティブ・スパイラルという。ネガティブ・スパイラルの状態を放置すると，ネガティブな考え方から抜け出せず，抑うつ的になったり，バーン・アウトにつながる危険性がある。よって後述のような方法でネガティブ感情のスパイラルを止める必要がある。

　しかし，ネガティブ感情は，悪いことばかりではない。原始の人々は，いつ危険が襲ってくるかわからない環境で，有事の場合には大脳辺縁系の扁桃体が反応して逃げるか戦うかを瞬時に判断しなければならなかった。そんな状況下ではネガティブ感情を発動できるほうが生き延びやすかった。そのため，もともとネガティブ感情のほうが感じやすく，記憶に残りやすいのである。このように元来ネガティブ感情は自然なものであり，それを感じるのはいけないことではない。ネガティブ・スパイラルに陥らな

いようにするために必要なのは，ネガティブ感情を否定するのではなく，むしろ「ああイライラしているんだなあ」とネガティブ感情が生じたという事実を受け止めることである。だから「ポジティブになれない自分」を責めることはない。ネガティブ感情もあっていいと「受け止める」ことこそが重要である。これはマインドフルネス（p.91）にもつながる。

　レジリエンスプログラムでは，ネガティブ・スパイラルを止めるために次のことを行う。

1）行動を起こす

　ネガティブな考えが頭の中を占めたときは，悶々^{もんもん}とじっと悩むのではなく，何か身体を動かして行動するとよい。掃除をする，散歩をする，スポーツをする，または自分の考えを文字に起こして書きなぐるのでもよい。そのことがネガティブ・スパイラルを止めるのに役立つ。

2）リラックスする

①呼吸を整える

　困難が生じたときは，リラックスして気持ちを落ち着かせる。時間が許せば，マインドフルネス瞑想（p.99）を行い集中力・判断力を整えるとよいが，すぐにネガティブ感情に対処しなければならない場合もある。そのようなときは，呼吸を整えることが有効である。まず大きく息を吸って，「はーっ」と息を吐く。それだけでもリラックスでき，気持ちが落ち着いてくる。

　マインドフルネスの有効性についてはエビデンスが重ねられており，患者だけではなく医療従事者自身にもよい影響があり，看護にとって実は身近なものである。まずは意識して呼吸を整えることから，その効果を実感する。それがマインドフルネスに親しむ第一歩であると思われる。

②瞑想をする

　人にケアをする医療者には，慈悲の瞑想（Loving-kindness Meditation; LKM）を行う（p.117）ことで，人への思いやりをチャージすることができる。

■ ネガティブ感情に対処する

ネガティブ感情を受け止め，それに対処できるようになるために次のことを行う。

1）物事のとらえ方・考え方のクセに気づく

「もしも友人が待ち合わせの場所に来なければどうするか」という題を提示して参加者の意見を聴くと，「心配になる」「腹が立つ」「嫌われてしまったかなと思う」などさまざまな意見が聞かれる。その意見を通して，同じ「状況」であっても，そこで考えることやわき立つ感情は人によって違う，ということを実感できる。

そこで人の物事のとらえ方である「認知」について着目する。すると，自分の物事のとらえ方・考え方にクセがあるということに気づき，同じ状況でもいろいろなとらえ方があり，そのとらえ方によって感情も変わってくることに気づく。これは認知行動療法 (p.201) を基にした考え方である。看護職は「認知行動療法」がどういうものか漠然と知ってはいるが，実際に体験する機会は精神科以外では少ないであろう。レジリエンスプログラムのような取り組みによって，「1つのとらえ方に縛られて苦しむよりも，その状況をしなやかに考えられることで，少し楽な気持ちになる」ということを身をもって体験するのは，貴重な機会となる。

2）行動を起こす

前述のように，他の活動に没頭することでネガティブ・スパイラルを止める。

3）過去の乗り越えた逆境について意味づけをする

レジリエンスは，新たに力をつけるというよりは，すでにもっている力に気づいて伸ばしたり，鍛えたりという意味合いが強い。そのためレジリエンスプログラムでは，過去に「すでに乗り越えた逆境」について想起してもらい，「そのときにどのようにして立ち直ったか」「支えになってくれた人は誰か」「その出来事の意味はどういうことか」を書き起こして「意

味づけ」をすることによって（秋山，2019），自分にはすでに乗り越える力があるのだと自覚し，自信につなげる。

■ ポジティブ感情を育む

さらにポジティブ感情を育むために，次のことを行う。

1）つながりを大切にする

自分が過去に逆境にあったときに「助けてくれた人」「助けてくれそうな人」「普段お世話になっている人」などを書き起こしてみて，今，自分はこんなにたくさんの人に支えられているのだということを，自分のもっている資源として実感する。

2）リラックスする

前述したような方法でリラックスして気持ちを落ち着かせる。

3）好きなことをする

ワクワクするような好きなことを行うのは，ポジティブ感情を育むうえで有効である。自分がすでにもっている資源を再認識できるように，「自分の好きなこと」「日頃から気分転換に行っていること」を書き起こしてみる。そしてペア，またはグループで共有していく。

共有するときには決まりをつくっておく。それは，聴いている人は必ず「それ，いいね！」と言って聴くことである。そのことによって，承認された喜びを得てポジティブ感情が育まれる。

実際に多人数で行ってみると「カラオケ！」「温泉！」「アロマ！」「それ，いいね！」という声が響いて盛り上がる。これは新人でも管理者でも変わりなく，楽しいと感じる取り組みである（秋山，2018）。楽しい場面を通して，自分がポジティブになるための知恵を共有する。それがネガティブ・スパイラルとは反対のポジティブな上昇スパイラル（Fredrickson, 2009）につながっていく。

4）強みを活かす

VIA-IS（p.67）の表やカードを用いて，自分がもつストレングス（強み）を確認していく。また，自身による確認だけではなく，他者からも強みを指摘してもらい，自分には「自分で気づけなかった」強みがあったのだという再発見をする。

「いままで自分はダメなところを指摘されてばかりいたけれど，強みをいってもらえて自信になった」「隣の人の強みを考えていくうちに，いかに自分はこれまで人の欠点ばかりが目についていたのかを知った」など，本プログラムの参加者の意見からも，人の強みを見出すことの重要性を実感できる（秋山，2018）。

5）周りに感謝する
①日常のちょっとした幸せに気づく

感謝の気持ちはポジティブ感情を高める（p.177）。プログラムの終盤には，今日，または最近起こった，「ちょっとした」よいことを3つ挙げてみる（Seligman, Steen, Park, Peterson, 2005）。「宝くじに当たった」というような大事ではなく，「ちょっとした」がポイントで，「電車の席が空いて座って来られた」「あめ玉をもらった」のようなことである。自分が気づかないだけで，自分はちょっとした幸せに包まれているということを発見できれば上出来である（秋山，2019）。

「仕事が嫌で毎日行きたくないと思って行ってて，いいことなんかないなとか（中略）思っていたけれど，最近あったいいことを3つ書き出してみて，意外と小さなことでも自分にはいいことが起こっているんだって思った」という感想（秋山他，2018）からも，幸せに囲まれて生きている自分を再発見することは，感謝を通してポジティブ感情を高めることにつながる。

②感謝の気持ちを育む

感謝される経験は，周囲への感謝の気持ちも育む。新人研修で本プログラムを行った際に，あらかじめ看護部に依頼してカードを用意して頂いた。そのカードというのは，その新人看護師の先輩看護師から，日頃新人看護師が行っているケアのいいところを「具体的に」記載して「いいケア

をありがとう」と書いてもらったカードであった。このカードを受けとった新人看護師の反応は，第2章「感謝」の項（p.188）で述べているので参照されたい。

レジリエンスプログラムを活用するうえでの留意点

　今，私たちがここにいるということは，大なり小なり何らかの逆境を乗り越えてきたということである。よってレジリエンスの力はすでに備わっている。まずはその力があるということに気づくことが大切である。そして，その備わっている力をいかに伸ばすかということを考えるとよいであろう。「伸ばす」ためには，平時から心がけて筋力トレーニングをするようにレジリエンスを鍛えていくと，何か起こったときに対応できるようになる。

　なお，このプログラムは，治療プログラムではない。よって，現在何らかのメンタルの問題で悩んでいらっしゃる方は，このプログラムを用いるのではなく，医療機関への受診・相談をすることをお勧めする。また現在通院中の方は，必ず主治医に相談することが必要である。

● 文献
・秋山美紀．（2018）．ポジティブ心理学を活かした職場活性事例．ナーシングビジネス，13（1）：61-64.
・秋山美紀．（2019）．トラブル発生！　レジリエンスを高めるためのスキル．インフェクションコントロール，28（3）：69.
・秋山美紀，菅原大地，大森礼織，岸野信代，筒井千春，廣島麻揚，近藤浩子，前野隆司．（2018）．看護師のレジリエンスを高めるためのプログラムの効果に関する研究——ポジティブ心理学の技法を用いて．第22回日本看護管理学会.
・Boniwell I., Ryan I.（2009）．Spark Resilience : A teacher's guide. London : University of East London.
・Fredrickson, B.L.（2009）．Positivity : Top-Notch Research Reveals the 3-to-1 Ratio That Will Change Your Life. Harmony. 高橋由紀子（訳），植木理恵（監修）．（2010）．ポジティブな

人だけがうまくいく 3：1 の法則．東京：日本実業出版社．

- 厚生労働省，労働者健康安全機構．（2017）．職場における心の健康づくり──労働者の心の健康の保持増進のための指針（7）．
- Seligman M.E.P., Steen, T.A., Park, N., Peterson, C.（2005）. Positive Psychology Progress : Empirical Validation of Interventions. American Psychologist, 60（5）: 410.

2 ポジティブ心理学を 患者ケアに活かす

宮本有紀

　ポジティブ感情や，ウェルビーイングが人々のよい健康状態に関係すること，そして，疾患や症状を有する患者の健康状態にもよい影響をもたらすことが明らかにされてきている。たとえば，ポジティブ感情やポジティブな認知，心理的ウェルビーイングの高さと，死亡率の低さや疾病罹患率の低さ，がん患者のその後の身体面，情緒面，認知面，社会面での機能障害の少なさとの関連が示されている（Caprara et al., 2016 ; Chida & Steptoe, 2008 ; Pressman & Cohen, 2005）。

　ポジティブ感情やウェルビーイングなどの向上を目指すポジティブ心理学の考え方に基づいた心理的介入プログラムは多数発表されてきており，これらの心理的介入プログラムの主観的ウェルビーイングや心理的ウェルビーイング，抑うつに対する効果のメタ解析結果も報告されている（Bolier et al., 2013）。ポジティブ心理学を患者ケアに活かすために，看護師がこれらの効果的なプログラムについて知り，そのようなプログラムについて患者に紹介したり，看護師が提供していくことも今後は増えるかもしれない。

　しかし，そのようなプログラムではなかったとしても，看護師がポジティブ心理学を日常の患者ケアに活かすことはできる。日常の患者ケアに活かすために看護師が今すぐ始められることとして，次の3つのことを提案したい。①ポジティブ心理学やその特徴について知る，②ポジティブ心理学を自身に活用する，③患者との間にポジティブな関係性を築く，である。

ポジティブ心理学やその特徴について知る

❶ ポジティブ心理学を知ることでケアの視点が広がる

　看護師がポジティブ心理学を知り，学び，こういった概念があると認識するだけでも患者ケアによい影響がある。なぜなら，ポジティブ心理学について知ることで，目の前の患者や病気の及ぼす影響に対する見方が広がったり，患者の言動の意味を理解しやすくなったりするからである。

　看護師がポジティブ心理学を学ぶことで，何気ない患者の言動から看護師が気づきキャッチできたり，反応できたりすることが増える。

　また，ポジティブな感情だけでなくネガティブな感情についても新たな視点をもつことができ，患者に接しやすくなることもある。たとえば，自身の病状を嘆いている患者も，絶え間なくネガティブな感情のみを感じているわけではなく，これまで気にも留めていなかったことに気づき感謝の念を抱いたり，出会う人の親切にふれてあたたかい気持ちになったりとポジティブな感情が生じることがあり得る。このようにネガティブな気持ちを抱いていてもポジティブな気持ちも同時に感じ得る可能性に気づくことができると，看護師が，ネガティブな感情を抱いている状態を恐れ過ぎたり避けたりせずに患者と接することができるようになる。

　さらに，レジリエンス（p.131）やPTG（p.253）の概念を知っていることで，想像を絶するようなつらい状況にみえる状態だったとしても，その経験から何かを得る人もいる可能性があると看護師が確信できることで，看護師が絶望的な気持ちにならずに患者に寄り添うことができるようになるかもしれない。そして，そのように確信している看護師がそこにいることで安心できる患者がいるかもしれない。

❷ 「ポジティブの押しつけ」とならないために学びが必要

　ポジティブ感情（p.36）やウェルビーイング（p.50），ストレングス（p.64）

などのポジティブ心理学で着目しているものは，誰の中にもその種があって，その人の中で広がったり大きくなったりするものであり，外部から注入したり無理に増設させたりできるものではない。そのため，これらを患者にもたせようという気持ちで看護師が接してしまうと，泣きたい気持ちでいるときに「笑って」と言われるような，「ポジティブの押しつけ」になってしまったり，患者が自分の状況に対処することで精一杯なのに変化を強いられる感覚を覚えたりする危険もある。

　したがって，むやみに患者のポジティブ感情を高めようと躍起になることは，避ける必要がある。ポジティブ心理学を患者ケアに活かすにあたっては，まずは看護師がきちんとポジティブ心理学を知る，学ぶことをスタート地点とすることが大事である。

患者ケアに活かす前に看護師が自身に活用してみる

① 自らの経験を患者ケアに活かす

　ポジティブ心理学の知見を患者ケアに活かしていくにあたっては，看護師がポジティブ心理学の概念を学ぶとともに，まずは自分自身に活用してみることも，とても重要である。自分自身で活用してみることで，自分の気分がよくなるものや，感じ方，考え方の変化に気づいたりすることもできるだろう。また，それと同時に，ポジティブ心理学の活用の効果を得たいと思って実践してみても，なかなかそうはなれないときもあることや，あまりしっくりこない，自分には向いていないと感じるものもあることに気づくかもしれない。

　自分で活用してみることで，すべてが簡単に実現できるわけでもないことがわかり，患者にポジティブな要素を期待し過ぎることに気をつけることができる。また，ポジティブ心理学の考え方やその実践方法について患者に紹介するときにも，「私自身の経験では」という伝え方をできることで，患者が医療者から強制されている感覚にならずに，自分の選択肢の1つと

してとらえやすくなる。

② ポジティブ感情の向上でより創造的な患者ケアを

　ポジティブ心理学を自身に活用することで看護師のポジティブ感情が向上することもとても重要である。ポジティブ感情を経験することで，思考と行動のレパートリーを広げて関心や認知が広がり，柔軟で創造的な考え方が可能になり，より広いコーピングができるようになるというフレドリクソンの「ポジティブ感情の拡張−形成理論」（p.39：Fredrickson, 2001; Fredrickson & Joiner, 2002）に基づけば，看護師がポジティブ感情を経験することで，患者に対する関心や患者への気づきが高まり，より柔軟で創造的な患者ケアができるようになると考えられる。

　看護師のポジティブ感情やウェルビーイングの向上は，患者の居心地のよさにも直結する。人は，寒風吹き荒れる場所にいるよりも，やわらかな日差しのあたたかな場所のほうが心地よく過ごせる。同じように，不機嫌な看護師と接するよりも，ポジティブ感情やウェルビーイングが良好で和やかな看護師と接するほうが患者も心地よく過ごせる。

　このように，ポジティブ心理学を看護師が自分自身に適用することは，患者ケアの質の向上や，患者の心地よさにつながることが期待できる。

患者との間にポジティブな関係性を築く

① ポジティブな関係性でウェルビーイングが向上する

　先述のとおり，まずは看護師がポジティブ心理学を学び，自身に活用することが重要であるが，患者ケアに直接的に関わる行動としてどのようなことに看護師は取り組めるだろうか。

　ウェルビーイングは，「ポジティブ感情（Positive emotion）」「活動への従事や関与・エンゲイジメント（Engagement）」「他者とのポジティブな関係性

（positive Relationships）」「人生の意味や意義（Meaning）」「達成感（Accomplishment）」の5つの要素（これらの頭文字を取って「PERMA」）で考えることができるとポジティブ心理学の提唱者の1人であるセリグマンは提唱している（p.7：Seligman, 2011）。これによれば，本人のウェルビーイングの向上に，他者が取りかかれる要素として，まずは「他者とのポジティブな関係性」に働きかけることが挙げられる。つまり，患者のウェルビーイングが向上するためにできることとして，看護師が本人との間にポジティブな関係性を築くことが挙げられる。

　療養中の，あるいは医療を利用する患者にとって，医療者との関係性は自身の医療や疾患の経験に大きな影響を与える。医療者と患者の関係性がよいものでなく，患者が医療者とのやりとりで傷ついたり医療者によい印象をもてなければ，受けている医療や治療の体験自体が悪いものとして記憶されてしまったり，疾患の治療意欲にも悪影響を及ぼしてしまう。特に療養中の患者にとっては，行動範囲や機能の制限などにより他者との交流が減ってしまうため，その人の人間関係の中で医療者との関係性が占める度合いが大きくなることも多く，医療者との関係性は患者に大きく影響する。

　こういった影響について医療者が意識し，患者やその家族との関係性をよりポジティブなものにできれば，患者のウェルビーイング向上に貢献できる可能性があり，また，そのポジティブな関係性によって医療者自身のウェルビーイング向上にもつながる可能性がある。

❷ ポジティブな関係性を高めるための方法

■ ポジティブな関係性を高めるために参考となる研究

　ポジティブな関係性を高めるためには，まずは1人の人間として患者に接することが重要であろう。医療者が自分にとって大切な人を遇するように患者と接することができれば，医療者と患者との間の関係性はポジティブなものへとなりやすくなる。

　エンドオブライフケアの場面で，看護師と患者・介護者との間に生じて

表 3-1　ポジティブ感情に関係するコミュニケーションの要素

要素	具体例
ユーモア	冗談を言う
ねぎらう・ほめる	頑張っていることをねぎらったり，服装などをほめたりする
楽観性やポジティブな部分への着目	明日はこうなるかもしれないという希望や楽観を口にする
感謝	患者からの感謝，医療者からの感謝
喜びを味わう	毎日の午後のコーヒーの時間，靴下の暖かさや肌触りの良さなど
つながりや関係性への言及	「会えてうれしい」など
礼儀	お礼や言葉かけなど

Terrill, A. L., Ellington, L., John, K. K., Latimer, S., Xu, J., Reblin, M., & Clayton, M. F.（2018）. Positive emotion communication: Fostering well-being at end of life. Patient Education and Counseling, 101（4）: 631-638. doi: https://doi.org/10.1016/j.pec.2017.11.018 を基に作成

　いたポジティブ感情に関係するコミュニケーションを調べた研究では，表3-1に挙げた要素が観察されていた（Terrill et al., 2018）。この研究は終末期のウェルビーイングに着目した研究であるが，終末期でなくとも，日常の患者ケアにポジティブな関係性を築くようなコミュニケーションを心がけることができるのではないだろうか。

　また，よい治療的関係性を築くことに寄与するセラピストのあり方と技術をまとめた研究も参考になるかもしれない。この研究によると，ポジティブな関係性を築くための治療者のあり方や技術として，柔軟で，熟練しており，誠実で，丁重で，信頼でき，提供しているものに自信をもっており，相手に関心をもち，注意をおこたらず，友好的であたたかく，オープンであることが挙げられている。また，深く理解しようと探求し，振り返り，支持的で，これまでうまくいったことを記録し，正確に解釈し，クライアントに感情の表出をうながし，積極的で肯定的で，クライアントに理解を示し，クライアントの経験に関心を向けることが挙げられていた（Ackerman & Hilsenroth, 2003）。

　この研究は，心理療法（認知行動療法や力動的心理療法など）を行うセラピストとクライアントとの間の関係性について扱ったものではあるが，看護師の看護場面にも適用できるものが多くある。すなわち，看護師が柔軟で，

誠実で，患者に敬意と関心をもち，友好的であたたかく，オープンでいること，患者の経験していることや患者の気持ちに関心をもち，患者を理解しようと努め，支持的に接し，患者の感情の表出をうながすことは，患者と医療者のポジティブな関係性につながると考えられる。

■ 患者に関心を向けたやりとり

患者とのポジティブな関係性をつくり，患者のポジティブ心理を引き出す方法の1つとして，患者の経験していることや患者の気持ちに関心をもったやりとりの例を1つ紹介したい。通常のやりとりをA，患者に関心を向けたやりとりをBとして表3-2に示す。

Bは，筆者がたまたまその場面に居合わせた，外来での看護師と患者のやりとりであった。通常であれば，Aのやりとりがなされるであろう場面で，Bのやりとりがなされ，患者のRさんは，「食事についてなんとはなしに言ったことに看護師さんが関心をもって聞いてくれた」「しかも，自分のささやかな工夫をほめてくれた！」「また自分なりにその体調のときに食べられるものを探してみようと思った」と喜んでいた。

表3-2　患者とのやりとりの比較例

A. 通常のやりとり	B. 患者に関心を向けたやりとり
看護師：お食事は食べられました？	看護師：お食事は食べられました？
Rさん：いやー，あんまり食欲がなくて。でも，トマトパスタなら食べられるかなと思って食べに行ってみて，少し食べました。	Rさん：いやー，あんまり食欲がなくて。でも，トマトパスタなら食べられるかなと思って食べに行ってみて，少し食べました。
看護師：そうでしたか。少しでも食べられたのならよかったです。	看護師：Rさんトマトパスタお好きなんですか。
Rさん：はい。	Rさん：そうなんです，トマトソースも，パスタもどちらも好物なので，食欲なくてもトマトパスタなら口に入れられるかも，と思って。
	看護師：それはいい工夫ですね！
	Rさん：次はまた別のものも試してみようかなー。

　A のやりとりであったとしても，食欲や食事についての情報を得ること
もできており，患者ケアとして非はない。しかし，B のように看護師が患
者の話を聞き，患者の言葉をキャッチして返すことで，患者の喜びや自尊
心を高め，次の行動につながるようなやりとりを日常の看護場面でもでき
ると感じさせられた。

　この例のように，1 つひとつのやりとりは長いものである必要はなく，
ほんの一言二言，時間にすれば 1 分くらいでも，十分にこのようなやりと
りが成立し，患者のポジティブな心理を引き出すことができる。

まとめ：ポジティブ心理学を患者ケアに活かすには

　看護師がポジティブ心理学を理解し，ポジティブ心理学を自身に活用す
ることは看護師自身だけでなく患者ケアの質の向上につながる。また，患
者の経験や気持ちに関心をもつことで，患者と看護師の間でのポジティブ
な関係性が築かれ，結果として，患者のウェルビーイングが向上したり，
患者が自分にとってよいことを創造していくことにつながりやすくなると
考えられる。

● 文献
- Ackerman, S. J., & Hilsenroth, M. J.（2003）. A review of therapist characteristics and tech-
niques positively impacting the therapeutic alliance. Clinical Psychology Review, 23（1）: 1-33.
doi: https://doi.org/10.1016/S0272-7358（02）00146-0
- Bolier, L., Haverman, M., Westerhof, G. J., Riper, H., Smit, F., & Bohlmeijer, E.（2013）. Pos-
itive psychology interventions: a meta-analysis of randomized controlled studies. BMC Public
Health, 13（1）: 119. doi: 10.1186/1471-2458-13-119
- Caprara, G. V., Castellani, V., Alessandri, G., Mazzuca, F., La Torre, M., Barbaranelli, C., Ziparo,
V.（2016）. Being positive despite illness: The contribution of positivity to the quality of life of
cancer patients. Psychology & Health, 31（5）: 524-534. doi: 10.1080/08870446.2015.
1117081
- Chida, Y., & Steptoe, A.（2008）. Positive psychological well-being and mortality: a quantita-
tive review of prospective observational studies. Psychosomatic Medicine, 70（7）: 741-756.
doi: 10.1097/PSY.0b013e31818105ba

- Fredrickson, B. L.（2001）. The role of positive emotions in positive psychology. The broaden-and-build theory of positive emotions. The American Psychologist, 56（3）: 218-226.
- Fredrickson, B. L., & Joiner, T.（2002）. Positive emotions trigger upward spirals toward emotional well-being. Psychological Science, 13（2）: 172-175. doi: 10.1111/1467-9280.00431
- Pressman, S. D., & Cohen, S.（2005）. Does positive affect influence health? Psychological Bulletin, 131（6）: 925-971. doi: 10.1037/0033-2909.131.6.925
- Seligman, M. E. P.（2011）. Flourish: a new understanding of happiness and well-being - and how to achive them. London: Nicholas Brealey Publishing.
- Terrill, A. L., Ellington, L., John, K. K., Latimer, S., Xu, J., Reblin, M., & Clayton, M. F.（2018）. Positive emotion communication: Fostering well-being at end of life. Patient Education and Counseling, 101（4）: 631-638. doi: https://doi.org/10.1016/j.pec.2017.11.018

3

ポジティブ心理学を
公衆衛生に活かす

氏原将奈

保健師活動への応用

　現在の日本は少子超高齢社会となり，ケアの方向性は「病院完結型」から「地域完結型」へと移行の転換期を迎え，地域の看護職の活躍が期待されている。そのなかでも保健師は，人々がより健康に生活できるよう，地域の顕在化・潜在化している健康問題解決の取り組みを行ってきた。その活動は予防の概念を柱として，すべてのライフステージの人々を対象としており，公衆衛生において重要な役割を担っている。

　看護職にポジティブ心理学の知見を普及している秋山は，「ポジティブ心理学は『超一次予防』につながるものだと思っており，保健師の活動に適した知見」と述べている（秋山，2018）。確かにポジティブ心理学は「心が普通の状態にある人が，今よりももっといい状態になって幸せになる」ことを目指した学問でもある（前野，2018）。そのため，人々の心身の健康を予防的観点から支える保健師の活動に大いに貢献できるものと思われる。本節では，実際の保健師活動にどうポジティブ心理学を活かせばよいか，知見と実例を紹介しながら述べたい。

❶ ポジティブ心理学は保健指導にどう活かせるか

　保健師助産師看護師法第2条によると，保健師は「保健師の名称を用い

て，保健指導に従事することを業とする者」であり，その業務に保健指導が位置づけられている。保健指導とは，個人・家族または集団を対象として，健康の保持・増進や疾病予防，あるいは疾病の悪化予防のための自己管理（セルフケア）などについて専門的な助言と援助を行うことである（標, 2017）。

「指導」と聞くと，保健師が対象者を「教え，導く」というようなやや強い印象を抱かせるが，人々の行動変容には一方的な情報提供や指示だけでは効果を得られないことが多い。実際に現場の保健師は，何よりもまず対象者とその生活に関心を寄せ，双方向的なコミュニケーションを大切にしながら保健指導を行っていることを念頭に置きたい。

■対象者の幸せに着目した保健指導

では，保健指導にポジティブ心理学はどのように活かせるだろうか。ポジティブ心理学は人が幸せになるための学問である。興味深いことに，人は幸福度が高いほど，健康な生活習慣をもち，寿命が延伸することがわかっている（Bruno, 2011）。幸せであることにより，喫煙などの不健康な習慣から遠のく。また，自然に笑顔でいる機会が増えることで免疫力が向上し，健康になっているのである（前野, 2018）。つまり，幸せという概念を保健指導に活かすことが，結果として対象者の健康度を上げることに注目したい。

■保健指導にポジティブ心理学を活かすためのポイント

保健指導は，例えば行政保健師による乳幼児健診の母子保健相談や，産業保健師による特定保健指導面接など，その場面は多岐にわたる。保健師はその際，本人の生活習慣や家族構成，既往歴，検査データなどに着目し，保健指導を行う。そこに，ポジティブ心理学の「本人の幸せにつながるものは何か」という視点を加えて欲しい。そうすることで，本人にとっての人生の目標や，今後どうなっていきたいか，を意識した保健指導につながる。

具体的には，ぜひ，対象者に「あなたにとって幸せなことは何ですか？」，あるいは「今の生活で大切にしていることは何ですか？」と尋ねてみて欲

しい。ある人は娘の成長を見守っていくことが幸せかもしれないし，ある人はいつまでもバリバリ働いて昇進していくことかもしれない。そして，その事柄を話しているときの対象者の表情に注目して欲しい。人は問題点を話すときには険しい表情になるが，ポジティブな話題については笑顔で語るはずである。お互いに笑顔でいるコミュニケーションは，対象者との関係構築につながり，さらには「本人の幸せにつながる家族や仕事のために健康になる，そのためには今の生活をどう改善すればよいか」というポジティブな視点での保健指導に結びつけることができる。

　対象者の健康課題や問題行動に焦点を当てることは保健指導の重要な要素である。しかしながら，課題にばかり注目することで対象者を「問題のある人」として扱ってしまいがちであることから，対等な人間関係を築けない可能性が生じる。まずは対象者のポジティブな感情や今後の目標等，前向きな側面を引き出す保健指導を行うことが望ましい。結果として，対象者はあなたを信頼し，「やってみよう」という自己効力感をもつことにつながるはずである。

　上記のアプローチは，公衆衛生に関わる地域の看護職すべての活動へ応用が期待できる。病院での姿は対象者の一側面でしかなく，地域で暮らす対象者の本来の姿に寄り添える看護職は，対象者の幸せにも寄り添える身近な存在となり得るのではないかと考える。

② 地域の絆づくりに活かす

■ 保健師活動と地域の幸福度の関係

　保健師は，日ごろから地域の自助グループの立ち上げや後方支援を行い，住民同士が協力し合い，「地域の絆」を深められるように活動を行っている。そうすることで，地域の輪が広がり，お互いに健康になろうという気持ちが芽生え，主体的な健康行動につながることを知っているからである。

　この地域の絆は，「ソーシャルキャピタル（社会関係資本）」という概念として注目されている。社会・地域における人々の信頼関係や結びつきを表す概念で，一般的にソーシャルキャピタルが高い地域では，人々の健康状

態がよい。日ごろから地域の見守りがあることで犯罪の抑止につながり，また，災害発生時には住民同士が協力し合うこともできる。

　保健師の地域の絆づくりは，人々の「幸せ」にもつながっている。「〈地域しあわせ風土〉に関する調査」によると，趣味等のサークル，まちづくりやボランティアなどの地域活動など，何らかの団体に所属している人は，そうでない人よりも幸福度が高いことが調査で明らかになっている（前野，2018）。また，この調査では多様な知り合いをもつ人のほうが，そうでない人より幸せであるということがわかった。ここで重要なのは，人口密度の高さや家族が多いなど，物理的に近くに人がいることと幸福度は関係がないということである（前野，2018）。

　こうした事実から考えると，保健師は日ごろの活動により，人々の健康を守るだけでなく，その地域の絆を深めることで幸福度の向上に貢献しているといえる。「幸せ」について探究するポジティブ心理学について学んでおくことは，明日から「人々を幸せにしている」という自信を持ち，前向きな気持ちで保健師活動をすることにつながるといえる。

■ 多世代交流が地域の絆を育む

　高齢化が進む日本では，2025年に団塊の世代が75歳以上の後期高齢者になり，介護や医療などの社会保障費が急増する「2025年問題」が懸念されている。そうならないためにも，高齢者が地域で活躍し，生きがいをもって暮らしていくことが重要となる。では，高齢者が生きがいをもつためにはどうしたらよいか。前述したような地域でのつながりをもつことが重要となり，実際に多くの高齢者が，地域のさまざまな活動に参加している（図3-2）。

　しかしながら，同世代同士の交流だけでなく，多世代交流が重要視されている。少子化が進むことによって高齢者は若い世代との交流が減少し，また若い世代も高齢者からさまざまな知識と経験を学ぶ機会を失っている。多世代交流が減少することで，最終的には若い世代への無理解や年長者への尊敬感情が減少し，生きづらい世の中になってしまう可能性が懸念されている。全国市長会は2016年に「多世代交流・共生のまちづくりに関する特別提言」を行っており，高齢者の孤独死や親による児童虐待防止

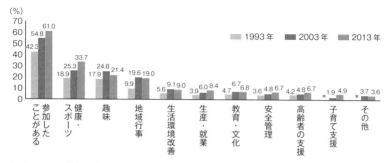

図 3-2　高齢者の自主的なグループ活動への参加状況（複数回答）

注 1：調査対象は，全国の 60 歳以上の男女
注 2：＊は，調査時に選択肢がないなどで，データが存在しないもの

内閣府政策統括官（共生社会政策担当）．（2014）．高齢者の地域社会への参加に関する意識調査結果報告書　平成 26 年 3 月を基に作成

の観点からも，多世代交流を主軸とした施策を作っていくべきだとしている。

　『平成 29 年版　高齢社会白書』によると，高齢者の「若い世代との交流の参加意向」について 6 割が「積極的に参加したい，できる限り参加したい」と回答し，年々増加傾向にあるように，高齢者は多世代交流の機会を望んでいる（厚生労働省，2017）。このような状況の中，小学校などの義務教育では，シルバー人材センターなどと連携し，高齢者による地域での見守り活動や，講師に招いての昔遊びの授業など，積極的に地域の高齢者の知識と経験を学校に還元している。プライバシー保護や犯罪抑止の観点から，見知らぬ人との関わりを避ける世の中になっている日本においては，小学校のような地域資源が意図的に多世代交流の仕組みをつくっていくことで，地域の絆を深めていく工夫が必要となる。

■ 地域の絆を深める大学の実践活動の紹介

　東京医療保健大学医療保健学部看護学科（東京都品川区）では，2018 年度から住民参加型の健康づくり活動支援事業を主催しており，2 年次前期の必修科目「地域保健活動演習」（科目責任者：渡會睦子教授）で学生が主体となって事業を運営している（氏原，渡會，山本，佐々木，2018）。事業は本学体育館および住民集会室で行われ，学生による事業の目的説明，各回の

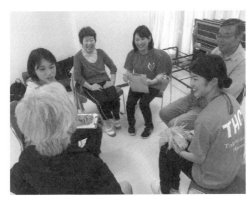

図3-3　住民から話を聞く学生

講師によるシナプソロジー（脳の活性化運動）や健康フラ・介護フラ（p.45）など，学生と一緒に楽しめるプログラムを行っている。さらに，学生と住民がグループになり，「健康に気をつけていること」「地域で便利なこと・不便なこと」などのテーマに沿って住民から話を聞き，地域の健康を考える（図3-3）。

　この事業を通して住民同士はお互いの顔を知り，地域に顔見知りが増える。学生は地域住民の健康を守る活動の重要性を学ぶことができる。また，参加後のアンケートでは「若者から元気をもらった」「健康について考えることは学生と高齢者の双方にメリットがある」など，多世代交流の効果がうかがえる感想が寄せられた。

　このように，大学も地域資源の1つとしてとらえ，大学生が地域に参画していくことは，多世代交流を促進し，地域の絆を深める。それにより，地域全体で幸せになっていくことが，結果として人々の健康にもつながっていくと考える。

　近年，保健師など地域の看護職は自殺対策や災害派遣，児童虐待対応などの健康危機管理活動に携わることが多くなった。そうした活動の困難なイメージにとらわれ過ぎず，1人ひとりのポジティブな側面や地域の絆に目を向けることは，保健師自身のストレスマネジメントにもつながるはずである。本節を通して，あなたが行っている看護活動が人々の幸せにどうつながっているか，そして地域の絆を深めるためにどのように活動を広げ

ていけばよいか，少しでも視野を広げる一助となれば幸いである。

● 文献

- 秋山美紀.（2018）.　保健師活動におけるポジティブ心理学の可能性.　保健師ジャーナル，74（6）：498-504.
- Bruno, S.F.（2011）. Happy People Live Longer. Science, 331：542-543.
  https://science.sciencemag.org/content/331/6017/542.full
- 厚生労働省.（2017）.　平成 29 年版高齢社会白書.
  https://www8.cao.go.jp/kourei/whitepaper/w-2017/zenbun/29pdf_index.html
- 前野隆司.（2018）.　実践 ポジティブ心理学（6-7, 42-45, 95）.　東京：PHP 研究所.
- 標美奈子.（2017）.　標準保健師講座・1 公衆衛生看護学概論（101-102）.　東京：医学書院.
- 氏原将奈，渡會睦子，山本由加里，佐々木美奈子.（2018）.　大学が取り組む地域の健康増進　地域の健康づくり活動支援事業：必修科目「地域保健活動演習」としての実施.　保健師ジャーナル，74（9）：766-771.
- 全国市長会.（2016）.　多世代交流・共生のまちづくりに関する特別提言.
  http://www.mayors.or.jp/p_opinion/documents/280608ketsugi07.pdf

4 ポジティブ心理学を看護教育に活かす

近藤浩子

① ポジティブ心理学の考え方

　ポジティブ心理学というと，ポジティブ思考を推奨する学問だろうと誤解する人はいないだろうか。うまくいかないことがあっても，くよくよ考えて落ち込まず，物事を前向きにとらえて対処するという方法は，看護教育でもよく用いられている。しかし，ポジティブ心理学はポジティブ思考とは違う。

　ポジティブ心理学については，第1章で詳細な説明がある。ポジティブ心理学の創始者セリグマンによれば，「①強みにも弱みにも関心をもつ，②最高の人生をもたらすことにも最悪の状態を修復することにも関心をもつ，③普通の人が満ち足りた人生をつくることにも，病気を治すことにも関わる，④ただ惨めさを減らすだけでなく，幸せやよりよい生き方をするための介入方法を開発する」学問であるという（2009年国際ポジティブ心理学会第1回世界会議）。この説明にもとづいて，ポジティブ心理学を心の働きのポジティブな側面に着目し，かつネガティブな側面ともバランスをとる学問ととらえ，その考え方を，看護教育に活用する方法について述べたい。

❷ ポジティブに学生を育てる

■ 学生へのポジティブ評価をより積極的に

　臨地実習は，看護教育の中で看護学生と教員・指導者の関わりがもっとも密になる場である。看護学生は，教員・指導者からさまざまな影響を受けているが，その関わりをどうとらえているのであろうか。ある看護学生が看護学生の学習意欲と教員・指導者の関わり方について疑問をもち，このテーマで卒業研究に取り組んだ（石塚, 近藤, 2018）。

　臨地実習における教員・指導者の関わり方については，その内容と質を評価する 43 項目の評価尺度である ECTB（Scale Measuring Effective Clinical Teaching Behaviors）が開発されている（Zimmerman & Westfall, 1988）。ECTB を使用した評価研究は 1996 年から 2017 年の間に 22 件あった。この中には学生が実習指導を評価した研究と，教員・指導者が実習指導を評価した研究があった。この両者による実習指導に対する評価の違いを比較して図 3-4 に示した。

　教員・指導者による評価では，「学生への理解」の評点が最も高かった。しかし，学生による評価では，「学生への理解」の評点が最も低かった。

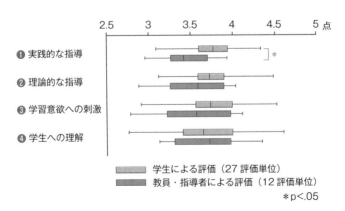

図 3-4　ECTB による臨地実習指導評価

これは，教員・指導者側は「学生への理解」を示していると思っているが，一方の学生側はそれほど理解されているとは感じていないことを示す。「学生への理解」は，12項目の学生へのポジティブな行動によって構成されている。その中でも特に，「①学生に対する誠実さ」「②学生が成功したことへの承認」「③緊張時にリラックスさせる関わり」「④気軽に質問できる雰囲気づくり」「⑤学生の発言の受容」の5項目は，学生による評点が教員・指導者の評点に比べて有意に低かった。なぜであろうか。学生は教員・指導者から問題点の指摘を受けることが多い。したがって注意されたというネガティブ評価が強く印象に残り，ポジティブ評価をされてもインプットされにくいことが推測される。つまり「学生への理解」を示すポジティブ評価は，より積極的に行わないと学生に認識されにくい可能性がある。

　ポジティブ感情とネガティブ感情の黄金比は約3対1で，これよりポジティブ感情の高い人には活気があるという（Fredrickson, 2013）。この比率については異論もあるが，教育界では一時期，「三褒めて一叱るべし」という説が反響を呼んだ。昨今，臨地実習の場では医療安全が非常に重視されている。そのために学生に対する教員・指導者の目が厳しくなり，学生を褒める頻度が少なくなりがちである。これは，よろしくないことである。教員・指導者は，学生のよいところにもっと目を向け，学生が自分のよさを認めて，自己効力感を育んでいけるよう関わることが大切である。

■学生のポジティブ体験の意味を聴く

　臨地実習は，看護学生が患者へのケアを通して看護について学ぶ場である。精神看護実習の反省会では，学生から「患者とコミュニケーションが取れるようになってよかった」という話をよく聞く。看護学生にとって，よかったと感じる実習体験というのは，精神障害をもつ人とのコミュニケーション方法が学べたということなのかなと筆者は思っていた。たまたまある学生にインタビューをする機会があり，その経緯を詳細に聴いたところ，そんな単純な話ではなかった。

　この学生は看護大学に入学後，バスの中で精神障害者と関わることを避けてしまった経験があり，それ以来，「こんな自分は看護師になるにはふ

さわしくない人間だ」と自分を責めていたという。実習で精神障害者とコミュニケーションが取れたとき，自分がこの経験を克服したと感じ，非常にうれしかったのだという。この話のような体験に含まれる本当の意味は，教員が意図して学生に尋ねないと，語られずに終わってしまうことが多い。

　筆者らは精神看護実習における学生のポジティブ体験について，調査したことがある。ポジティブ体験については，セリグマンの考えに基づき「喜び，楽しさ，充実感といったポジティブな感情をともなう体験であり，かつ未来の自分にとっても意義があると感じられる体験」と定義した（近藤，阿達，秋山，林，2013）。学生は，「楽に実習できた」ことをよかったと評価するのではないかと懸念した。しかし調査結果からは，困難状況を乗り越えた，自分が成長したという体験を「学びがあった」「よい体験ができた」と学生が評価していたことが示された。

　臨地実習における学生の「学び」には，単にある 1 つのことができるようになった以上の重要な要素が含まれている可能性がある。この貴重な「学び」をポジティブ体験として位置づけるには，学生に「学び」を聞く際に，事実だけでなく，学生にとっての体験の意味を尋ねる必要がある。その意味を実習仲間や教員・指導者と共有し，共感を得ることによって，語った学生自身にもポジティブ体験としての本当の意義が再認識されるのではないかと考える。それをうながすことが教員・指導者の役割である。

③ ポジティブ感情を妨げない学生への指導

■ポジティブ評価が常によいとは限らない

　臨地実習の場で，あってはならない失敗をしてしまったにもかかわらず，動揺することなく淡々としている学生がときどきいる。落ち込んで立ち直れないよりよいかもしれないが，このように楽観的過ぎる場合には，将来事故を起こさないだろうかと心配になる。自分に対してポジティブであり過ぎることは，医療の場においては危険である。

　ポジティブ感情は，すべてが順調であるという安全信号を意味するため，それが注意を低下させ，浅い情報処理をもたらすと考えられている（山崎，

2006)。ポジティブ状態では，綿密に1つひとつの論理を詰めることが少なく，そのためバイアスが生じ，自己への過大評価や非現実的なオプティミズム（楽観主義）がみられるという（島井，2009）。

■臨地実習で問題点を指摘する際のポイント

　臨地実習でこのような状況を回避するために，教員・指導者側が問題と感じた状況では，学生に的確な指摘をする必要がある。しかし，ただ問題点の指摘をするだけでは，学生を萎縮させ，ポジティブ感情を妨げかねない。さらに指摘する教員・指導者も，不快な気分になる。

　問題点を指摘する際のポイントは，危険信号と安全信号を明確にすることであるという。何が指摘に値する問題となる行為なのかを明確に学生に伝えるとともに，どう改善すればよいかが学生にわかるように説明すること，また指摘する対象は具体的な行為のみで，学生自身やその性格は対象にしないことが重要である（Seligman, 2002/2004）。

④ 窮地にいる患者と接する際のより処を伝える

■よりよい可能性を信じることを伝える

　心の病をもつ人の治療に長年携わってきたセリグマンは，患者の症状を改善し，マイナスを減らしてもゼロになるだけで人は幸せにならない，人を幸せにするにはプラスに目を向ける必要があると唱え，ポジティブ心理学を生み出した。病をもつ人の病だけを治し，その人が生きる意味を見いだせなかったら，治療の意味はない。これは看護やケアをする人にとっても大切な示唆である。

　しかし重い病に苦しみ，ポジティブ感情をもてないときに，ポジティブなことに目を向けることは難しい。それが回復への糸口と言われても，患者にとっては苦痛で，かえって自分の気持ちをわかってもらえないという孤独感から，絶望をまねきかねない。学生は看護経験が未熟であるがゆえに，このような窮地にいる患者を目の前にすると，自分に何ができるのか，自分が何をしたらよいのか，わからなくなって立往生してしまうことが多

い。そのようなとき，より処となる考え方を学生時代に伝えておく必要が
ある。

　単に「ポジティブに考える」だけでは身体は病から回復しない。ポジティ
ブに考えようと努力して失敗したあげく，ますます消耗してしまうことさ
えある。人間には，ポジティブな思考を出現させる"意識"とは別に，経
験から学習したことや本能によって反応し，その習慣を容易に変えようと
しない"潜在意識"がある。それは"意識"よりはるかに強力に人間の行
動を支配するという（Lipton, 2008/2009）。

　ところで"潜在意識"は身体がどのような状態になることを望むのであ
ろうか。おそらく，今より少しでもよい状態を，痛みの軽くなった自分を，
少しでも動けるようになった自分を望むのではないかと思う。より健康な
状態への回復に必要なのは，自分の望む姿を明確にイメージし，その実現
を心から信じることである。「信念は生体の機能をコントロールする」
（Lipton, 2008/2009）。このような助言を受け入れてくれる患者であれば，患
者と共に本当に望む自分の姿とはどのようなものなのかについて語り合え
るとよい。

■その人の存在そのものを認める

　もし，それも難しければ，次にできるのは，患者にそのままでいいと伝
え，落ち込んでも，泣いてしまっても，それでいいと，その人の存在その
ものを認めることである。それによって患者自身がありのままの自分を受
入れられるようになれば，病とのつきあいが少し楽になるであろう。結局
は，自分の気持ちをどうもっていくかということが重要になる。

　「苦痛を抱えることは共通の人生経験」（Neff, 2011/2014）であるという。
この言葉は，苦境にいるときの支えになる。ありのままの自分を受け入れ
る方法について，本書の第2章にあるセルフ・コンパッション（自分への
思いやり，p.112）を，ぜひ看護学生に学んでほしいと考えている。

●文献
• Fredrickson, B.L.（2013）. Updated Thinking on Positivity Ratios. American Psychologist, 68

（9）：814-822.

- 石塚沙樹，近藤浩子．（2018）．ECTB を使用した文献に基づく学生と教員・指導者の臨地実習指導評価．日本看護研究学会雑誌，41（3）：469.
- 近藤浩子，阿達瞳，秋山美紀，林世津子．（2013）．精神看護学実習における学生のポジティブ体験とその要因に関する研究．東京医療保健大学紀要，8（1）：9-19.
- Lipton, B.（2008）．The Biology of Belief. 西尾香苗（翻訳）．（2009）．「思考」のすごい力——心はいかにして細胞をコントロールするか（202-205）．東京：PHP 研究所.
- Neff, K.（2011）．Self-Compassion. 石村郁夫，樫村正美（翻訳）．（2014）．セルフ・コンパッション——あるがままの自分を受け入れる（104）．東京：金剛出版.
- Seligman, M.E.P.（2002）．Authentic Happiness. 小林裕子（翻訳）．（2004）．世界でひとつだけの幸せ——ポジティブ心理学が教えてくれる満ち足りた人生（320-323）．東京：アスペクト.
- 島井哲志．（2009）．ポジティブ心理学入門——幸せを呼ぶ生き方（40-41）．東京：星和書店.
- 山崎勝之．（2006）．ポジティブ感情の役割——その現象と機序．パーソナリティ研究，14（3）：305-321.
- Zimmerman, L. & Westfall, J.（1988）. The development and validation of a scale measuring effective clinical teaching behaviors. Journal of nursing education, 27（6）：274-277.

第3章 ポジティブ心理学の看護への活用

5 ポジティブ心理学を 看護組織に活かす

吉田千文

組織メンバーのポジティブな感情は 組織の機能に影響する

これまでのポジティブ心理学や組織開発に関する研究において，組織メンバーのポジティブな感情が，組織の機能に大きく影響することがわかっている。

安心，喜び，希望，誇り，自信，他のメンバーに受け入れられていると感じること，こうしたポジティブな感情が，「ポジティブ感情の拡張−形成理論」（p.39）で示されるように，メンバー個人の環境や自己に対する認識を変化させ，行動を創発していく。そして，知性，人間性，組織のタスクに対する個人の柔軟性と創造性を高める。さらに，メンバーそれぞれの変化は，メンバー間の関係性に影響して協力関係を促進する。こうして，組織全体がいきいきと機能するようになる。

ポジティブ心理学を活かした組織管理の事例 ──「Nurse の代表者会議」から考える

ポジティブ心理学を活かして，よりよい組織づくりや組織運営を行うと

は，どのようにすることなのだろうか。スタッフがいきいきとし，組織に活力が生み出されていった事例を基に考えてみる。事例は，聖路加国際病院の「Nurse の代表者会議」である。

■米国のマグネット認証病院での気づき

2013年，聖路加国際病院看護部は，米国看護認証センターのマグネット認証取得を組織方針として掲げる。ナースマネジャー（看護師長）の浅田美和氏を含む看護管理者数名は，認証取得の情報収集のため米国のマグネット認証病院を訪問した。このとき，浅田氏は，自分の病院はマグネット認証取得基準をほとんど満たしていると感じた。

しかし，ただ1つ，衝撃を受けたことがあった。それは，訪問した病院の看護師たちのいきいきとした姿だった。彼女たちが「自分たちはいいケアをしている」と自信をもって紹介してくれたのは，「外来待合室の椅子の不足を補うため，壁に収納できる折り畳み椅子を設置した」といったことだった。浅田氏は「このようなことなら，自分たちもすでにやっている」と思ったが，「そうか，これもいいケアなんだ」ととらえ直した。

その病院には，スタッフナースたちが，自分たちの意見や話し合いの決定を看護部の運営に反映できる「セネタ」という仕組みがあった。「セネタ」とは「議会」という意味で，立候補をすれば誰でも入ることができ，新人看護師もいるという。そこでは，看護師が新たに得たケア方法の知識に基づいて看護手順の修正などが話し合われ，それが看護部の上位の会議で取り上げられる。「セネタ」に所属する新人看護師は，皆キラキラして自信をもって看護を語り，組織内に居場所があり，大切にされていると言った。

浅田氏は，自病院の看護師たちが，非常にストレスフルな状況の中で，いいケアをしようと努力していることを改めて認識するとともに，彼女たちが現場で感じる疑問やアイディアを出し合う場や，実現に向けて働きかけられる機会がなかったと気づいた。また，聖路加国際病院で同時期に行われていた Joint Commission International（JCI）[1] 再認証のための業務改

＊1：JCI とは，米国の医療施設の第三者評価機関である The Joint Commission の国際部門のことで，「患者安全」「感染管理」「医療の質と改善」など，14分野 1199 項目（第6版病院審査基準）に及ぶ評価基準によって評価し認証する。

革は，基準に照らしてできていないところをチェックしていく，いわば外圧によるネガティブアプローチによる改善で，現場の複雑さ多忙さに加えて重圧となっていると考えた。

■自分たちの看護実践を自分たちで認めるための仕組みづくりを開始

浅田氏は，看護師たちが，「自分たちの看護実践を自分たちで認めることができるようにしたい」と思った。帰国後，看護部長の承認を得てコアチームをつくり，「セネタ」を参考にそのための案を練り，仕組みづくりを開始した。

仕組みづくりにあたっては，看護師たちが自律的に，自信をもって活動し，自分たちの声で現場が変わる体験をすることが大切だと考え，具体的に以下の点に留意して運営した。

①上位の会議では扱われない，現場の看護師の声や体験している課題を取り扱う。

②茶菓子を出すなどして，自由に意見がいえるポジティブな会議の雰囲気をつくる。

③会議への参加や取り組みに必要な調査などで，看護師たちの仕事が増え，負担感を感じないようにする。

④会議での決定事項が看護部内で尊重され実現されるよう，会議を看護部の組織として位置づけ，活動資金も確保する。

⑤会議の活動状況を，広く院内スタッフに発信する。このとき，会議のポジティブな雰囲気を含めて伝え，スタッフの関心を惹くようにデザインを工夫する。

そして，これに「みんなの代表者会議」（以下，会議）と仮の名前をつけ，企画に賛同しフットワークよく動いてくれるサポートメンバーを，さまざまな領域のアシスタントナースマネジャー（副看護師長）の中から選出した。会議メンバーは，各部署からの参加を募った。その結果，各部署のナースマネジャーと看護師チームから，部署代表として承認を得た看護師たちが集まった。この会議は後に「Nurse の代表者会議」を正式名称として，月に 1 回開催されることになった。

■第1回会議で3つの課題を選定

　第1回目の会議はワールドカフェ*2形式で行い，「聖路加と自分の部署のよいところ」「変えたらもっとよくなるところ」という問いを基に，対話を繰り返した。その結果，これから会議で取り上げたい課題としてさまざまなことが挙がった。その中から，3つの課題を選んで取り組むことにした。

　会議メンバーが選んだ課題は，「業務改善」「リリーフ」「他部署を知る」の3つであった。「リリーフ」は全体で話し合うこととし，残りの2つは課題ごとにワーキンググループをつくり，各グループには，グループ活動をサポートし，ファシリテーターの役割を担うサポートメンバーを1名入れることにした。

■会議の運営の実際

　会議メンバーの1/3はベテランで発言力があり，「組織に何とかしてほしい」という気持ちが強かった。例えば「業務改善」のワーキンググループが活動を始めると，「残業が多いのは，看護師が薬剤業務をしているから。薬剤師にやってもらえばいい」「もっと有給休暇が取りたい」など，現状に対する不満がたくさん出た。浅田氏らは，これらの発言を否定せず，「スタッフの立場でできることは何かを考えよう」「こんな勤務表だったらうれしいと思うものを提案してみよう」と，周囲の人々や組織全体に目を向けられるように関わり続けた。

　また，ベテランの意見が場を支配し他の人が意見を言わなくなったり，行動化への気持ちが高まった看護師が，一人で他部署に働きかけて部署間のトラブルになるようなことも生じた。これらの状況に，浅田氏らは，会

＊2：ワールドカフェとは，ブラウンとアイザックスによって開発された対話型会議の方式。7つの原則に基づき設計されたカフェのような場で，リラックスして他者との対話が行われ，つながっていくことで，新しいアイディアや気づきが生まれるという考えが基になっている。7つの原則とは，①コンテクスト（対話の目的・参加者・会場）を設定する，②もてなしの空間を創造する，③大切な質問を探求する，④全員の貢献を促す，⑤多様な視点を他花受粉させてつなげる，⑥パターン，洞察，より深い質問に共に耳を傾ける，⑦集合的な発見を収穫し未来をつくる，である。

議メンバーのやる気を削がないように配慮しながら対応するとともに，自分たちの活動が変化につながり「やってよかった」と感じられるように，現場の改善状況をこまめに見える化し，フィードバックして，この会議を運営していった。

　課題の 1 つとなった「リリーフ」とは，急な業務量の増加や欠員に対応するために，部署間で応援し合って互いに支え合う仕組みである。他部署への応援に関しては，応援を出す部署，応援を受け入れる部署の双方がストレスを感じていた。そこで浅田氏らは，会議メンバーたちが部署間の応援について本音で話し合えるように支援した。その結果，会議メンバーたちが，自ら姉妹病棟を作って応援し合うことや，リリーフ時の受け入れルール（挨拶をしよう，名前を呼ぼうなど）をつくり出した。浅田氏らは，ナースマネジャー会で，新しい「リリーフ」制度の提案をし，承認を得てすぐに運用を開始できるようにした。

　また，「他部署を知る」については，まず会議で部署紹介を始めた。「私たちの病棟は，○○が得意です。困ったら相談してください」「○○に取り組んでいます」といった紹介がなされた。浅田氏らは，会議内だけではなく，部署ごとのよい取り組みを広く発信していくことを奨励した。こうして，申し送り廃止を実現した部署が院内研究会でその取り組みを紹介すると，他の部署がその取り組みを取り入れるといったように，他部署を知ることによる効果が波及していった。

■取り組みによって生まれた変化

　数か月経つと，会議では看護師から自発的に問題提起が行われるようになった。「夜勤の負担感」がテーマになったときは，日本看護協会の「夜勤・交代制勤務ガイドライン」を勉強し，自部署の課題を話し合った。その結果，皆でシフトの作り方を勉強しようということになった。このように，愚痴を言っているだけではなく，正当に主張できる力をつくらないといけないという意識がメンバーに芽生えてきた。また，課題に対して「自分たちではどうすることもできない」と発言していた人が，「自分たちでコントロールするには」という発言をするまでに変わっていった。

　年度最後の会議では，これまでの活動で変わったことを，再度ワールド

カフェで話し合った。このワールドカフェには，看護部長にも参加を依頼し，看護師たち皆を頼りにしているというメッセージを発信することで看護部を近く感じてもらえるようにした。

ワールドカフェでは，「業務改善が急速に進んだ」「他部署を知って自部署のよさを再認識した」「病院全体が何を目指しているか意識できるようになった」「自分も"看護部をよくしていこう"と思えるようになった」「忙しくて大変な時には他部署に協力を依頼する雰囲気が生まれた」といった意見が出された。そして，実際に，翌年度に会議メンバーを卒業した看護師たちが，主体的に，率先して，自部署だけではなく組織全体を視野に入れた活動を行い始めた。

会議が発足し数年経つと，会議メンバーとなった中堅看護師たちが，自分たちの子育てと仕事の両立の知恵を，育児の後輩となる看護師たちと共有しようと，「おかえりなさい！パパ・ママになったルカナース」（通称パパ・ママ会）を立ち上げた。これは，産休・育休中の看護師とその配偶者を対象としたカフェ形式の集いで，育児をしながら働く先輩看護師たちと共に，育児や仕事への思いを共有し，うまく育児と仕事を両立させる知恵を学ぶ場である。

育児のために仕事が思うようにできず物足りなさを感じていた中堅看護師が，自分たちの強みを生かした活動を生み出したのだった。新米パパ・ママ看護師が，先輩パパ・ママ看護師の話を聞き，その姿を見て，「○○さんのように働きたい」と思ったり，復帰後に廊下で会った際に声をかけ合うことで，双方の働くモチベーションが上がっていくという。その後も，パパ・ママ会は，子どもたちの元気な声とパパ・ママになった看護師たちの笑顔があふれるあたたかい場となっている。

こうした取り組みに関わってきたサポートメンバーにも変化が生まれている。看護師たちの力を信頼し，取り組みを任せ，たとえ順調に進まなくても見守ることができるようになった。

事例から学ぶ，ポジティブ心理学を活かした組織管理のポイント

　先の事例「Nurse の代表者会議」の取り組みを，ポジティブ心理学の視点で見てみよう。看護組織をよりよく機能させるための管理の重要点が見えてくる。

① 看護組織の変化と取り組みの概要

　ポジティブ心理学という角度から浅田氏らの取り組みを見ると，それは，看護師が自信を取り戻し，責任を自覚して，看護師同士でつながり合いながら，現場で感じている実感を基に，皆で組織の未来をつくっていく過程を共に歩んだ組織管理であるとまとめることができる。この事例は，取り組みを通して看護師が「安心」「コントロール感覚」そして「自信」といったポジティブな感情を体験し，やる気を高めて創造性を発揮し，組織や仕事をよりよくするための活動を生み出していく様子を示している。そして，それらの活動を通してさらに「達成感」や「効力感」というポジティブ感情を体験し，同時に組織がより成長していることがうかがえる。

　中原ら（2018）は，組織がよりよく機能する状態の特徴として，健全性，効率性，自己革新力を挙げている。この事例は，まさに組織の人間関係や文化がより健全に，そして業務改善により効率的に，また組織内外の変化に柔軟に対応して新たな取り組みを生み出す自己革新力が高まっていることを示している。

② ギャップ・アプローチから，看護師が未来を創るポジティブ・アプローチへ

　看護師たちは皆，日々懸命によい看護を提供しようと頑張っている。そのようななか，看護組織の管理の現状は，できていないところをチェック

し改善を求めるというギャップ・アプローチであり，このことが，いっそう看護師たちに重圧をかけている。そうではなく，本来は看護師たちが，「自分たちの看護を自分たちで認められるようになる」ことが大切だ。事例で紹介した取り組みは，浅田氏のこの気づきから始まっている。

　取られた方法は，対話によって自分たちの現実を意味づけ，自ら目指す姿を描き，行動をつくり上げていくポジティブ・アプローチである。このアプローチ方法が，看護師たちをエンパワーし，さまざまな変化を生み出す基盤になっている。

　ポジティブ心理学を看護組織に活用する際の，最初の重要点は，組織管理がよって立つパラダイムを問い直すことである。組織としての成果を出すことを急ぎ，看護師1人ひとりの幸せ，ウェルビーイングを置き去りにしていないかを確認することが必要である。これは，看護師を組織の歯車にしていないか，経営部門の立てた目標達成の道具としていないかを問い直すことになる。

　組織は人々によってつくられる。組織の1人ひとりのメンバーの感情やメンバー間の関係性が組織のアウトカムをつくりだす。したがって，組織管理においては，まず看護師のもつ力への信頼と，人間尊重の価値観を基盤にすることが求められる。

　そして権力で支配するのではなく，多様な背景と多様な考えをもつ看護師たちの参加がイノベーションを生み出していくことを信じて，対話によって学ぶプロセスを，看護師とともにつくりだすような組織管理が求められる。このようなあり方が，看護師のウェルビーイング（p.50）や幸福度を高め，その結果として組織の成果が生み出されると考える。

③ 看護師のウェルビーイングを生み出す組織管理

■ウェルビーイングの構成要素

　ボニウェル（2015）は，いろいろな幸福へのアプローチを検討してウェルビーイングの構成要素を見出したリフの理論を紹介している。それによるとウェルビーイングの構成要素は次の6つにまとめられている。すなわ

ち「自己受容（自分自身や，自分の人生をポジティブに評価すること）」「個人的
成長」「人生の目的」「ポジティブな人間関係」「環境管理（自分の人生や環
境を効率的に管理する能力）」そして「自主性」である。

　事例で浅田氏らが心を砕いた「Nurse の代表者会議」の運営方法は，次
に示すようにこれらのウェルビーイングの構成要素と密接に関係してお
り，看護師たちのポジティブ感情を高めることにつながっている。

■ 強みを探求し「自己受容」を促す

　「Nurse の代表者会議」を始めるきっかけは，「看護師たちが自分たちの
看護を認めることができるように」という思いであり，この「自己受容」
の促進は，この会議の運営の主軸になっている。

　会議メンバーが初めて出会った第 1 回目に行われたワールドカフェは，
自分たちの「強み」がテーマであった。安心できる雰囲気の中で，対話を
通して自分や組織に意識を向け，自分たちの強みを自覚することにつな
がった。また，自分の思いや考えが受け止められる経験を通して，自分を
表現していいのだという安心感を得る体験になったと考えられる。

■ 徹底して「自主性」を尊重し活動を支える

　会議の運営では，徹底した「自主性」尊重の方法が取られている。会議
メンバーを立候補制で募り，メンバーが脅威を感じず自由に現場での思い
や考えを言えるような場づくりをし，取り組む課題を自分たちで決められ
るようにしている。そして，メンバーが自分たちで話し合いを進めるよう
に，運営側はサポートに徹したほか，メンバーが決めたことが現場の変化
につながっていくように，上位の会議にかけて迅速に実施できるようにし
た。

　看護師たちが，問題の原因を他人や他部署のせいにして建設的な意見が
出ない時期にも，また気持ちが高まった看護師が唐突な行動をとったとき
も，運営側は否定せずに受け止めて，「自分たちでできることを考えてみ
よう」と根気強く言い続けた。こうした看護師たちへの関わりや会議の運
営方法は，「自主性」を尊重し促進する管理を具現化したもので，看護師
の内面では，自分自身や自分の置かれた状況に対するコントロール感覚と

能力，すなわちウェルビーイングの構成要素に含まれる「環境管理」が高まり，意欲や活力につながっていったと考えられる。

■ 本音を言って，助け合い，感謝し合える「ポジティブな人間関係」を育む

「Nurse の代表者会議」の運営方法は，ウェルビーイングに不可欠な「ポジティブな人間関係」をつくり出し，育むことにもつながっている。浅田氏らが，最初から一貫して会議メンバーを尊重し支援する姿勢を取り続けたことで，メンバーと運営側との間には，活動に不可欠な信頼関係がつくられていったと思われる。

また，第 1 回目で採用されたワールドカフェは，日ごろ部署を超えて関わる機会のないナースたちが，経験年数や実践能力レベルを超えて，よりよい組織にするための仲間として対等の関係をつくり出すことにつながった。また，ワーキンググループの運営では，ベテラン看護師がパワーでグループを牛耳ることのないよう，対等で民主的なグループ内の関係に気を配っている。

初年度の課題の 1 つとなった「リリーフ」は，メンバーたちが取り上げた課題であったが，この課題について話し合う過程を通して，部署を超えて助け合う関係性が育っていったことがうかがえる。前述したように，新しい「リリーフ」制度のルールには，「挨拶をする」や「名前で呼ぶ」など応援を受け入れる部署の看護師と応援に出向いた看護師とのよりよい出会いと関係性をつくるための項目が含まれている。本音を出し合うプロセスを通して，リリーフとは，他部署が困っているときに気持ちよく応援を出し，また受け入れる部署では応援に感謝し，来てくれた看護師が気持ちよく働けるようにすることであると再定義され，部署を超えて助け合い感謝し合う関係性がさらに育っていったのではないかと考えられる。

他者のために自分を役立てること，感謝することは，人を幸せにするということがポジティブ心理学の研究でわかっている。事例の中で紹介した看護師同士の支え合い活動である「パパ・ママ会」のアイデアは，会議の活動が積み重なり，看護師たちの関係性への気づきが高まって誕生したのではないかと考える。さらに「パパ・ママ会」の活動は，支え合うという

関係性の発展のみならず，育児をしながら働く看護師たちが働くことの意味を見出すことにつながっている。これは，実践力があるにも関わらず，育児のために力を発揮できないという不全感をもっていた看護師たちの気持ちを高揚させたであろう。

　セリグマンが示した幸せのための条件である「PERMA」(p.7) にも，「関係性（relationship）」と「意味（meaning）」は含まれている。活動によって生み出された幸せが，さらなるウェルビーイングへとつながっていく。看護師を幸せにする管理は，つぎつぎと幸せになる活動を自己増殖的に生み出していく。

おわりに

　ポジティブ心理学を看護組織に活かすとは，組織で看護の仕事をすることを通して自分の人生を生きる看護師たち 1 人ひとりの幸せを考えた組織管理をするということである。看護師がポジティブな感情を経験しながら仕事をすることで，看護組織はいきいきと管理者の想像を超えて機能するようになる。そのためには，看護師たちを尊重し，信頼し，共に学び合っていく姿勢が大切である。

（執筆にあたって，貴重な経験を共有してくださった聖路加国際病院の浅田美和ナースマネジャー，柳橋礼子前副院長・看護部長，鈴木千晴副院長・看護部長に心からお礼を申し上げます）

● 文献
- アニータ・ブラウン，デイビット・アイザック．香取一昭，川口大輔（訳）．(2007)．ワールド・カフェ──カフェ的会話が未来を創る．東京：ヒューマンバリュー．
- ハーバード・ビジネス・レビュー編集部（編）．(2018)．幸福学．東京：ダイヤモンド社．
- イローナ・ボニウェル．成瀬まゆみ（監訳）．(2015)．ポジティブ心理学が 1 冊でわかる本（119-120）．東京：国書刊行会．
- 中原淳，中村和彦．(2018)．組織開発の探求──理論に学び，実践に活かす（191）．東京：ダイヤモンド社．
- 前野隆司．(2017)．実践ポジティブ心理学──幸せのサイエンス．東京：PHP 研究所．

おわりに

　従来,あたりまえと思われて,あえてケアに活かすと考えられてこなかった ものを形にして，1つひとつひろっていったものがこの本である。

　思えば，新型コロナウイルス感染症（COVID-19）の感染拡大前には，あ たりまえのように人と会い，あたりまえのように人と集い，あたりまえの ように人と握手をしていた。これらのことが奪われた今,あたりまえに思っ ていたことの1つひとつが，なんてありがたかったのだろうと思う。

　そして，この状況下だからこそ，見えてくるものもあった。物事にはネ ガティブな面もあれば，ポジティブな面もあることが，あらためて実感で きた。だからこそ,看護においては,ネガティブな側面を見ざるをえない こともあるが,ポジティブな側面を活かし伸ばすということにも目を向け ることが必要だと思った。

　ポジティブ心理学はポジティブシンキングとよく混同されることが多 い。ポジティブシンキングは，文字通りすべてをポジティブにとらえるこ とである。しかしポジティブ心理学は，ポジティブなこともネガティブな こともどちらもありのまま受け止めることだと編者は理解しているし，本 書を読んだあなたもそう思うであろう。特に看護は病める人の苦しみに寄 り添うため,ポジティブなことだけでは決して対応できないと思っている。

　編者がオンラインでポジティブ心理学を学んだ時の講師であった Barbara Fredrickson 先生は，アメリカ同時多発テロ事件の第一報を聞いて, この悲劇的な状況下でポジティブ感情の研究が重要なのだろうかと疑問を 持たれた。しかし，自宅に戻るまでの車中で，たまたま近くにいた人が言 葉を交わしはじめ，気持ちを分かち合い，ついには笑顔まで見せたのを目 にして，この状況下でもポジティブ感情は価値を持つことを確信したとい う。同様に，COVID-19 の世界的脅威の状況下でも，ポジティブ感情は 価値を持つことを，この本を読んだ後ならば確信できるであろう。

　そして，この本を読み通していれば，すでにおわかりだと思うが，あな たはすでにストレングスを持っているし,レジリエンスの力を持っている。

ただ気づかなかっただけである。どうか自分の中にあるこれらの宝物に気づいていただきたいし，自分の近くにある，ちょっとしたよいことに目を向けていただきたいと思う。そして，今がどんなに過酷でも，あとで振り返ればそれは必ず自分にとって意味のあることであったと思える日が来ることも，どうか心にとめておいてほしい。

　幸せとは，幸せになろうと目指すものではなく，ちょっとしたよいことやうれしいこと，楽しいことを選択していく先に，気づいたらなっているものであると思う。

　看護を志した方ならば，きっと，人の幸せに貢献したいと思っていることであろう。そのためには，まず自分が幸せであることが大切である。どうか身の回りのちょっとしたよいこと，患者とのちょっとした楽しい時間，周囲の人たちのちょっとした親切を心にとどめていただきたい。

　あたりまえのことを，あたりまえと思わないことが人生を豊かにすると，ポジティブ心理学は教えてくれる。

Please unite positive psychology & nursing.

　これは，編者がポジティブ心理学を対面授業で学んだ時に，講師であった Ilona Boniwell 先生からいただいた言葉である。それから 8 年経った今，この本を刊行するにあたり，ようやくその第一歩を踏み出し始めたといえる。

　そう，この本の出版は達成なのではなく，第一歩なのである。Boniwell 先生からいただいた課題は，看護職がこの本を読んで，実践し，その結果を蓄積していくことでようやく達成に向かっていく。どうか，看護職の皆様には，どんどんこの本で学んだことを実践していただき，さらに，その取り組みをどんどん国内外に発信していっていただきたい。できれば編者らにもそれを教えていただけると，うれしく思う。

　そして，いつの日か皆様の知見や実践をまとめて体系化して，次は「ポジティブ看護学」としてまとめていければよいと願っている。

　この本を刊行するにあたり，本当にたくさんの方々から直接・間接的に

ご協力いただいた。決して編者一人の力では成し遂げることができなかった。まずはこの本の発刊を心から願い，応援していただいたすべての皆様にお礼を述べさせていただきたいと思う。

　編者として一緒にこの本の企画，編集を通してご理解・ご協力いただき，かつご指導いただいた，島井哲志先生，前野隆司先生には本当にお礼を申し上げたい。

　そしてご執筆いただいた総勢29名の著者の皆様には，本当に感謝の気持ちでいっぱいである。これだけの先生方のご協力をいただく中で，心理学の研究者の皆様からは多くの知見を学ばせていただいた。看護学の研究者の皆様からは「ポジティブ心理学ってどういうこと？」「看護に応用するのにはこれでよいのか？」という問いをいただき，編者自身が大変考えさせられた。

　すべての原稿を見て，浮かんでくるのは，編者の故郷の北海道の風景である。原稿の修正の際いつもいた場所が，北海道新千歳空港の出発ロビーやラウンジだった。編者個人の話になるが，ちょうどこの本の執筆・編集の期間は，自身の母が計3回手術をし，月に1〜2回北海道に帰っていた。

　その時に編者の家族を支えてくれた，北海道大学病院の岩田玲先生，横田正司先生，9-2病棟の松本様，赤塚様をはじめとする看護スタッフの皆様，札幌麻生脳神経外科病院の丸山邦隆先生，看護スタッフの皆様，医療法人社団秀和会ファミリークリニック中木村繁先生，新さっぽろパウロ病院の看護スタッフ，理学療法士の皆様，皆様の母に向ける笑顔と励ましのおかげで，私たち家族も支えられ，編者は執筆・編集を続けることができたのである。

　もちろん，編者の執筆と編集に対して一番の応援と協力をくれた夫をはじめとする埼玉と北海道の家族には，本当に感謝してもしきれないほど感謝している。

　最後に医学書院の小林弘和氏，伊藤恵氏，後藤エリカ氏に心から感謝したい。まず，この本の趣旨にご理解いただき，早い時期からこの本の可能

性について高く評価していただいた。そして時には解釈の相違が見られそうになった時も，誠実にお話を聴いていただき，ご意見をいただいた。そして何より編者が仕事の許容量を超えて心が折れそうになった時に，編者を信じ辛抱強くはげましていただき，見守っていただいた。皆様の励ましがなければここまで到達できなかったと思っている。本当に心の底から感謝したい。

　このようにいろいろの人々の願いや思いがこもったこの本を，あなたに読んでいただくことを本当にありがたく幸せに思っている。そしてこれを読んでいるあなたの健康と幸せを心から祈っている。

2020 年 11 月 24 日
秋山美紀

索引